Manual for Functional Assessment
and Outcome Prediction in Stroke

脳卒中
機能評価・予後予測
マニュアル

編集 道免和久

兵庫医科大学リハビリテーション医学講座・主任教授

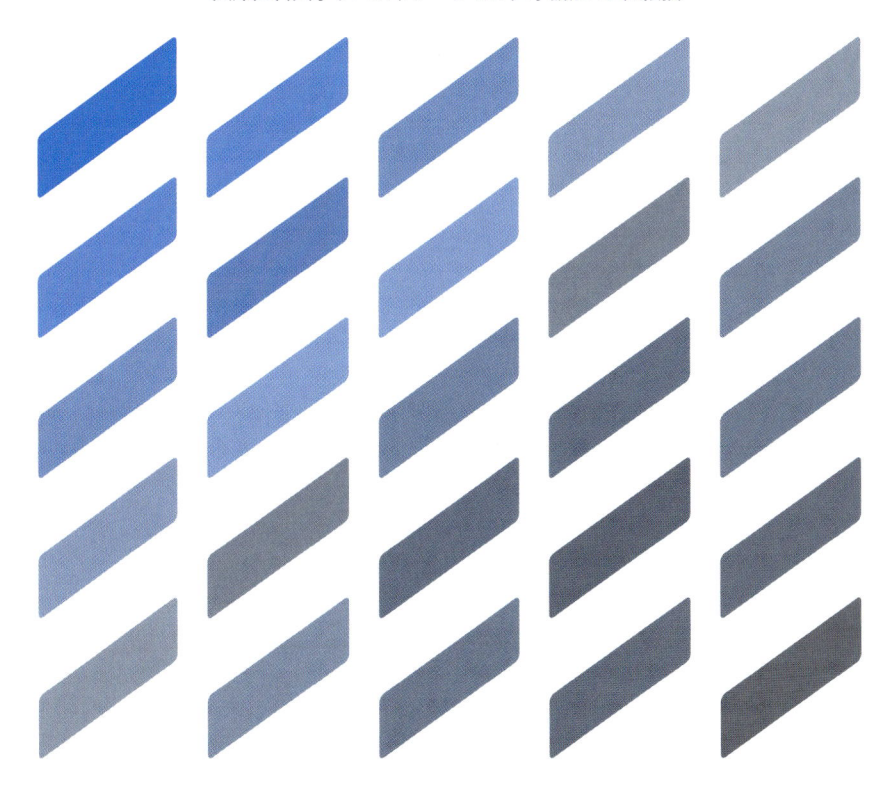

医学書院

脳卒中機能評価・予後予測マニュアル

発　行	2013年 6 月15日　第 1 版第 1 刷Ⓒ
	2022年 7 月15日　第 1 版第 8 刷

編　集　道免和久
　　　　どうめんかずひさ

発行者　株式会社　医学書院
　　　　代表取締役　金原　俊
　　　　〒113-8719　東京都文京区本郷 1-28-23
　　　　電話　03-3817-5600(社内案内)

印刷・製本　真興社

本書の複製権・翻訳権・上映権・譲渡権・貸与権・公衆送信権(送信可能化権を含む)は株式会社医学書院が保有します.

ISBN978-4-260-01759-6

本書を無断で複製する行為(複写,スキャン,デジタルデータ化など)は,「私的使用のための複製」など著作権法上の限られた例外を除き禁じられています.大学,病院,診療所,企業などにおいて,業務上使用する目的(診療,研究活動を含む)で上記の行為を行うことは,その使用範囲が内部的であっても,私的使用には該当せず,違法です.また私的使用に該当する場合であっても,代行業者等の第三者に依頼して上記の行為を行うことは違法となります.

JCOPY　〈出版者著作権管理機構　委託出版物〉
本書の無断複製は著作権法上での例外を除き禁じられています.複製される場合は,そのつど事前に,出版者著作権管理機構(電話 03-5244-5088,FAX 03-5244-5089,info@jcopy.or.jp)の許諾を得てください.

執筆者一覧 （執筆順）

道免　和久	兵庫医科大学リハビリテーション医学講座・主任教授
髙橋香代子	北里大学医療衛生学部リハビリテーション学科作業療法学専攻・教授
髻谷　満	複十字病院呼吸ケアリハビリセンターリハビリテーション科・科長
宮越　浩一	亀田総合病院リハビリテーション科・部長
内山　侑紀	兵庫医科大学リハビリテーション医学講座・准教授
小山　哲男	西宮協立脳神経外科病院リハビリテーション科・部長／兵庫医科大学リハビリテーション医学講座・特別招聘教授
竹林　崇	大阪公立大学医学部リハビリテーション学科作業療法学専攻・教授
梅田　幸嗣	兵庫医科大学病院リハビリテーション技術部・課長

序

　脳卒中患者の主治医になったとき，あるいは担当療法士になったとき，考えなければならないことは治療の帰結（アウトカム）についての見通しを立てること，すなわち予後予測である．リハビリテーションを行えば歩けるのか，どの程度の自立度に至るのか，どのような合併症が起こりえるのかなどを知ったうえで治療を進める必要がある．リハビリテーション医学が発展する以前は，とにかくやってみようといった予後予測なしの治療も存在した．しかし，リハビリテーション医療の治療期間全体が短くなり，治療にもエビデンスが求められる現代において，予後予測を伴わない治療は非常に危険である．なぜならばやり直しがきかないからである．たとえば最終的に歩けなかったとき，予後予測が全くなされていなければ，この症例は何を行っても歩けなかった，そして治療には問題なかった，と後付けで言い訳ができてしまう．見通しなしに治療していると，治療内容の吟味すらできない事態に陥るであろう．

　まずは予測してみよう．そうすれば，たとえば歩行自立するという予測が外れた際でも，「なぜ歩けなかったか」「見通しが甘くなった理由は何か」「評価しきれていない機能障害が存在したのではないか」「治療法や介入時期に問題はなかったか」など，あらゆる角度から深く考えることができる．このような考察は，実は予後予測が適中することより重要であると言っても過言ではない．さらに，予測の通りの帰結に至りそうな場合でも，予測以上の改善をめざすような臨床上のチャレンジ精神や先端的リハビリテーション治療を開発する努力は，専門家として欠かせない資質である．したがって，まず入院時に大まかな予後予測を行い，それに基づいたゴール設定を行うことを勧めたい．ここでは定量的で正確な予後予測である必要はない．予後予測のプロセスを踏むことによる治療の質の確保と円滑なチーム医療の推進が目的である．そして予後予測が外れていたとしても，チーム全員が共通のゴールを治療目標として意識していれば，誤りにすぐに気づくであろう．その時点で，ゴールの変更や治療法の修正をしても遅くない．予後予測を目安とすることによって，それが正しくても間違っていても，治療の方向づけが適切に行われることがわかる．予後予測がないリハビリテーションは，光もなく暗闇の中を歩くようなものである．

　本書は，兵庫医科大学リハビリテーション医学教室およびNPO法人リハビリテーション医療推進機構CRASEEDが主催する「脳卒中機能評価・予後予測セミナー」のテキストの内容をもとに編集・執筆された．読者が脳卒中リハビリテーションにおける機能予後予測に必要な機能評価法を学び，そのうえで具体的な予後予測法を実

践することを目標としている。『脳卒中機能評価・予後予測マニュアル』という書名の通り，読者は本書を手引書として使いながら，いくつかの予後予測法を実践できるようになっている。

　ただし，ここまで述べたことからわかるように本書の最終的な目的は「よく当たる予測法」をマスターすることではない。もちろんそのような便利な方法はいまだ存在しない。予測法によって得られる結果は，一つの目安であり，臨床上の多種多様な因子の一部を反映しているにすぎない。したがって，ある条件で「よく当たる予測法」も，施設，治療法，リハビリテーションの体制，制度などが変われば，全く適中しなくなる。読者はそれを前提にしながら本書を読み進め，いくつかの「予後予測法の例」を利用して，実際の症例で数値を当てはめていただきたい。大切なことはその後である。予測法によって全く異なる結果になってしまったり，経過とともに予測より高い帰結となったり，また逆のこともある。それがなぜそうなるのか，じっくり考察するとよい。多くの因子が関わる予後予測を適用しながら，これらのことを考える習慣が身についたとき，読者の臨床力はきわめて高いものになっていることであろう。さらには，いくつかの予後予測を適用しながら，予後予測に含まれない多様な臨床因子が頭の中に浮かび，患者のリハビリテーション後の帰結が確率分布のようにイメージできるようになるはずである。

　本書が脳卒中リハビリテーションの臨床に関わる方々のお役に立てれば幸いである。

2013年5月

道免　和久

目次

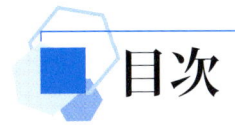

第I部 予後予測のための脳卒中機能評価 ── 1

第1章 予後予測のための機能評価の基礎 ──（道免和久） 2
1. QOLの医療 …… 2
2. リハ医療における論争の原因 …… 3
3. 機能評価の重要性 …… 5
4. 優れた機能評価法を使う意義 …… 5
5. CI療法から考察する機能評価法 …… 6
   1. QOLの向上とADLの改善が一致していない場合　7
   2. ADL一辺倒の機能評価からの脱却　7

第2章 脳卒中の機能評価概論 ──（道免和久） 10
1. 機能評価とは …… 10
2. 機能評価法の選択にあたって …… 10
3. 評価の目的 …… 10
4. 障害のレベル …… 11
5. 簡便性 …… 12
6. データの共有 …… 12
   1. 職種・時期を超えた共有　12
   2. 国際的な評価の共有　13
7. 評価尺度の特性 …… 13
   1. 順序尺度，間隔尺度，比例尺度　14
   2. 見かけ上の間隔尺度　14
8. 信頼性 …… 15
9. 妥当性 …… 16
   1. 基準関連妥当性　16
   2. 信頼性と妥当性　16
10. 感度と特異度 …… 17
    1. 天井効果と床効果　18

第3章 ADL評価 ──（道免和久） 20
1. 脳卒中治療ガイドライン …… 20
2. PULSES Profile …… 21
3. Barthel Index …… 21
4. FIM …… 23
5. modified Rankin Scale …… 24

第4章 総合評価 ────────────────── (道免和久) 26
1 急性期の評価 ────────────────── 26
1. GCS　26
2. NIHSS　27
2 SIAS ────────────────── 28
1. SIAS 開発の経緯と評価方法　28
2. SIAS-M　28

第5章 高次脳機能の評価 ────────────────── 〔髙橋香代子〕 32
1 スクリーニング検査 ────────────────── 32
1. MMSE　32
2. Raven 色彩マトリックス検査　32
2 前頭葉機能障害 ────────────────── 34
1. FAB　34
3 言語障害 ────────────────── 36
1. SLTA　36
2. SIAS　36
3. 発話明瞭度　37
4 視空間失認 ────────────────── 37
1. BIT　37
2. SIAS　37
5 失行 ────────────────── 37
1. SPTA　37
6 失認 ────────────────── 38
1. VPTA　38
7 記憶障害 ────────────────── 38
1. AVLT　39

第6章 感覚・運動・反射の評価 ────────────────── 〔髙橋香代子〕 41
1 感覚 ────────────────── 41
1. S2PD　41
2. M2PD　41
3. 母指探し試験　42
2 運動機能 ────────────────── 42
1. ROM　42
2. 筋力の評価　42
3. 筋緊張の評価　42
4. Coordination の評価　43
3 反射 ────────────────── 43
1. 腱反射　43
2. 病的反射　43

第7章 上肢機能の評価 ――――――――――――――――――〔髙橋香代子〕 44
1. SIAS-Motor ……………………………………………………………………… 44
2. FMA …………………………………………………………………………… 44
3. ARAT …………………………………………………………………………… 46
4. WMFT …………………………………………………………………………… 46
5. MAL …………………………………………………………………………… 46

第8章 下肢・体幹，歩行の評価 ―――――――――――――――――（鬘谷　満）48
1. 下肢・体幹の評価 ……………………………………………………………… 48
    1. Scandinavian Stroke Scale　48
    2. Fugl-Meyer Assessment（FMA）　48
    3. The Postural Assessment Scale for Stroke Patients（PASS）　50
    4. トランクコントロールテスト（Trunk Control Test）　51
    5. リバーミード運動機能指標（Rivermead Mobility Index；RMI）　51
    6. Berg Balance Scale（BBS）　51
    7. バランス安定性時間計測検査　53
    8. SARA 日本語版（Scale for the Assessment and Rating of Ataxia；SARA）　53
2. 歩行の評価 ……………………………………………………………………… 54
    1. 10 m 歩行　54
    2. Timed Up and Go Test　55
    3. 歩行機能分類（Functional Ambulation Categories Classification；FAC）　56
    4. ハウザー歩行能力指標（Hauser Ambulation Index；AI）　57

第9章 評価が困難なときの工夫 ―――――――――――――――――（鬘谷　満）59
1. 重度の患者における座位姿勢・体幹機能の記述方法 ………………………… 59
2. 座位バランス・上肢機能 ……………………………………………………… 59
3. 下肢の協調性と分離の状態 …………………………………………………… 59
4. 下肢と体幹機能 ………………………………………………………………… 61
5. 床上動作・生活関連動作 ……………………………………………………… 61
6. 症例呈示 ………………………………………………………………………… 63
    1. 症例1（評価の天井効果を示す症例）　63
    2. 症例2（評価の床効果を示す症例）　66

第10章 Rehabilitation Assessment System（RAS）
――――――――――――――〔道免和久，髙橋香代子，鬘谷　満〕69
    1. RAS の使用例　72

第11章 機能評価研究のめざすべき方向 ――――――――――――――（道免和久）76
1. 機能評価研究の重要性 ………………………………………………………… 76
2. 機能評価の普及度 ……………………………………………………………… 76
3. 機能評価研究の方向性 ………………………………………………………… 77

第Ⅱ部　脳卒中機能予後予測 ——————————————— 81

第1章　予後予測総論 ——————————————————（宮越浩一）82

1 予後予測の必要性 ·· 82
2 予後予測の方法 ·· 83
　　1. 過去の帰結研究からの予測　84
　　2. トレンドからの予測　84
　　3. 予後予測が難しいケース　84
3 既存の帰結研究を臨床応用することの限界 ··· 86
4 帰結研究に用いられる研究デザイン ··· 87
5 帰結研究に使用される統計用語と手法 ··· 90
　　1. 独立変数と従属変数，変数のタイプ　90
　　2. オッズ比（odds ratio；OR）と相対リスク（relative risk；RR）　91
　　3. 95％信頼区間（95％ confidence interval；95％ CI）　91
　　4. 単変量解析と多変量解析　91

第2章　従来の予後予測法 ——————————————————（宮越浩一）93

1 代表的な帰結研究とその適用方法 ··· 93
2 予後に影響を与える因子 ·· 93
　　1. 画像所見と機能改善の関係　94
　　2. 併存疾患が与える影響　97
　　3. 発症前の生活状況　97
3 ADLの予後予測 ·· 100
4 歩行能力の予後予測 ··· 102
　　1. 二木の予後予測　104
5 上肢機能の予後予測 ··· 107
6 その他の機能の予測 ··· 109
　　1. 痙縮の予測　109
　　2. 嚥下障害の予測　109
　　3. 失語症の予測　110

第3章　合併症の予測 ————————————————————（宮越浩一）114

1 脳卒中後の合併症と予測の必要性 ··· 114
2 脳卒中後の生命予後 ··· 114
3 合併症の内容 ··· 116
4 合併症を予測する因子 ·· 117
5 脳卒中後に多くみられる合併症 ·· 121
　　1. 脳卒中再発　121
　　2. 虚血性心疾患　121
　　3. 肺炎　124
　　4. 痙攣　126
　　5. 尿路感染　126
　　6. 深部静脈血栓症　127

7. 肩関節痛　127

第4章　最新の予後予測法 ──────────（内山侑紀）　131
1 はじめに ……………………………………………………………………………… 131
2 急性期の脳卒中の予後予測 ………………………………………………………… 132
　　1. 発症後3日以内の予後予測　132
　　2. 発症後2週間以内の予後予測　134
3 くも膜下出血の予後予測 …………………………………………………………… 138
4 嚥下障害の予後予測 ………………………………………………………………… 141
　　1. 回帰式を用いた予後予測　143
　　2. 嚥下障害の改善する時期　144

第5章　対数予測，ADL構造解析，自宅復帰率 ─────（内山侑紀）　148
1 はじめに ……………………………………………………………………………… 148
2 FIMを用いた評価 …………………………………………………………………… 149
3 FIMによる脳卒中ADL予後予測法 ………………………………………………… 149
　　1. 対数曲線に近似されるADL回復曲線　149
　　2. FIM予測法　150
　　3. 予測の対象となる脳卒中患者と予測の際の注意点　154
　　4. 対数曲線に近似した予測の臨床的妥当性　157
4 脳卒中患者のADL構造解析 ………………………………………………………… 158
　　1. FIM運動項目合計点と各項目の自立度　158
　　2. ADL構造解析図の見方　159
　　3. 脳卒中患者のADL構造　160
　　4. ADL訓練への臨床応用　162
5 自宅復帰率 …………………………………………………………………………… 163
　　1. 自宅復帰に関わる要因　163
　　2. 自宅復帰Indexと自宅復帰率　164
　　3. 自宅復帰Indexの臨床的妥当性　167

第6章　最近の研究動向──MRI拡散テンソル法画像(DTI)──（小山哲男）　170
1 はじめに ……………………………………………………………………………… 170
2 簡単な脳の見方 ……………………………………………………………………… 170
　　1. 前は運動，後は感覚　170
　　2. 一次野と連合野　170
　　3. 線維連絡のパターン　172
　　4. 情報処理の経路　172
　　5. 脳の左右差　174
3 MRI拡散テンソル法(DTI) …………………………………………………………… 174
4 大脳脚FA値と片麻痺患者の長期予後 ……………………………………………… 178
　　1. 対象と方法　178
　　2. 結果　178

3. 考察　181
　⑤ おわりに 182

第Ⅲ部　予後予測の実践事例 ───────────── 185

症例1　上肢機能の予後予測―急性期の運動麻痺が重度な脳出血例
〈竹林　崇〉186
- ① 症例情報 186
- ② 麻痺側上肢機能の評価 186
- ③ 画像所見からの予測 187
- ④ 臨床所見からの予測 187
- ⑤ 脳卒中の予後に対する大規模 cohort study を利用した予測 188
- ⑥ 予測のまとめ 189
- ⑦ 治療 189
- ⑧ 第 176 病日における上肢機能評価 189
- ⑨ 結果 189
- ⑩ 考察 189

症例2　上肢機能の予後予測―急性期の運動麻痺が軽度な脳梗塞例
〈竹林　崇〉191
- ① 症例情報 191
- ② 麻痺側上肢機能の評価 191
- ③ 画像所見からの予測 192
- ④ 臨床所見からの予測 192
- ⑤ 脳卒中の予後に対する大規模 cohort study を利用した予測 193
- ⑥ 予測のまとめ 193
- ⑦ 治療 193
- ⑧ 第 177 病日における上肢機能評価 194
- ⑨ 結果 194
- ⑩ 考察 194

症例3　上肢機能の予後予測―慢性期において，neuro-science based rehabilitation を実施した例
〈竹林　崇〉196
- ① 症例情報 196
- ② 麻痺側上肢機能の評価 196
- ③ 画像所見からの予測 197
- ④ 臨床所見からの予測 197
- ⑤ 脳卒中の予後に対する大規模 cohort study を利用した予測 197
- ⑥ 予測のまとめ 198
- ⑦ 治療 198
- ⑧ 第 243 病日における上肢機能評価 198
- ⑨ 第 482 病日における上肢機能評価（CIMT から 8 か月後の評価） 199

|10| 結果 ·· 199
|11| 考察 ·· 199

症例 4　歩行と ADL の予後予測—脳出血 ————————————（梅田幸嗣）201
|1| 症例情報 ·· 201
|2| 予後予測の実際 ··· 203
　　1. 歩行の予後予測　203
　　2. 在宅復帰時の移乗，移動動作の予後予測　209

症例 5　歩行と ADL の予後予測—脳梗塞 ————————————（梅田幸嗣）211
|1| 症例情報 ·· 211
|2| 予後予測の実際 ··· 212
　　1. 歩行の予後予測　212
　　2. 在宅復帰時の移乗，移動動作の予後予測　216

症例 6　歩行と ADL の予後予測—くも膜下出血 ———————（梅田幸嗣）219
|1| 症例情報 ·· 219
|2| 予後予測の実際 ··· 221
　　1. 退院時 ADL の予後予測　221

症例 7　自宅復帰率の予測 ————————————————————（内山侑紀）225
|1| 症例情報 ·· 225
|2| 予後予測の実際 ··· 226
|3| 考察 ·· 228
　　1. 予測結果の考察　228
　　2. 実際の家族説明　229
　　3. 家族要因の重要性　231

第Ⅳ部　評価マニュアル ————————————————————（竹林　崇）235

第 1 章　Motor Activity Log（MAL） ———————————————————— 236
|1| 日本語版 MAL について ·· 236
|2| 原典 ·· 236
|3| 動作項目 ·· 237
|4| 尺度（順序尺度） ··· 237
　　1. AOU（amount of use；使用頻度）　237
　　2. QOM（quality of movement；動作の質）　237
|5| 評価用紙 ·· 238
|6| 評価方法 ·· 238
　　1. 評価法の概要　238
　　2. スケール　239
　　3. 評価手順　239

4. 介護者への MAL 評価　241
5. 得点の算出方法　241

第2章　Wolf Motor Function Test（WMFT） ……… 242
1. 日本語版 WMFT について ……… 242
2. 原典 ……… 242
3. 必要機材 ……… 242
4. 評価を行う際の注意点 ……… 243
5. 評価項目 ……… 245
6. 評価方法 ……… 260

付録1　すぐに役立つ FIM 活用法 ……………（道免和久）261

付録2　海外の評価表をもとにした日本語版の作成
　　　　　　　　　　　　　　　　　　　　　〔髙橋香代子〕263
1. 日本語版作成に関する許可の申請 ……… 264
2. 順翻訳 ……… 264
3. 逆翻訳 ……… 264
4. 整合性の検討 ……… 265
5. 日本語版の検討・修正 ……… 265
6. 臨床的有用性の検討 ……… 265
7. 日本語版の完成 ……… 266

索引 ……… 267

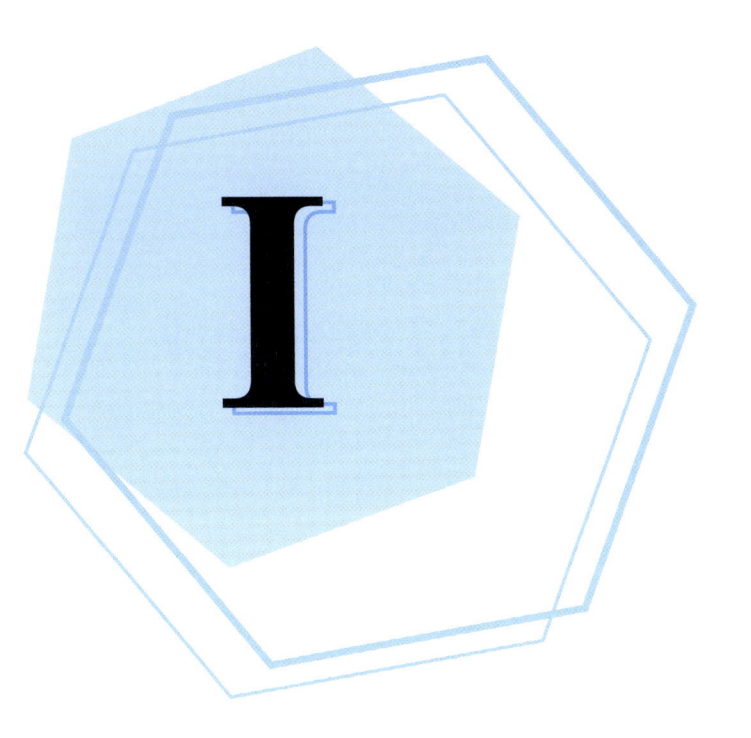

I 予後予測のための脳卒中機能評価

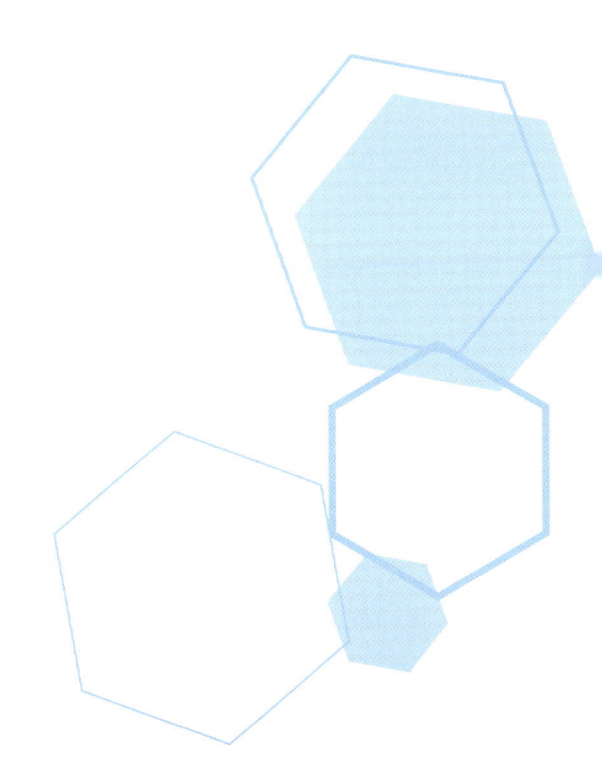

第1章 予後予測のための機能評価の基礎

　機能評価について深く知ることは，予後予測に役立つ機能評価を身につける以上に，読者の臨床力の向上に役立つと思われる。最初に，なぜ評価しなければならないのかについて考えるところから始めたい。

1 QOLの医療

　リハビリテーション（以下リハ）医療は「QOLの医療」（quality of life；QOL，人生の質，生活の質）である。そして，リハ科専門医（physiatrist）やリハ専門職は，QOLの医学的専門家（QOL medical speciality）であり，その使命は患者のQOLや機能的帰結（functional outcome）を改善させることである。従来の医療は"adding years to life"（人生に歳を加える医療）であったのに対し，リハ医療は"adding life to years"（歳に命を加える医療）であると言われている。これを図式化すれば，単に命の時間的長さだけでなく，時間と質を掛け合わせた面積を最大にすることがリハ医療の目的であることがわかる（図Ⅰ-1）。

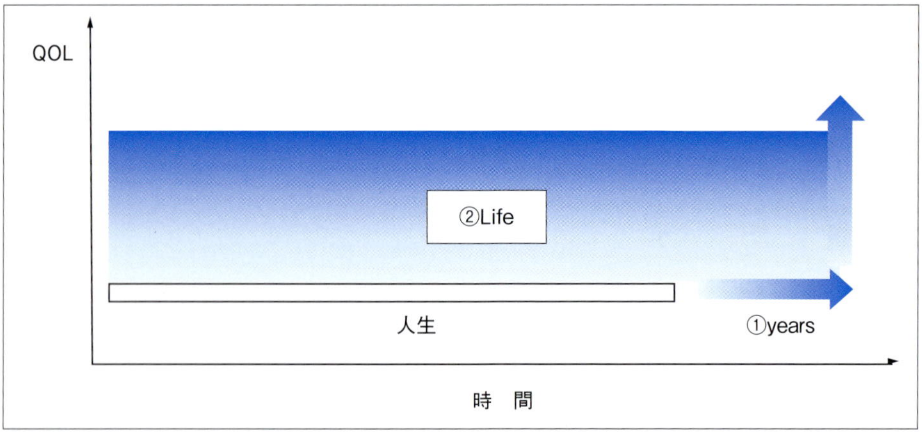

図Ⅰ-1　リハの考えかた：QOLの医療
① adding years to life：人生に歳を加える医療。つまり横の時間軸のみを考える従来の延命の医療。
② adding life to years：人生に命を加える医療。つまり縦軸のQOLを考慮して，面積を最大にするようなリハの考えかた。

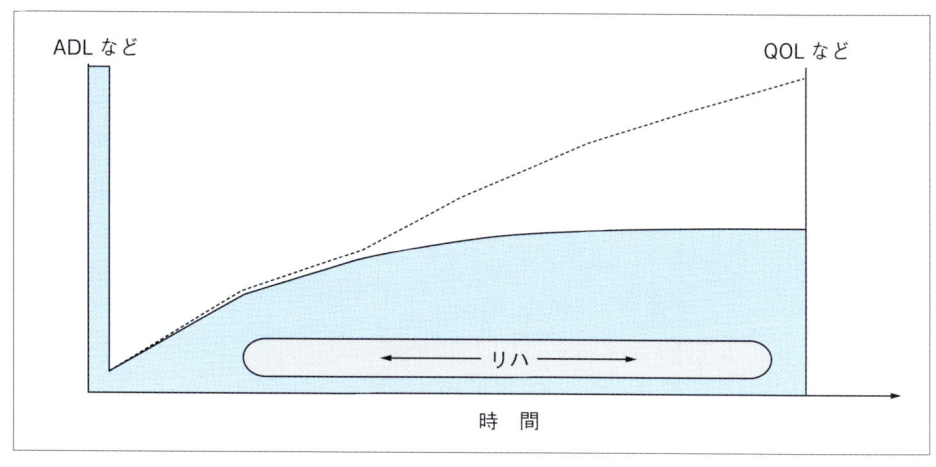

図Ⅰ-2　リハ医療における論争の原因(1)
リハによって当初は改善がみられても，ある時点からプラトーになるがその際の指標は ADL など限られた物差しであることが多い（実線）。しかし，QOL など他の物差しで検討すれば，実際には改善が続いている可能性がある（点線）。

　このようなリハ医療の概念を理解することは難しくない。問題は，このようなリハ医療を科学的かつ実践的に発展させ，具現化する方法である。従来の医学のようにアウトカムとして生存率などを用いるのであれば数字として算出しやすいが，QOL をはじめとしてリハ医療における重要な因子を数字にすることは容易ではない。しかし，リハにおける臨床的諸因子を数値化する努力を避けていては，EBM（evidence based medicine）としてリハ医療を確立することはできない。適切な機能評価法（functional assessment）により，臨床上の各因子を数値化し，科学的に解析するという大きな壁を乗り越えなければならない。こう考えるとリハ医学における「機能評価」の重要性がみえてくる。

2　リハ医療における論争の原因

　リハの目的を理解していても，日常の臨床ではさまざまな意見の相違や論争を経験する。たとえば図Ⅰ-2 のように，リハによって改善がみられなくなった，いわゆるプラトーとなった患者の治療方針について議論になることが少なくない。このような場合，リハ医療提供側がプラトーと判断すると，そろそろ終了を宣言することになる。ところが，患者本人や家族からは「確かによくなっているので，リハを続けたい」と強く主張される場面がある。これを単に患者・家族と医療者の「思い」の違いと考えることもできるが，その前に「プラトー」と判断している尺度そのものに問題はないか，再検討してみるべきである。つまり「プラトー」と判断している機能評価（図Ⅰ-2 の縦軸）についての議論である。たとえば，医療提供者は麻痺のレベルや日常生活活動（ADL；activities of daily living）など，数少ない物差しで判断する場合が少なくない。しかし，患者・家族は，意欲，心理，体力，QOL など，別の物差しで改善を肌で感じている

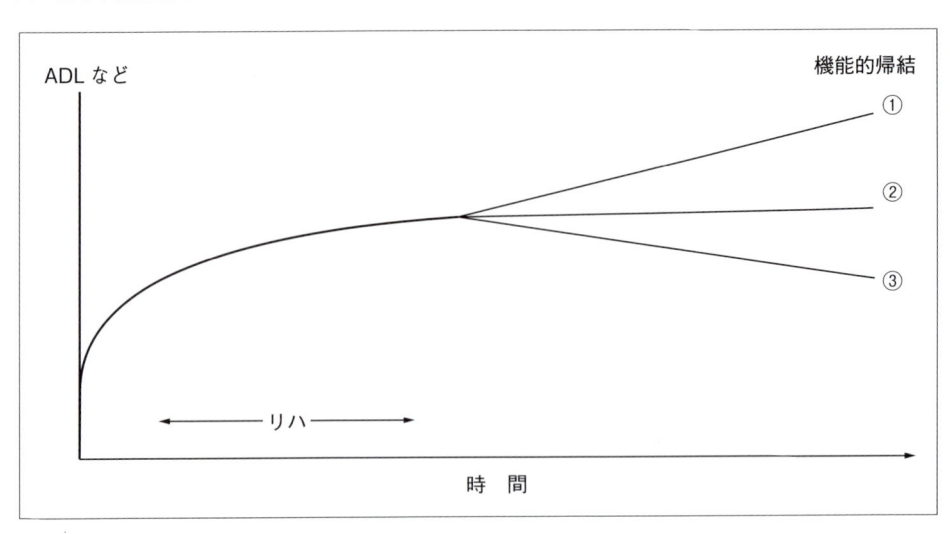

図 I-3　リハ医療における論争の原因(2)
リハで改善後，①さらに継続すれば改善するのか，②中止しても維持可能なのか，③中止すれば悪化するのか，それぞれの機能的帰結が科学的に予測されなければ確かな方針は立てられない．見通しが不明のまま論争になっていることが多い．

のかもしれない．そのような場合，医療提供者が別の適切な機能評価を吟味して用いれば，明らかな「改善」を数値としてとらえられるであろう．このような物差し（機能評価）の問題は治療効果の判定を左右するほどの重要な問題であるにもかかわらず，あまり意識されずに見逃されていることが少なくない．

　一方，チームアプローチを基本とするリハ医療においては，ゴール設定をチーム内で共有することが重要である．そのためには，適切な見通しを立てること，言い換えれば，科学的な機能予後予測が必要になる．たとえば，リハ目的で入院した亜急性期の脳卒中患者のリハのゴールを設定するためには，退院時には具体的にどのくらい歩けるのか，ADLで介助を要するのかどうか，介助の程度はどのくらいかなどを科学的に予測できることが望ましい．その結果によって，車椅子用に住宅改修したほうがよいか，独居を前提として考えてよいか，など具体的な検討が可能になる．この見通しが実際とかけ離れたものであると，チーム医療をまとめることができなかったり，いつまでも結論が出ない議論を行うことになる．このようにリハ後の機能的帰結を予測することは，きわめて重要な問題であり，図I-3でいえば横軸方向（時間軸）での科学的検討が必要である．

　以上のように，リハで議論される多くの問題は，**縦軸＝物差し＝機能評価の問題**，および，**横軸＝見通し＝予後予測の問題**の2つに分けることができる．意見が対立するとき，よく考察すれば，どちらかに原因があることが少なくない．問題点の本質を解きほぐし，正しく解決するために必須の条件は，予後予測に必要な機能評価を多面的に実施し，その経時的検討から予後予測法を確立することである．

3 機能評価の重要性

　治療に必要な臨床データを集めたいとき，わずかに数 mL の採血で何十というデータを短時間で知ることができる．採血以外では画像診断や心電図などを行うと客観的なデータをさらに追加できる．内科をはじめ臓器別診療科においてはこれらの検査に頼る面が多い．

　翻ってリハ医療ではどうであろうか？　採血所見は参考にはなるが，患者の運動や感覚など機能面の状態を知ることはできない．画像診断や筋電図検査はもちろん参考になる．しかし，リハ医療の特徴は，時間と労力をかけて測定しなればほとんどのデータは数字にならないことである．そして，相当の労力をかけて得られた徒手筋力，感覚，ADL，高次脳機能，失語，心理などの測定値のほとんどが，順序にのみ意味があり，数値の間隔には意味がない順序尺度である．しかも，かけた時間の割に結果として得られるデータ量は決して多くない．これはリハ医療の宿命でもあるが，数値にすることを怠っていてはリハ医療を EBM として確立することは困難である．

　1989 年，世界保健機関（WHO）の報告（Report of the WHO Task Force on Stroke and other Cerebrovascular Disorders）によれば，「リハの治療やその機能改善効果についての報告の多くは，臨床経験に基づくものであり，対照試験を用いた科学的な評価に基づくものではない」（Stroke 誌）[1] と報告されている．つまり当時のリハ医療は非科学的である，と酷評されたのである．幸いにして，その後の多くの研究者達の努力によって，数多くの科学的データに基づくエビデンスが蓄積され，日本の脳卒中治療ガイドライン[2] にもその成果が現れている．ガイドラインに書かれているそれぞれの項目を熟読するとわかるが，あるリハ治療法が有効かどうかを科学的に検討する基礎となっている研究は，そのほとんどが機能評価のデータに依るものである．

　このように機能評価はリハ医療においてきわめて重要なツールであり，患者の障害を正確に把握することにつながる．そして，機能評価を臨床に定着させる地道な努力によってはじめて，予後予測への応用が可能になる．さらに，その究極の目的は，リハ医療の「質」の向上である．

4 優れた機能評価法を使う意義

　ここでは，すでに世界標準の ADL 評価法として確立している FIM（Functional Independence Measure）[3] を例として，優れた機能評価法を使う意義について考えてみたい．

　急性期脳卒中用の評価法など，発症からの時期別に適切な評価法も必要である．しかし，リハ医療においては，時期を問わず一つの機能について記述できる方法が重要である．その典型が ADL 評価法であり，その代表が FIM である．急性期病院から回復期リハ病棟に転院する際に，FIM のデータを両者の病院で共有するとリハの治

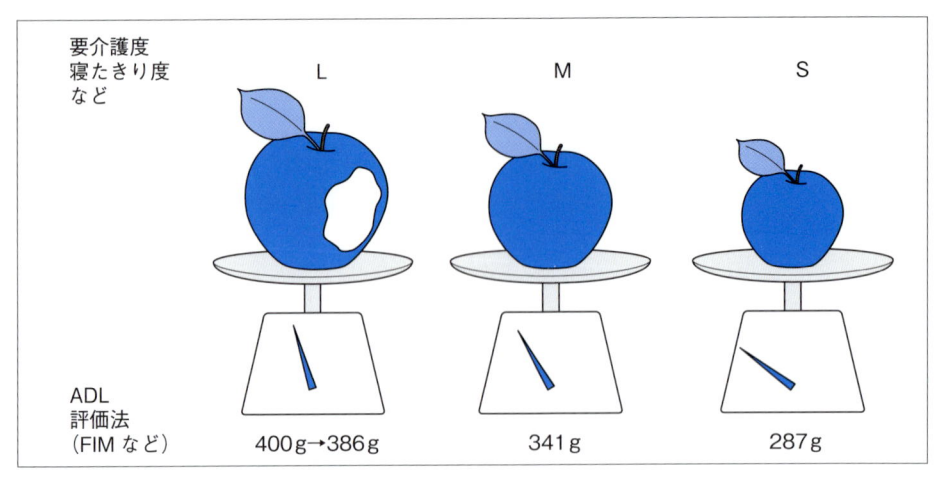

図 I-4　リハのプロに必要な評価法
制度を動かすためには，L サイズ，M サイズ，S サイズのようなおおまかな尺度が必要である（要介護度など）。
しかし，リハのプロとしては，リンゴをかじったくらいの小さな変化を 1g 単位で検出できるような詳細な評価が必要となる。

療計画に重要な情報を前もって知ることができ，スムーズに回復期リハに移行できる。入院中は頻繁な評価によって回復をモニターし，退院して在宅医療に移行する際に在宅スタッフに FIM を伝達すれば，訪問リハなどに必要な基本情報を前もって知ることができる。さらに，慢性期（いわゆる維持期）においても FIM を定期的に評価することにより，廃用症候群などによる微妙な変化を数値データとして知ることができる。

慢性期においては，従来から寝たきり度（障害老人の日常生活自立度）や要介護度が用いられており，FIM のような詳細な評価を行わなくてもよいのではないかという意見もある。しかし，これらの評価法は，リンゴにたとえれば，L サイズ，M サイズ，S サイズ程度の大雑把な分類であり，リハを専門とするプロフェッショナルであれば，リンゴの重さを正確な秤によってグラム単位で測定するくらいの精緻さや，変化を検出する感度が必要ではないかと考える。この秤に相当する方法が FIM である（図 I-4）。

また FIM は，ADL の標準的な指標として全リハスタッフの共通言語というだけでなく，全世界の共通言語にもなっている。日本においても千野ら[3,4]によって導入されて以降，現在全国のほとんどのリハ施設で導入されている。したがって，FIM を使った諸外国の研究成果は，日本においても充分に参考として利用することができる。

機能評価はいったん施設に導入すると，変更が困難なことが多いので，このように優れた世界共通の機能評価法を最初から使うように心がけたい。

5　CI 療法から考察する機能評価法

CI 療法（constraint induced movement therapy）は，筆者ら[5]が取り組んでいる脳

卒中片麻痺上肢に対する治療である．この治療法は，片麻痺の麻痺側上肢に対する集中訓練であり，脳の可塑性を利用したニューロリハとして注目されている．筆者は，CI療法に関わるなかで，機能評価の重要な問題について再認識した．

リハ医療の目的のなかできわめて重要な一因子は，ADLの向上であることはいうまでもない．ここで注意すべきことは，ADLはあくまでも「重要な一因子」であって，唯一の因子ではないということである．前述したようにリハの究極の目的はQOLの向上であるが，大雑把にいえば，ADLとQOLは相関が高い場合が多いため，ADL向上を最優先に考えていれば，さしあたり問題がない．ところが，QOLの向上とADLの改善が一致していない場合はどうすればよいだろうか．CI療法の実践に即して考えてみたい．

1. QOLの向上とADLの改善が一致していない場合

手指の麻痺が軽度でない脳卒中片麻痺では，通常，非麻痺側の上肢を使ってADLを行う．非麻痺側の片手動作は容易ではないが，回復期リハビリテーションの期間で基本的には自立する．リハの目的がADL自立だけであれば，脳卒中片麻痺のADLは最初から非麻痺側の片手動作だけを訓練すればよい．さらに，ADLをできるだけ短期間で自立させるという効率重視の考えに立つとき，極端にいえば，麻痺側上肢に対するアプローチの時間は，ADLの改善にとって無駄な時間ということになってしまう．果たしてそれでよいのだろうか．ここで，回復を測定している機能評価（図I-3の縦軸）は何かを考えると，ADLという単一の尺度であることに気づく．しかし本来であれば，機能評価として，麻痺そのものの回復や麻痺側上肢のADLへの参加，あるいはQOLなどについても考えるべきではないだろうか．

CI療法は，麻痺側上肢の麻痺そのものの回復を重視すると思われがちであるが，実際には，麻痺側上肢がADLにどの程度，そしてどのように使われているかが最も重視される．従来のリハ医療では，麻痺側上肢によるADLという視点が軽視されてきたため，それを測定する適切な尺度が存在しなかった．したがって，CI療法の効果を測定するために「麻痺側上肢によるADL」を測定する方法論の確立が新たに必要であった．Taubら[6]は，麻痺側上肢の使用について，MAL（Motor Activity Log）という新たな尺度を作成した（詳細については236～241頁参照）．非麻痺側上肢だけでADLが自立している場合，CI療法を行ってもADLの点数はほとんど変化しない．しかし，MALで測定すれば，麻痺側上肢の使用が評価されるため，著明な改善を示すということがあり得る．CI療法は，麻痺側上肢のADLへの参加を促進する治療法であり，これが同時に麻痺の改善をもたらし，ひいてはQOLの改善につながるのではないかと考えている（図I-5）．

2. ADL一辺倒の機能評価からの脱却

以上からわかるように，一般にADL向上がリハの目標として差し支えない場合が多いために，ADLだけが帰結評価（outcome measure）と考えられる傾向がある．そ

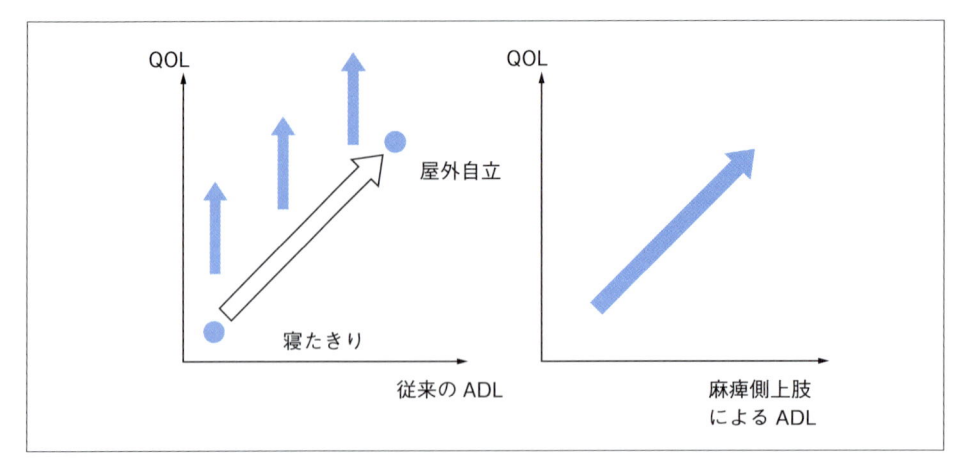

図 I-5 ADL と QOL のどちらを優先させるべきかについての概念図
多くの場合 ADL と QOL は相関する．寝たきり患者の QOL は低く，屋外歩行レベルの患者の QOL は高いと推定される．したがって多くの場合，ADL の改善を目指していれば，QOL の改善はあとからついてくる．しかし，図左の縦方向の色矢印のような治療法があったとしたらどうすべきであろうか．従来の ADL は全く改善しないが，QOL だけは高まる可能性がある治療である．CI 療法はこれに近い．CI 療法の場合，図右のように横軸を別の機能評価（麻痺側上肢がどれだけ，どのように ADL に参加したか）で表現してみると，この指標の改善とともに QOL が高まる治療法であることがわかる．

の中で，ADL が改善しない治療法はエビデンスがない治療法として排除されてないだろうか？ もしも ADL を帰結評価とするのであれば，その理由を考えて選択すべきであり，それ以外の機能評価法の可能性も検討しなければならない．CI 療法の考察から明らかであるが，ADL が唯一の治療効果判定尺度であったとすれば，麻痺側上肢に対するほとんどすべてのニューロリハは否定されていたであろう．

脳卒中片麻痺のリハにおいては，尺度の選択そのものが，治療法そのものの存否に関わるということがわかる．麻痺側上肢の例以外にも，たとえば，ADL がプラトーであっても，体力，高次脳機能，歩行スピード，姿勢，運動の巧緻性などに対して有効な治療がそれぞれ考えられる．このような治療法を今後も発展させるためには，ADL 一辺倒の機能評価から，もっと多面的な方向に目を向けるべきである．リハ医療提供者は，障害の多様性を理解し，多面的に障害を評価できる数多くの機能評価を知らなければならない．筆者らが 2010 年に上梓した『リハビリテーション機能評価データブック』（医学書院）[7] では，1,000 を超える機能評価法が検討され，最終的に 800 に及ぶ機能評価法を掲載した．これでもリハの臨床上の諸因子を記述するには充分とは全く考えていない．われわれリハに携わる者は障害の多面性と機能評価についてもっと深く考えなければならない．

〔引用文献〕

1) Stroke—1989. Recommendations on stroke prevention, diagnosis, and therapy. Report of the WHO Task Force on Stroke and other Cerebrovascular Disorders. *Stroke* 20：1407-1431, 1989

2) 篠原幸人，小川　彰，鈴木則宏，他（編）：脳卒中合同ガイドライン委員会：脳卒中治療ガイドライン 2009．協和企画，2009
3) 慶應義塾大学医学部リハビリテーション科（訳）：FIM―医学的リハビリテーションのための統一データセット利用の手引き．第 3 版，医学書センター，1991
4) 道免和久，千野直一，才藤栄一，他：機能的自立度評価法（FIM）．総合リハ 18：627-629, 1990
5) 道免和久（編）：CI 療法―脳卒中リハビリテーションの新たなアプローチ．中山書店，2008
6) 高橋香代子，道免和久，佐野恭子，他：新しい上肢運動機能評価法―日本語版 Motor Activity Log の信頼性と妥当性の検討．作業療法 28：628-636，2009
7) 道免和久（編）：リハビリテーション評価データブック．医学書院，2010

〔道免和久〕

第2章 脳卒中の機能評価概論

1 機能評価とは

　リハビリテーション（以下リハ）医学における機能評価（functional assessment）とは，「人がADL（日常生活活動）を行う際の機能的な能力のレベルを客観的に測定することであり，関連する心理社会的側面も含む」とされている[1]。つまり，機能評価の対象は人のさまざまな機能であり，条件として測定法としての客観性が求められている。これをふまえて，機能評価の概論を述べるが，本書の目的は脳卒中の機能予後予測であるので，関連する基本事項のみわかりやすく解説したい。

2 機能評価法の選択にあたって

　予後予測に利用する場合も含めて，日常の臨床でどのような機能評価法を選択したらよいのだろうか。筆者は，①評価の目的，②障害のレベル，③簡便性，④データの共有，⑤評価尺度の特性，⑥信頼性，⑦妥当性，⑧感度と特異度，などが重要と考えている。以下にその詳細を解説する。

3 評価の目的

　評価するためには，何のために評価するのかという目的を明らかにするのは当然である。しかしともすれば，あれも評価してみよう，これもデータに残したい，という思い入ればかりが強く，評価項目は膨大になりがちである。結局ほとんど利用されることのない評価のために，何年にもわたって多大な時間がかけられていることが少なくない。機能評価は時間と労力を要する。したがって，目的の明確化を常に意識し，評価項目は必要最小限に吟味すべきである。こういってしまうと，少数の評価項目に限定することになりそうであるが，そうではない。
　評価の目的には，実にさまざまなレベルがある。たとえば，症例の状態を記述することで診断や予後予測など治療に役立てること，リハチーム内でそれを共有すること，

病棟全体の状況を把握すること，病院の質の評価や経営指標，多施設共同のデータベース，政策への利用，国際比較などである．さらに，医学研究・看護研究など個人の研究に役立てる目的が加わる．臨床や研究に活発な施設ほど，これらの目的が並列し，機能評価項目が多数存在することになる．それぞれの目的を意識化したうえで労力をかけるのであれば実りも大きいので問題はない．そのような施設では，評価に基づいた治療がしっかり行われ，学会などでも多くの業績が残されているものと想像される．

しかし，データを生かす目的があいまいなまま，まずは評価から，という施設も少なくない．評価のための評価は時間の無駄である．どのような目的でどの評価法が必要であるか，ゼロベースから一つひとつ積み上げて考えるべきである．そうすれば，自ずとその施設で実現したい医療に最適のデータベースに発展するだろう．大切なことは評価することではなく，「評価結果をどう生かすか」であることを肝に銘じたい．

4 障害のレベル

機能評価と予後予測の解説としてわかりやすくするため，本書では ICF ではなく ICIDH に即して話を進める．ICIDH[2] によれば，障害は Impairment, Disability, Handicap に分類される．Impairment（機能障害）は，臓器レベルの機能障害や外見上からの形態の障害を意味する．たとえば，脳卒中では片麻痺，失語症，関節拘縮などがこれにあたる．Disability（能力低下）は，ADL に代表される個人の能力の低下をさす．たとえば，片麻痺による歩行障害や更衣ができないなど日常生活の動作上の障害だけでなく，失語症や構音障害によるコミュニケーション障害などである．さらに，これらの障害を社会的レベルで考えたとき，個人のおかれた家庭，職場，地域社会などの環境や制度や経済状況などの問題を Handicap（社会的不利）という．たとえば，復職，経済的状況や介護保険の利用などがあてはまる．

機能評価は原則として，それぞれの障害のレベルにおいて行われるべきである．少なくともリハの臨床で利用する機能評価法は，障害のレベルが混在したものでないほうがよい．たとえば，Impairment と Disability の関連を知ることはリハ医学の主たるテーマの一つと考えられるが，評価法そのものにこれらが混在してしまった場合，分析不能になってしまう．リハ医学以外の分野において「○○病患者の QOL の評価」が，実際には ADL 評価であったり，死亡から復職が一つのスケールであったりすることがあるが，このような誤りは避けなければならない．

また予後予測でいえば，予測したい因子は多くの場合,（退院時など）将来の Disability であるが，それを知るために Disability の初期値（入院時）だけでなく，Impairment の初期値を用いたほうがよいか，病巣の大きさなど病理 Pathology 的な因子を含めたほうがよいか，などを検討する場合がある．このとき，分析の対象となるデータが障害のどのレベルの機能評価なのかが明確でなければ，リハ医学研究として成り立たない．

5 簡便性

　ここでは，具体的に機能評価としてどの尺度を利用するか，という問題について議論したい．

　最初は簡便性である．以前のリハ医療では，入院期間も長く，評価に充分時間をかけることができた．しかし，今の回復期リハ病院を中心とする現場は，きわめて多忙である．平均在院日数は脳卒中でも2～3か月程度であり，しかも合併症が落ち着いていない発症後早期の患者も少なくない．なかには急速に回復を示す患者もいる．そのような状況で，患者の状態把握のための評価に何日もかけることは許されない．できるだけ簡便に，短時間で評価できる機能評価法が望ましい．

　たとえば，急性期病院で失語症の評価を1週間近くかけて行っていたとしよう．非常に丁寧で正確な評価にみえるが，実際には検査を始めた時期と終わる時期では，失語症の重症度そのものが全く異なることになる．これでは意味がない．似た状況は他の障害でも起こりうる．短時間で実施可能で簡便なスクリーニング検査によって重症度と病態の概要を把握しておき，回復に時間がかかる障害については，掘り下げ検査はゆっくりと行うような対策が必要であろう．

　また，簡便であるためには原則として評価のための特別の講習が不要なほうがよい．テキストを読む，あるいは同僚に指導される，というくらいで評価できる評価法が望ましい．なお，FIMでは講習会を受講することが勧められているが，全国的に普及した標準的な評価法であるため，正確性やデータの有用性を鑑みて各施設で検討するとよい．

6 データの共有

　次に重要なポイントはデータの共有である．これは，同じ患者の治療にあたるチーム内(職種間)での共有だけでなく，施設間での共有，さらには国際比較のための国際共有をも含んでいる．

1. 職種・時期を超えた共有

　たとえば，理学療法士（PT）はPTにしかわからない評価法，言語聴覚士（ST）はSTだけに知られている評価法を使ってケースカンファレンスが行われていることがある．それぞれ一方的に点数を述べているが，それが何を意味するのかお互いにわからないまま，形式的にカンファレンスの時間だけは過ぎていく．それぞれ専門職だからそれに徹しているともいえるが，各職種の評価結果を羅列するだけではカンファレンスにはならない．むしろ，他職種の評価結果を含めて患者の状況を理解したとき，問題点やその対策が議論できるのではないだろうか．専門的な評価結果を報告するのであれば，他職種がその意味を理解できるようにデータの意味だけは共有されなけれ

ばならない．そして，できれば麻痺やADLなどの基本的な評価については，職種を超えた共有が望ましい．筆者がSIAS（Stroke Impairment Assessment Set）やFIMを推奨している理由の一つでもある．

　現代のリハは分業と連携の時代でもある．急性期リハから回復期リハ，そして慢性期の地域リハへと患者は引き継がれていく．その際に，正確に患者の状況を把握するために，必要な機能評価のデータも引き継がれることが望ましい．細かい個々の日常生活の動作を記述することも大切であるが，点数化することは適切に地域のリハや介護資源を使っていくかを考える指標にもなる．また，長期的にフォローするなかで，機能低下を早期に検出することができれば，短期集中リハやリコンディショニング入院などの適応判断にも役立つであろう．

2. 国際的な評価の共有

　次に，国際的な評価の共有の重要性を示す実例を述べる．筆者がCI療法を導入するにあたって，最も苦労したことは実は治療効果判定のための評価法であった．すでに世界的にエビデンスが確立していたCI療法であるが，日本の実情にあった形で導入した筆者らのCI療法が，本当に欧米のCI療法と同等の効果があるかを証明しなければならない．そのためには，欧米の研究論文と同じ評価法で効果を示す必要があった．CI療法の効果判定に最も有用な方法は，MAL（Motor Activity Log）とWMFT（Wolf Motor Function Test）が知られているが，当時それらの日本語版は存在しなかった．そこで，筆者らは英語原版と全く同じといえる日本語版を作成するところから開始した（詳細は第Ⅳ部「評価マニュアル」⇒236～260頁参照）．一つの治療法を導入するにあたって，機能評価から入る方法には，大きな労力が必要であるが，その結果，治療効果の国際比較が可能となるなど，治療法の発展に大きな力になることがわかった．

　FIMの国際比較についても同様に，世界共通の評価法を使うことも重要性を示している．さらに，本書で紹介する対数曲線による予後予測法もFIMを用いていることで，今後の国際的な利用が期待できる．日本の地域医療で活躍するリハ関連職種の人々も，常に世界とつながり，世界に発信することを意識して日々の機能評価を行うことにより，新たな視点を地域リハに導入できるのではないか．

7 評価尺度の特性

　次に，リハビリテーション医療の機能評価尺度の特性について述べる．この議論は，すでに多くの書籍や文献で述べられているが，筆者らが丁度SIAS[3]を開発し，FIMを導入した頃から，APMR（Archives of Physical Medicine and Rehabilitation）誌を中心に熱のこもった議論[4,5]が行われるようになった．

1. 順序尺度，間隔尺度，比例尺度

わかりやすく解説するために実例から紹介する。筋力を測定する方法にMMT（徒手筋力検査）が知られている。筋収縮がない0から正常の5までの6段階で評価する。数字としては0～5であるが，MMT4がMMT2の2倍の筋力であるわけではない。MMTが1から3に2点改善することと，3から5に改善することは，同じ改善ではない。しかし少なくともMMTの数字が大きいほうが，筋力が強いことだけは保証されている。つまり，MMTの数字は順序を保証しているが，数字と数字の間隔については意味をもたない。このような尺度を「順序尺度」と呼んでいる。それに対して，たとえば体温のような尺度は，何℃という数値で結果が示される。37℃と38℃の間の1℃と39℃と40℃の間の1℃は，同じ間隔であることが保証されている。このような尺度を「間隔尺度」という。この場合，間隔は等間隔であるが，0℃は相対的に決められたものなので，摂氏10℃は5℃の2倍ということはできない。0に絶対的な意味がある時間（秒）や定量的筋力（kg）は，「比例尺度」と呼ばれる。リハの臨床や研究においては，間隔尺度も比例尺度も数字データとして，差，平均値，標準偏差などの処理が可能であるため，いずれも尺度として望ましい。そのため，尺度を大きく2つに分ける場合には，順序だけが意味をもつ「順序尺度」と，間隔が保証される間隔尺度と比例尺度を合せて「間隔尺度以上の尺度」と呼ぶことが多い。

2. 見かけ上の間隔尺度

さて，順序尺度でありながら，まるで間隔尺度であるかのような適当な数字が割り振られている尺度がある。たとえば，図I-6のような仮想的な移動評価法があった

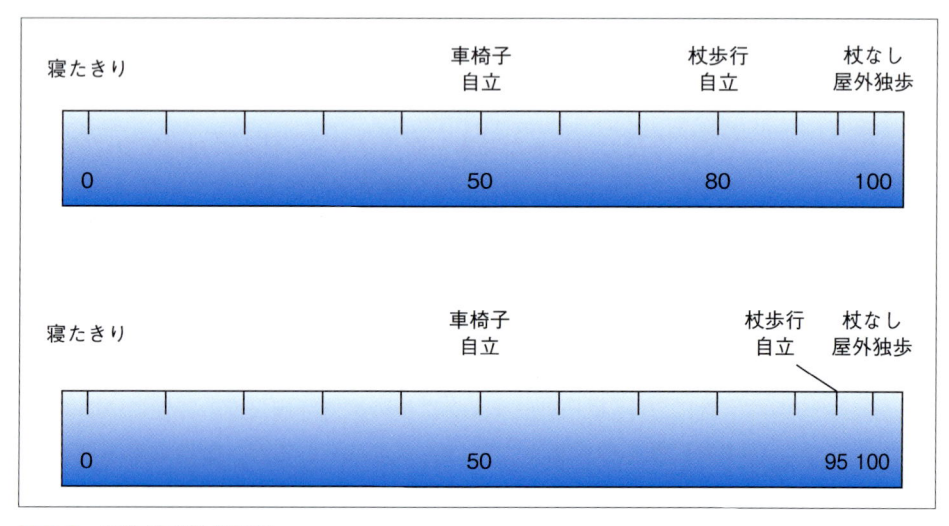

図I-6　仮想的移動評価法
上の尺度のように点数を割り振るともっともらしくみえる。しかし，杖歩行は95点に相当する，と主張する人が尺度を変更することも可能である。数字の間隔には根拠がなければならない。間隔が保証されなければ，単なる順序尺度ということになる。

としよう。杖なし屋外歩行自立を100点，寝たきりを0点としたとき，50点を車椅子自立，80点を杖歩行自立などと設定すると，間隔尺度らしくなる。しかし，その点数や各レベルの間隔に根拠がなければならない。別の人は，杖歩行であっても自立することを重視して，杖歩行自立を95点にしたほうがよいと主張するかもしれない。このように各点数やレベル間の間隔に根拠がなければ，単なる順序尺度と考えなければならない。これは極端な例であったかもしれないが，尺度をみたとき，それが順序尺度なのか，間隔尺度以上の尺度なのか，間隔尺度であればどのような根拠で数字があてはめてあるのかを意識する必要がある。

8 信頼性

信頼性にはいくつかの概念があるが，一言でいえば，評価の安定性ということである。具体的には，検者間信頼性，検者内信頼性，内的整合性などの概念がある。

検者間信頼性（interrater reliability）は，わかりやすくいえば，私が評価してもあなたが評価しても評価結果が一致する，ということである。これは検者間再現性（interrater reproducibility）ともいう。また，検者内信頼性（intrarater reliability）は，私が何度評価しても同じ結果になる，ということである。いずれの信頼性も機能評価には重要であるが，1人の検者で二度評価すると結果を覚えていることが考えられるため，リハビリテーションの分野では通常，検者間信頼性が調べられる。これらの信頼性の検討において，相関係数が用いられることがあるが，これは正しくない。2人の検者の測定において，一方が常に甘く，一方が常に厳しく採点する場合，評価結果は全く一致していないが，相関係数が高いという結果が得られる（図I-7）。したがって，一致率で評価する。しかし，全く一致することも重要であるが，食い違いのばらつきに

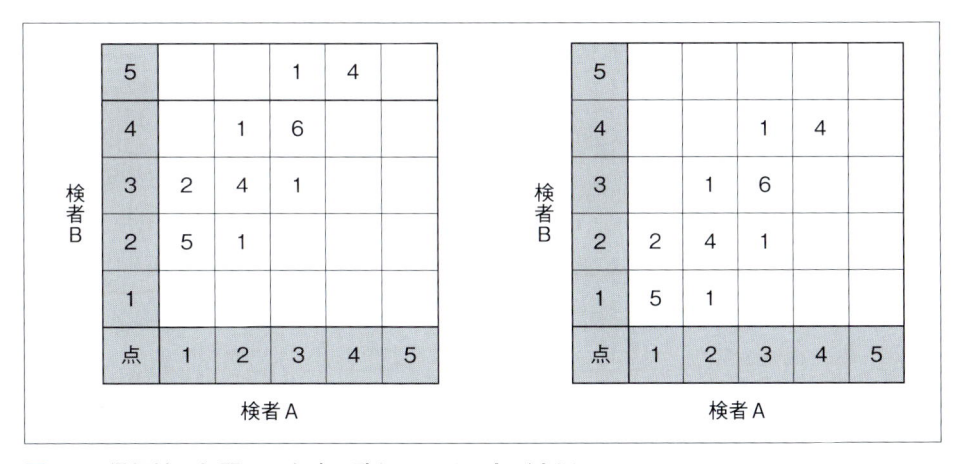

図I-7 信頼性は相関ではなく一致していることが大切
1〜5の点数をつける評価法について，検者Aと検者Bでの検者間信頼性を検討する。図中の数値はそれぞれの検者がつけた人数を示す。
左図では相関は高いが，検者Bがほとんどの例で高い点数をつけており，両者の評価が一致しているのは25例中2例のみである。右図は分布は全く同じなので相関も同じであるが，25例中19例が一致している。相関では信頼性を判断できないことがわかる。

重みづけをして評価する方法(weighted-kappa 係数)が用いられることが多い。

内的整合性は，それぞれの検査項目が，検査法全体が測定したい特性を安定して同様にとらえているか，ということができる。各項目が全く同じ特性であれば内的整合性が高いということにはなるが，つまりは1項目だけで充分ということになる。逆に，全く異なる特性を表している項目が多いと，内的整合性は低いことになる。内的整合性は Cronbach の α (クロンバッハのアルファ) 係数で評価される。

9 妥当性

一言でいえば，本当に測りたいものを測っているか，ということを妥当性という。血圧計で体温を測る人はいないだろう。しかし，子どもの額に手を当てて体温を測る方法はどうであろうか？　おそらく，ある程度測りたい体温を測定することができると思われる。つまり，額に手をあてる測定方法は体温測定において(おそらく)妥当性がある方法ということになる。

1. 基準連関妥当性

では，新たに作った麻痺の評価法が妥当かどうかはどのようにして検証したらよいだろうか。筆者らがSIASを開発した当初，SIASの麻痺側運動機能評価(SIAS-M)に妥当性があるかどうかを検証した[6]。このような場合，従来から使われていて妥当性が確立していると考えられる評価法との相関を検討する。SIAS-M は，当時広く用いられていた Brunnstrom stage や MMT などとの相関を検証し，妥当性があると判断した。過去の評価法より優れている評価法を開発するのに，過去の評価法との相関を検討することは一見矛盾するようにも思える。しかし，相関が高く妥当性があるものの，細かくみると従来の評価法では測定できない特性を知ることができる，とか，従来の評価法より簡便である，などのように考察を進めるような文脈なら理解しやすいであろう。

このように他の確立された基準(評価法)と関連させて，新たな評価法が妥当であるかどうかを検証することを，基準連関妥当性という。この場合，確立された基準のことを外的基準と呼ぶ。このほか，妥当性には内容的妥当性や構成概念妥当性などがあり，さらに最近は構成概念妥当性で全体の妥当性を説明しようとする理論がある。

2. 信頼性と妥当性

信頼性と妥当性を矢で的を射ることに例えて説明する(図I-8)。矢の1本が1回の評価だとすると，信頼性は常に一定の場所を射る安定性に相当する。一方，妥当性はまさに的の中心を射ているかどうかに相当する。理想的な評価法は，常に一定して的の中心を射る状態，すなわち，信頼性も妥当性も高い状態である。一定の場所を射ているものの，それが的の中心からはずれている状態は，信頼性が高いが妥当性が低い状態に相当する。

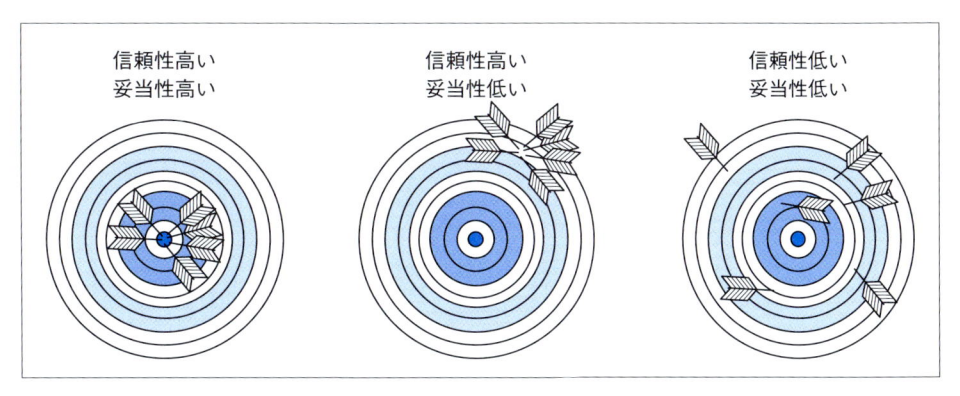

図I-8　信頼性と妥当性

矢で的を射ることにたとえると，信頼性は常に一定の場所を射る安定性，妥当性はまさに的の中心を射ていることになる。図左は信頼性も妥当性も高い状態であり，図中央は一定の場所を射ているので信頼性は高いが中心を射ていない，つまり妥当性は低い。図右は信頼性も妥当性も低い状態である。なお，信頼性が低く妥当性が高い状態は実際的ではないので省略した。

	検査陽性	検査陰性
疾患あり	a	b
疾患なし	c	d

感度　　　a/(a+b)
特異度　　d/(c+d)
陽性的中率 a/(a+c)
陰性的中率 d/(b+d)

	検査陽性	検査陰性
疾患あり	90	10
疾患なし	10	90

感度　　　0.9
特異度　　0.9
陽性的中率 0.9
陰性的中率 0.9

	検査陽性	検査陰性
疾患あり	18	2
疾患なし	18	162

感度　　　0.9
特異度　　0.9
陽性的中率 0.5
陰性的中率 0.988

図I-9　感度，特異度，陽性的中率，陰性的中率

それぞれ図左のように計算する。感度0.9，特異度0.9の同じ検査であっても，疾患が含まれる数が異なる母集団を検査した場合，陽性的中率や陰性的中率は全く異なる。なお，偽陽性はc/(c+d)，偽陰性はa/(a+b)となる。

10 感度と特異度

　検査などの特性を評価する指標として，感度（sensitivity）と特異度（specificity）がある。たとえば，ある疾患を診断するための検査があったとすると，疾患がある人のうちで検査が陽性となる確率を感度，疾患がない人のうちで検査が陰性となる確率を特異度という。検査のほうからみた場合，検査が陽性になった人のうちで，本当に病気がある人の割合を陽性的中率，検査が陰性になった人のうちで，本当に病気がない人の割合を陰性的中率という。言葉ではわかりにくいので図I-9でみると，感度はa/(a+b)，特異度はd/(c+d)，陽性的中率はa/(a+c)，陰性的中率d/(b+d)となる。図I-9の例では，同じ感度と特異度の検査でも，母集団が異なると陽性的中率や陰性的中率が異なることがわかる。

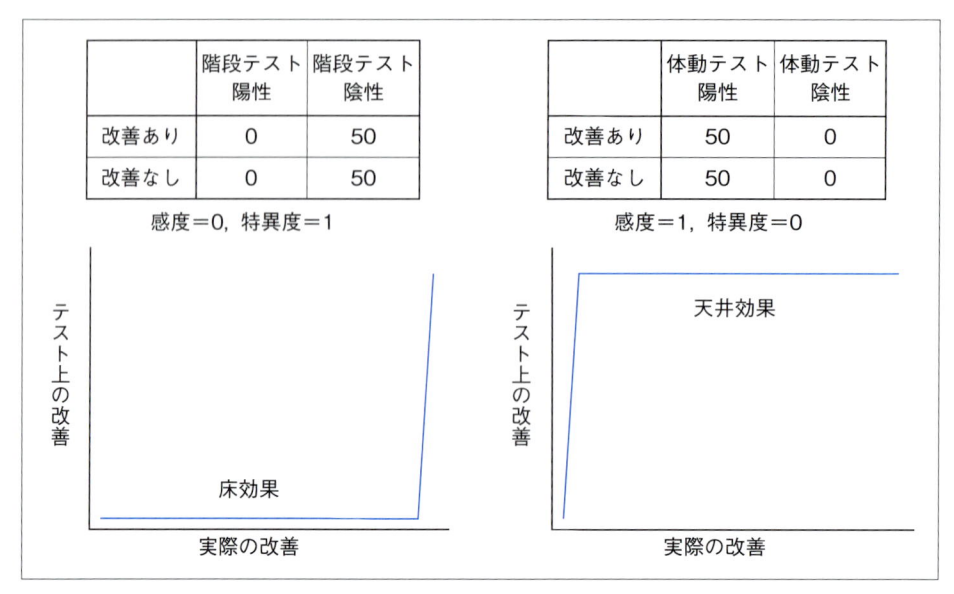

	階段テスト陽性	階段テスト陰性
改善あり	0	50
改善なし	0	50

感度＝0，特異度＝1

	体動テスト陽性	体動テスト陰性
改善あり	50	0
改善なし	50	0

感度＝1，特異度＝0

図I-10　難し過ぎるテスト，簡単すぎるテストにおける床効果，天井効果
極端な例として，難し過ぎる「階段テスト」，簡単すぎる「体動テスト」で考えてみる．実際にはかなり改善していても，階段テストで陽性になることはきわめて難しい．評価上の陽性になること（床の上に出ること）は難しい（床効果）．逆に簡単すぎるテストでは，実際にはわずかな改善でも陽性になってしまい，そこから先の改善を検出できない（天井効果）．

1. 天井効果と床効果

　検査が簡単すぎる場合，実際に機能が高くなったとしても，あるところから点数は横ばいに，つまり頭打ちになる．これを天井効果という．逆に検査が難し過ぎる場合，いくら改善しても検査上は0点のままということがありうる．これを床効果という．わかりやすくするために，脳卒中の改善を階段昇降だけで評価する尺度（仮に階段テストとする）と，何らかの体動だけで評価する尺度（仮に体動テストとする）があったとしよう．急性期で片麻痺がある程度以上残存する患者を評価した場合，階段尺度によればすべての患者は全く改善しなかったことになる．すべての例が0点だったからである．そして，経過中に再発し悪化したとしても，もともと0点だから悪化したとは判定されないであろう．これが床効果である．もしも体動尺度で評価したとすると，ほとんどすべての患者は入院後すぐに改善するものの，その後の改善は全くないことになる．何らかの体動がみられた時点で評価上は満点になってしまうからである．これを天井効果という（図I-10）．

　この例は極端にすぎるようにみえるかもしれないが，日常臨床では気づかずに，落とし穴にはまっていることが少なくない．Barthel Indexが100点のまま不変だから，それ以上望むものはなく改善もしない，と考える臨床家は少なくない．しかし実際には，歩行スピードがさらに改善したり，屋外の歩行がさらに安定するなどの改善を示していることがある．このような天井効果がみられる場合，別の難易度の高い評価法を併用しなければ変化をとらえることができない．たとえていえば，天井を突き抜け

るような別の評価法が必要である。

　逆に Barthel Index が 0 点のまま入院しているのは全く何の意味もない，と考える臨床家は少なくないだろう．しかし，実際には寝返りの初期の動作が改善したり，移乗動作において下肢の支持性が増している場合もある．このような床効果がみられる場合には，別の難易度の低い重症患者用の評価法などを工夫する．たとえていえば，床の下を掘り下げるような評価法が必要である．

　床効果や天井効果を知っていれば，安易に「この患者はプラトーだから」という言いかたはできなくなるであろう．

〔引用文献〕

1) Lawton MP：The function assessment of elderly people. *J Am Geriatr Soc* 19：465-481, 1971
2) International Classification of Impairments, Disabilities, and Handicaps. World Health Organization. Geneva, 1980
3) Chino N, Sonoda S, Domen K, et al：Stroke Imapirment Assessment Set（SIAS）. ChinoN, Melvin JL（eds）：Functional Evaluations of Stroke Patients, pp19-31, Springer-Verlag, 1996
4) Merbitz C, Morris J, Grip JC：Ordinal scales and foundations of misinference. *Arch Phys Med Rehabil* 70：308-312, 1989
5) Wright BD, Linacre JM：Observations are always ordinal；measurements, however, must be interval. *Arch Phys Med Rehabil* 70：857-860, 1989
6) 道免和久：脳卒中片麻痺患者の機能評価法 Stroke Impairment Assessment Set（SIAS）の信頼性及び妥当性の検討（1）―麻痺側運動機能，筋緊張，深部腱反射，健側機能．リハ医学 32：113-122, 1995

（道免和久）

第3章 ADL 評価

1 脳卒中治療ガイドライン

　脳卒中治療ガイドライン[1]のリハビリテーションの項目には，信頼性や妥当性が確かめられている評価法を中心に表I-1のような評価法が推奨されている。ガイドラインではきわめて精力的かつ詳細に文献調査が行われており，文献で取り上げられている頻度についても統計があるので参照されたい。本書では，ガイドラインで推奨されている評価法を中心に解説を進める。

表I-1　脳卒中治療ガイドライン2009年版で推奨されている評価法

Brunnstrom Stage	中枢神経麻痺の運動パターンによる評価法。上肢，手指，下肢各々をStage 1：完全麻痺からStage 6：分離運動可能までの6段階に評価する。
(modified) Ashworth Scale	筋緊張の亢進を他動運動での抵抗感で分類。筋緊張が亢進していない0から屈曲伸展の不可能な4までの5段階。Modifiedでは，1と2の間に1＋がある。
Fugl-Meyer Assessment	上肢運動機能66点，下肢運動機能34点，バランス14点，感覚24点，関節可動域・疼痛88点からなる脳卒中の総合評価。
Stroke Impairment Assessment Set（SIAS）	麻痺側運動機能，筋緊張，感覚，関節可動域，疼痛，体幹機能，高次脳機能，非麻痺側機能からなる機能障害の総合評価。
脳卒中重症度スケール（JSS）	意識，言語，無視，視野，眼球運動，瞳孔，顔面麻痺，足底反射，感覚，運動の得点を統計的に算出された重み付けにより合計する評価法。
NIH Stroke Scale	意識，瞳孔反射，注視，視野，顔面神経，上肢運動，下肢運動，足底反射，失調，感覚，無視，構音，失語症を0点から2〜4点で評価する。
Functional Independence Measure（FIM）	世界的に普及しているADL評価法。18項目各々を1点（全介助）から7点（自立）に採点し，合計点も算出する。13個の運動項目と5個の認知項目を分けて扱うこともある。
Barthel Index	ADLの10項目を2〜4段階で採点し100点が完全自立となる（英国では20点満点）。各項目の自立の点数が異なることで項目の経験的な重み付けになっている。

〔篠原幸人，小川　彰，鈴木則宏，他（編），脳卒中合同ガイドライン委員会：脳卒中治療ガイドライン2009. p277，協和企画，2009より〕

```
P hysical condition (general health status)
U pper limb function (self-care drinking eating dressing donning brace or prosthesis
    washing bathing perineal care)
L ower limb function (mobility transferring to chair/toilet/tub/shower walking climbing
    stairs propelling wheelchair).
S ensory functions (sight communication by speech and hearing)
E xcretory functions (control of bladder and bowel sphincters)
S upport factors (psychological emotional family social financial)
```

Upper limb function	Independent in self-care without impairment of the upper limbs	1
	Independent in self-care with some impairment of the upper limbs	2
	dependent on assistance or supervision in self-care with or without impairment of the upper limbs	3
	dependent totally in self-care with marked impairment of the upper limbs	4

図I-11 PULSES Profile
歴史的に意義深い評価法。実際にADLの評価に相当する部分は点線で囲まれた項目であり，ADL以外の因子も混在している。
(Moskowitz E, McCann CB：Classification of disability in the chronically ill and aging. *J Chronic Dis* 5：342-346, 1957 より)

2 PULSES Profile

　ガイドラインではBarthel IndexとFIMが推奨されているが，歴史的な評価法として，まずPULSES Profile(図I-11)[2]を紹介する。PULSESとは，P：physical condition（身体状況），U：upper limb function（上肢機能），L：lower limb function（下肢機能），S：sensory functions（コミュニケーションと視覚），E：excretory functions（排尿・排便機能），S：support factors（支援要素）を，包括的に評価する方法である。1957年にMoskowitzらによって考案された。一見して気づく通り，ADL以外の項目も含んでいるが，この時代に包括的にリハビリテーションに関連した要素を評価しようとした先駆的な試みとしての意義は大きい。

3 Barthel Index

　翌年の1958年にMahoneyとBarthelは，10項目からなるADL評価法Barthel Indexを発表した（表I-2）[3]。各項目0点から5点きざみで評価し，合計するとちょうど100点になるというわかりやすさや，評価時間が2〜5分という簡便さから，広く用いられるようになった。Barthel Indexのもう一つの利点は，経験的に割り振られた各項目の重みづけが，全体として後に統計的に妥当であることが確かめられていることである。ただし，5点きざみの尺度であるため，0〜100点の間は21段階しか

表I-2　Barthel Index

	independent	with help	dependent
1. 食事	10	5	0
2. 移乗	15	10〜5	0
3. 整容	5	0	0
4. トイレ	10	5	0
5. 入浴	5	0	0
6. 歩行	15	10	0
（車椅子）	5	0	0
7. 階段昇降	10	5	0
8. 着替え	10	5	0
9. 排便	10	5	0
10. 排尿	10	5	0
合計点	（　）点		

食事
　10：自立，自助具などの装着可。標準的時間内に食べ終える
　5：部分介助（たとえば，おかずを切って細かくしてもらう）
　0：全介助
車椅子からベッドへの移乗
　15：自立，車椅子のブレーキやフットレストの操作も含む（歩行自立も含む）
　10：軽度の部分介助または監視を要す
　5：座ることは可能であるが，ほぼ全介助
　0：全介助または不可能
整容
　5：自立（洗面，整髪，歯磨き，髭剃り）
　0：部分介助または全介助
トイレ動作
　10：自立，衣服の操作，後始末を含む。ポータブル便器などを使用している場合はその洗浄も含む
　5：部分介助。体を支える，衣服・後始末に介助を要する
　0：全介助または不可能
入浴
　5：自立
　0：部分介助または全介助
歩行
　15：45m以上歩行。補装具（車椅子，歩行器は除く）の使用の有無は問わない
　10：45m以上の介助歩行。歩行器使用を含む
　5：歩行不能の場合，車椅子にて45m以上の操作可能
　0：上記以外
階段昇降
　10：自立（てすりや杖を使用してもよい）
　5：介助または監視を要する
　0：不能
着替え
　10：自立。靴，ファスナー，装具の着脱を含む
　0：上記以外
排便コントロール
　10：失禁なし。浣腸，坐薬の取り扱いも可能
　5：時に失禁あり。浣腸，坐薬の取り扱いに介助を要する者も含む
　0：上記以外
排尿コントロール
　10：失禁なし。尿器の取り扱いも可能
　5：時に失禁あり。尿器の取り扱いに介助を要する者も含む
　0：上記以外

(Mahoney FI, Wood OH, Barthel DW：Rehabilitation of chronically ill patients：the influence of complications on the final goal. *South Med* J 51：605-609, 1958 より)

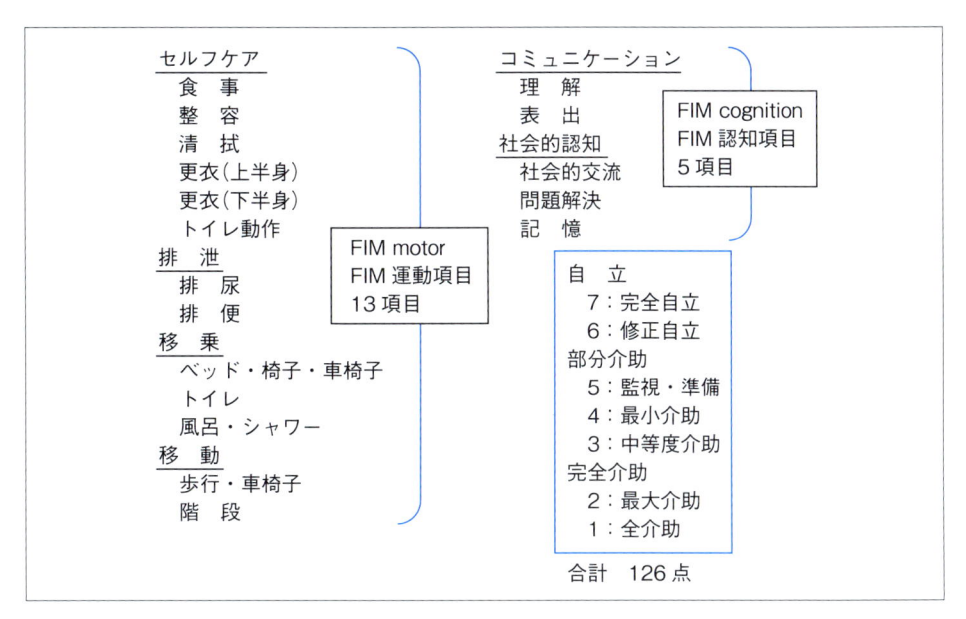

```
セルフケア              コミュニケーション
  食 事                 理 解
  整 容                 表 出                FIM cognition
  清 拭                社会的認知             FIM 認知項目
  更衣(上半身)            社会的交流            5 項目
  更衣(下半身)            問題解決
  トイレ動作              記 憶
  排 泄
   排 尿              FIM motor
   排 便              FIM 運動項目
  移 乗               13 項目
   ベッド・椅子・車椅子
   トイレ                       自 立
   風呂・シャワー                 7:完全自立
  移 動                          6:修正自立
   歩行・車椅子                  部分介助
   階 段                         5:監視・準備
                                 4:最小介助
                                 3:中等度介助
                                完全介助
                                 2:最大介助
                                 1:全介助
                         合計  126 点
```

図I-12　FIM 機能的自立度評価法
FIM は運動項目 13 項目と認知項目 5 項目の合計 18 項目からなり,それぞれ 1〜7 点で評価するため,18〜126 点の尺度になっている。
〔慶應義塾大学医学部リハビリテーション科(訳):FIM —医学的リハビリテーションのための統一データセット利用の手引き.第 3 版,医学書センター,1991 より〕

ないことに注意する。さらに詳細に評価するために,各項目を 2〜3 点刻みに細分化した modified Barthel Index が作成されたが,これは後に FIM に発展した。

　脳卒中の ADL は非麻痺側上肢だけで自立することがあるため,100 点満点になった患者での天井効果には注意を要する。Barthel Index の総得点と各項目の ADL について,脳卒中では一定の難易度を維持していることから,総得点から次のように ADL 状況を推定できる[4]。80 点であれば移乗がほぼ自立,60 点は介助から部分自立への分岐点であり,入院当初に 60 点の患者は退院時にはほぼ自立する。また,40 点未満であれば,移動能力は自立せず,食事や排泄などの基本的 ADL 自立は半数未満となる。

　Barthel Index からみた,脳卒中患者の ADL の難易度は,易しいほうから順に,食事,排便,排尿,整容,トイレ,着替え,移乗,歩行,入浴,階段昇降となる。すなわち,最初に自立する最も容易な ADL は食事であり,得点が上がるにしたがって徐々に難易度が高い項目が自立していく。極端にいえば,階段昇降を自立して行える患者はすべての ADL が自立し,食事が介助の患者は ADL 全介助であると考えられる。

4 FIM

　Barthel Index を改変して,より詳細に ADL 評価法を作った Granger らを中心として,1983 年に米国リハ医学会とリハ医学アカデミーが作業部会を設置し,多くの ADL 評価法を検討して,FIM に発展させた(図I-12)。FIM は 1987 年に第 1 版,

表I-3 modified Rankin Scale

	modified Rankin Scale	参考にすべき点
0	まったく症候がない	自覚症状および他覚徴候がともにない状態である
1	症候はあっても明らかな障害はない：日常の勤めや活動は行える	自覚症状および他覚徴候はあるが，発症以前から行っていた仕事や活動に制限はない状態である
2	軽度の障害：発症以前の活動がすべて行えるわけではないが，自分の身の回りのことは介助なしに行える	発症以前から行っていた仕事や活動に制限はあるが，日常生活は自立している状態である
3	中等度の障害：何らかの介助を必要とするが，歩行は介助なしに行える	買い物や公共交通機関を利用した外出などには介助[*]を必要とするが，通常歩行[†]，食事，身だしなみの維持，トイレなどには介助[*]を必要としない状態である
4	中等度から重度の障害：歩行や身体的要求には介助が必要である	通常歩行[†]，食事，身だしなみの維持，トイレなどには介助[*]を必要とするが，持続的な介護は必要としない状態である
5	重度の障害：寝たきり，失禁状態，常に介護と見守りを必要とする	常に誰かの介助[*]を必要とする状態である
6	死亡	

[*]介助とは，手助け，言葉による指示および見守りを意味する。
[†]歩行は主に平地での歩行について判定する。なお，歩行のための補助具（杖，歩行器）の使用は介助には含めない。
（van Swieten JC, Koudstaal PJ, Visser MC, et al：Interobserver agreement for the assessment of handicap in stroke patients. *Stroke* 19：604-607, 1988 より）

1989年に第3版[5]が発表され，千野ら[6]はFIM第3版を邦訳して日本語版FIMを発表するに至った[7]。

FIMの特徴は，①運動項目13項目だけでなく認知項目5項目を含むこと，②各項目1〜7の7段階で評価すること，③「しているADL」を評価し，介護負担を表すこと，などである。脳卒中だけでなく，あらゆる疾患の標準的ADL評価法として世界的に利用されている。もちろん，各種予後予測研究においてもFIMは利用されている。

FIMは最低点が18点で，満点は126点であり，あたかも間隔尺度以上の尺度として用いられている。しかし，FIM各項目の1〜7点は順序尺度であり，その合計点を求めることは厳密には正しくない。これについては以前から議論があったが，現在のところFIMの合計点（126点満点），あるいは運動項目（91点満点），認知項目（35点満点）それぞれの合計点を，間隔尺度以上の尺度として処理しても構わないということが大まかなコンセンサスになっている。厳密に間隔尺度として利用する場合にはRasch分析のような変換を行うべきであるが，実際のデータ処理でこのような分析はほとんど目にしない。なお，FIMの評価方法などの詳細については他の成書にゆずる。

5 modified Rankin Scale

modified Rankin Scale（mRS）（表I-3）[8]は，リハの領域で考案された評価法ではな

いが，ADLを含む帰結の評価法として広く利用されているため，ここに紹介する。
　Grade 0 の症状なしから Grade 5 の重度の障害までは ADL の大まかな評価といってよい．帰結研究に利用するために Grade 6 を死亡としている．

〔引用文献〕
1) 篠原幸人，小川　彰，鈴木則宏，他（編），脳卒中合同ガイドライン委員会：脳卒中治療ガイドライン 2009．p277，協和企画，2009
2) Moskowitz E, McCann CB：Classification of disability in the chronically ill and aging. *J Chronic Dis* 5：342-346, 1957
3) Mahoney FI, Wood OH, Barthel DW：Rehabilitation of chronically ill patients：the influence of complications on the final goal. *South Med* J 51：605-609, 1958
4) 正門由久，永田雅章，野田幸男，他：脳血管障害のリハビリテーションにおける ADL 評価—Barthel index を用いて．総合リハ 17：689-694, 1989
5) The Data Management Service of the Uniform Data System for Medical Rehabilitation and the Center for Functional Assessment Research：Guide for Use of the Uniform Data Set for Medical Rehabilitation（Ver. 3.0）. State University of New York at Buffalo, New York, 1990
6) 慶應義塾大学医学部リハビリテーション科（訳）：FIM—医学的リハビリテーションのための統一データセット利用の手引き．第3版，医学書センター，1991
7) 道免和久，千野直一，才藤栄一，他：機能的自立度評価法（FIM）Functional Independence Measure．総合リハ 18：627-629, 1990
8) van Swieten JC, Koudstaal PJ, Visser MC, et al：Interobserver agreement for the assessment of handicap in stroke patients. *Stroke* 19：604-607, 1988

〔道免和久〕

第4章 総合評価

1 急性期の評価

急性期の評価法として，意識障害の評価法 Glasgow Coma Scale（GCS）[1]および，総合評価である National Institutes of Health Stroke Scale（NIHSS）[2]について述べる。

1. GCS

GCS（表I-4）は世界的に利用されている意識障害の分類スケールである。当初は頭部外傷の意識レベルの評価に使用されていたが，脳卒中などその他の状況にも利用されるようになった。意識状態を開眼の状態（E），言語による応答（V），運動による応答（M）の3項目で評価するため，急性期における総合評価といってよいであろう。各

表I-4 Glasgow Coma Scale（GCS）

1. 開眼（eye opening, E）	E
自発的に開眼	4
呼びかけにより開眼	3
痛み刺激により開眼	2
なし	1
2. 最良言語反応（best verbal response, V）	V
見当識あり	5
混乱した会話	4
不適当な発語	3
理解不明の音声	2
なし	1
3. 最良運動反応（best motor response, M）	M
命令に応じて可	6
疼痛部へ	5
逃避反応として	4
異常な屈曲運動	3
伸展反応（除脳姿勢）	2
なし	1

正常では E, V, M の合計が15点，深昏睡では3点となる。
(Teasdale G, Jennett B：Assessment of coma and impaired consciousness. A practical scale. *Lancet* 2：81-84, 1974 より)

項目で数字が大きいほど意識状態がよいと判断される．記載法はE，V，Mの各項目の得点をE2V3M2のように記載し，この場合，合計のGCSは7点となる．頭部外傷の研究では，GCS 13〜15点は軽症，9〜12点は中等症，8点以下は重症とされている．リハビリテーション（以下リハ）の領域での使用頻度は低いが，急性期データを含む予後予測を検討するときには，必須の評価法となる．

2. NIHSS

NIHSS（1994年版）（表I-5）は脳卒中急性期診療における神経所見の変化を客観的

表I-5 NIHSS

項目	スコア		番号
意識レベル	0＝覚醒 1＝簡単な刺激で覚醒	2＝反復刺激や強い刺激で覚醒 3＝（反射的肢位以外は）無反応	1a
意識レベル 質問	0＝2問とも正答 1＝1問に正答	2＝2問とも誤答	1b
意識レベル 従命	0＝両方の指示動作が正確に行える 1＝片方の指示動作のみ正確に行える	2＝いずれの指示動作も行えない	1c
注　視	0＝正常 1＝部分的注視麻痺	2＝完全注視麻痺	2
視　野	0＝視野欠損なし 1＝部分的半盲（四分盲を含む）	2＝完全半盲（同名半盲を含む） 3＝両側性半盲（皮質盲を含む全盲）	3
顔面麻痺	0＝正常 1＝軽度の麻痺	2＝部分的麻痺 3＝完全麻痺	4
左　腕	0＝下垂なし（10秒間保持可能） 1＝10秒以内に下垂 2＝重力に抗するが10秒以内に落下	3＝重力に抗する動きがみられない 4＝全く動きがみられない	5a
右　腕	0＝下垂なし（10秒間保持可能） 1＝10秒以内に下垂 2＝重力に抗するが10秒以内に落下	3＝重力に抗する動きがみられない 4＝全く動きがみられない	5b
左　脚	0＝下垂なし（5秒間保持可能） 1＝5秒以内に下垂 2＝重力に抗するが5秒以内に落下	3＝重力に抗する動きがみられない 4＝全く動きがみられない	6a
右　脚	0＝下垂なし（5秒間保持可能） 1＝5秒以内に下垂 2＝重力に抗するが5秒以内に落下	3＝重力に抗する動きがみられない 4＝全く動きがみられない	6b
運動失調	0＝なし 1＝1肢にあり	2＝2肢にあり	7
感　覚	0＝正常 1＝軽度〜中等度の障害	2＝高度の障害	8
言　語	0＝正常 1＝軽度の失語	2＝高度の失語 3＝無言または全失語	9
構音障害	0＝正常 1＝軽度〜中等度の障害	2＝高度の障害	10
消去/無視	0＝正常 1＝軽度〜中等度の障害	2＝高度の障害	11

合計点＝　　　／42

（Brott T, Adams HP, Olinger CP, et al：Measurement of acute cerebral infarction：a clinical examination scale. *Stroke* 20：864-870, 1989 より）

に評価するスケールとして広く用いられている。評価項目は15項目からなり，意識水準，意識障害（質問，従命），最良の注視，視野，顔面麻痺，上肢の運動（右，左），下肢の運動（右，左），運動失調，感覚，最良の言語，構音障害，消去現象，注意障害が含まれる。血栓溶解療法t-PAの適応判断には必須の評価法である。

評価値としては0点から42点であり，最重症は40点（失調症は意識障害では評価できないため）である。NIHSSで5〜15点がt-PAの積極的適応となり，NIHSSで23点以上の場合は慎重投与の対象となる。2001年の新版[3]は旧版の項目を少なくした方法であり，臨床上t-PAの適応判断などにおいて旧版が用いられることが多い。

2 SIAS

1. SIAS開発の経緯と評価方法

リハの領域では，機能障害の総合的評価法としてFugl-Meyer Assessment[4]が広く用いられているが，リハの臨床や研究に必要な変数が揃っているわけではない。すなわち，麻痺側運動機能障害以外にリハ上重要な機能障害，たとえば感覚機能障害，痙縮，拘縮，高次脳機能障害，健側機能障害などの項目をもれなく含んだ評価法は存在しなかった。このような問題点を解決すべく，1989年米国Buffaloにおいて"Methodologic Issues in Stroke Outcome Research"に関するシンポジウム（"Buffalo symposium"）が開催され，脳卒中機能障害分類のために記述すべき変数が勧告として出された[5]。Chinoらは勧告の主旨を取り入れながら，独自に開発した麻痺側運動機能項目や健側機能項目など独自の項目を含む脳卒中機能評価セットStroke Impairment Assessment Set (SIAS)を考案した[6,7]。

SIASは，①脳卒中機能障害の評価項目として必要最小限の項目を含むこと，②医師1人で容易に評価できること，③各項目が単一のテスト（single-task assessment）によって評価できること，を基本原則にしている。

そして，脳卒中の多面的な機能障害を簡便に評価することをめざして，リハを実施するうえで重要な9種の機能障害を22項目のテストで評価する（図I-13)[7]。総合的な機能評価であることとADL予後に影響する非麻痺側機能を含むことが最もユニークな特徴である。各項目とも3あるいは5点満点で評価される。麻痺側運動機能項目として簡単なテストをオリジナルに作成したが，その他の項目は基本的に従来の神経学的診察などをスケーリングしたものである。信頼性と妥当性は道免，園田らによってすでに確かめられており，従来の評価法ではとらえることができない変化を観察できることなどがわかってきた。詳細についてはSIASの成書に譲るが，中核となる麻痺側運動機能項目(SIAS-Motor；SIAS-M)ついてのみ以下に述べる。

2. SIAS-M

SIAS-Mでは上下肢それぞれ近位筋と遠位筋の機能を評価できるようにした（表I-6)[8]。

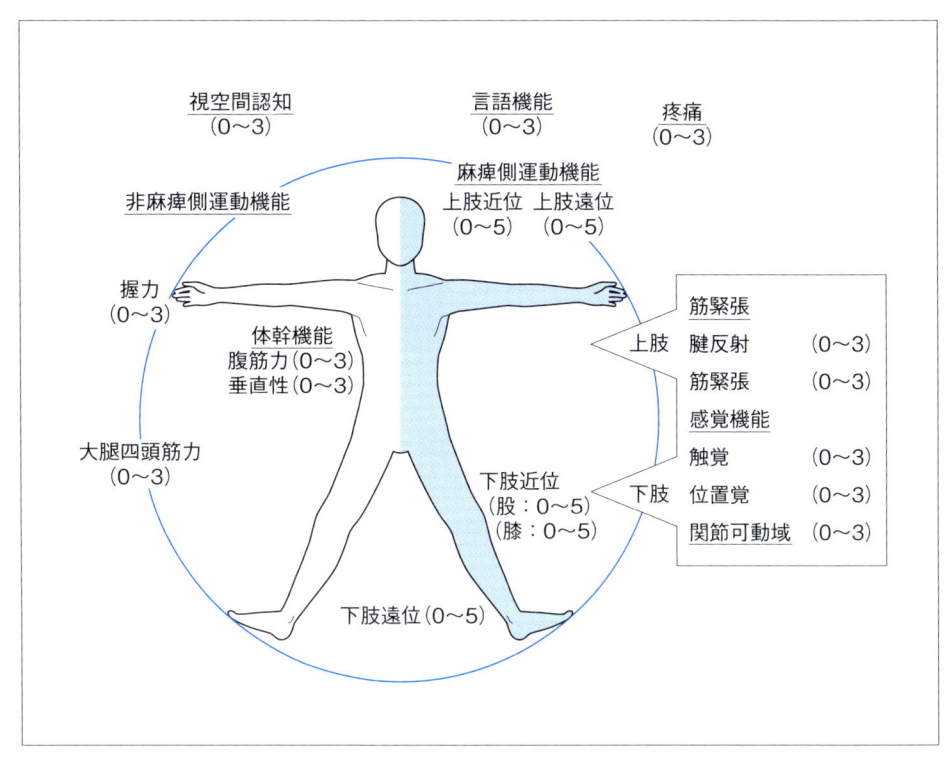

図I-13 SIAS
〔千野直一（編）：脳卒中患者の機能評価—SIASとFIMの実際．p19, シュプリンガー・フェアラーク東京, 1997より〕

　各項目にはそれぞれ比較的容易な課題を採用しているため，重度から軽度の麻痺にいたるまで簡単に評価できる．各項目とも共通して0～3点を徒手筋力検査（Manual Muscle Testing；MMT）に準じた基準で評価する．すなわち，全く動かない場合を0点，わずかな動きのみを認めれば1点，動きを認めるが課題を遂行できない場合は2点，課題を遂行できれば3点と定義した．また，3～5点を，課題を遂行する際の協調性（ぎこちなさやスピード）ならびに筋力で評価するようにした．すなわち，中等度以上のぎこちなさを認める場合を3点，軽度のぎこちなさを認める場合を4点，そして正常の協調性と筋力があれば5点とした．

　SIASの妥当性を検証[9]するなかで，Brunnstrom Stageとの比較を行った．Brunnstrom Stageは脳卒中片麻痺の運動機能の評価法として日本のリハの分野では広く利用されているため，ある程度の相関があればSIAS-Mの妥当性は確かめられたといってよい．実際に予想通りある程度の相関関係は認められた．しかし，散布図で詳しく検討すると，同じBrunnstrom Stageであっても，SIAS-Mでは3～4段階と幅広く分布していることがわかった（図I-14）．しかも，別の経時的検討から，一つのBrunnstrom Stage内でSIAS-Mが変化する，図I-14でいえば横方向に変化する例が多いことがわかった．臨床的にも，同じBrunnstrom Stageなのに明らかに動きが改善したり，歩行能力が上がることがあるが，これは麻痺に変化がないのではなく，SIAS-Mのような別の評価法でみれば，麻痺の改善を検出できることを示している．

表 I-6　SIAS-M の定義（簡易版）

1. 上肢近位テスト＝膝・口テスト（Knee-Mouth Test）

座位で麻痺側の手部を対側膝上から挙上し，口まで運ぶ。肩は 90 度まで外転。そして膝上に戻す。拘縮の存在する場合は可動域内の運動で判断。
- 0：まったく動かない
- 1：肩のわずかな動きがあるが手部が乳頭部に届かない
- 2：肩肘の共同運動があるが手部が口に届かない
- 3：課題可能（中等度あるいは著明なぎこちなさあり）
- 4：課題可能（軽度のぎこちなさあり）
- 5：非麻痺側と変わらず（正常）

2. 上肢遠位テスト＝手指テスト（Finger-Function Test）

母指〜小指の順に屈曲，小指〜母指の順に伸展。
- 0：まったく動かない
- 1：1A；わずかな動きがある，または集団屈曲可能，1B；集団伸展が可能，1C；ごくわずかな分離運動が可能
- 2：全指の分離運動可能なるも屈曲伸展が不十分
- 3〜5：Knee-Mouth Test の定義と同一

3. 下肢近位テスト＝股屈曲テスト（Hip-Flexion Test）

座位にて股関節を 90°より最大屈曲。必要なら座位保持を介助。
- 0：まったく動かない
- 1：大腿にわずかな動きがあるが足部は床から離れない
- 2：股関節の屈曲運動あり，足部はかろうじて床より離れるが十分ではない
- 3〜5：Knee-Mouth Test の定義と同一

4. 下肢近位テスト＝膝伸展テスト（Knee-Extension Test）

座位にて膝関節を 90°屈曲位から十分伸展（−10°程度まで）させる。必要なら座位保持を介助。
- 0：まったく動かない
- 1：下腿にわずかな動きがあるが足部は床から離れない
- 2：膝関節の伸展運動あり，足部は床より離れるが十分ではない
- 3〜5：Knee-Mouth Test の定義と同一

5. 下肢遠位テスト＝足パット・テスト（Foot-Pat Test）

座位または臥位。踵部を床につけたまま，足部の背屈運動を強調しながら背屈・底屈を繰り返す。
- 0：まったく動かない
- 1：わずかな動きがあるが前足部は床から離れない
- 2：背屈運動あり，足部は床より離れるが十分ではない
- 3〜5：Knee-Mouth Test の定義と同一

（千野直一，椿原彰夫，園田　茂，他：脳卒中の機能評価—SIAS と FIM ［基礎編］．pp140-141，金原出版，2012 より）

Brunnstrom 下肢ステージ（SIAS 下肢近位）

Brunnstrom 下肢ステージ	0	1	2	3	4	5
6						3
5				7	16	2
4		2	9	19	5	
3	1	1	2	8		
2	2					
1	1					

Brunnstrom 下肢ステージ（SIAS 下肢遠位）

Brunnstrom 下肢ステージ	0	1	2	3	4	5
6					1	2
5			3	2	10	9
4	22	11	2			
3	10	1	1			
2	2					
1	1					

図 I-14　SIAS 下肢テストと Brunnstrom 下肢ステージとの関係

同じ Brunnstrom Stage であっても，SIAS では 3 段階から 4 段階にばらついていることもある。SIAS は Brunnstrom Stage ではとらえきれない変化を検出できる可能性がある。

なお，SIAS は順序尺度を多面的総合的に評価する方法で，それぞれの項目は順序尺度からなる。したがって，合計したり平均値をとることが開発当初は正しくないとされていた。しかし，その後の Tsuji ら[10]の検討により，一定の unidimensionality が確かめられたため，合計点（76 点満点）を利用しても間違いではない，つまり，SIAS の合計点は脳卒中の「機能障害の重症度」を大まかに反映していると考えてよい。

〔引用文献〕

1) Teasdale G, Jannett B：Assessment of coma and impaired consciousness. A practical scale. *Lancet* 2：81-84, 1974
2) Brott T, Adams HP, Olinger CP, et al：Measurement of acute cerebral infarction：a clinical examination scale. *Stroke* 20：864-870, 1989
3) Lyden PD, Lu M, Levine SR, et al：NINDS rtPA Stroke Study Group. A modified National Institutes of Health Stroke Scale for use in stroke clinical trials：preliminary reliability and validity. *Stroke* 32：1310-1317, 2001
4) Fugl-Meyer AR, Jääskö L, Leyman I, et al：The post-stroke hemiplegic patient. 1. a method for evaluation of physical performance. *Scand J Rehabil Med* 7：13-31, 1975
5) Symposium recommendations for methodology in stroke outcome research. Task Force on Stroke Impairment, Task Force on Stroke Disability, and Task Force on Stroke Handicap. *Stroke* 21(9 Suppl)：II68-73, 1990
6) Chino N, Sonoda S, Domen K, et al：Stroke Impairment Assessment Set（SIAS）. In：Chino N, Melvin JL（eds）：Functional Evaluation of Stroke Patients, pp19-31, Springer-Verlag Tokyo, 1996
7) 千野直一（編）：脳卒中患者の機能評価―SIAS と FIM の実際．p19, シュプリンガー・フェアラーク東京，1997
8) 千野直一，椿原彰夫，園田 茂，他：脳卒中の機能評価―SIAS と FIM［基礎編］．pp140-141, 金原出版，2012
9) 道免和久：脳卒中片麻痺患者の機能評価法 Stroke Impairment Assessment Set（SIAS）の信頼性及び妥当性の検討（1）―麻痺側運動機能，筋緊張，深部腱反射，健側機能．リハ医学 32：113-122, 1995
10) Tsuji T, Liu M, Sonoda S, et al：The stroke impairment assessment set：its internal consistency and predictive validity. *Arch Phys Med Rehabil* 81：863-868, 2000

〔道免和久〕

第5章 高次脳機能の評価

　脳卒中患者の高次脳機能障害は多岐に及ぶため，現在わが国においてはさまざまな評価法が存在している。しかしながら，臨床においてそれらの評価法を一つひとつ施行するには，時間的な余裕があまりなく，実際には代表的な評価法のいくつかの項目を抜粋し，スクリーニング的に用いているのが現状である。本章では，脳卒中患者の呈するさまざまな高次脳機能障害に合わせた代表的な評価法のうち予後予測に役立つ評価法について概要を説明する。

1 スクリーニング検査

　代表的な検査として，Mini-Mental State Examination（MMSE），改訂長谷川式簡易知能評価スケール（Hasegawa Dementia Scale-Revised；HDS-R），Raven 色彩マトリックス検査，Kohs 立方体組み合わせテスト，Wechsler 成人知能検査改訂版（Wechsler Adult Intelligence Scale-Revised；WAIS-R）が挙げられる。以下に予後予測にも役立つ代表的な検査について紹介する。

1. MMSE（表I-7）[1]

①検査用紙，鉛筆，時計，大・小の紙，と身近にある物品で検査可能である。
②得点は 30 点（正常）～0 点（重度）。24 点以下で，認知症の疑いとする[2]。

2. Raven 色彩マトリックス検査（図I-15）[3]

①図案の欠如部に合致するものを 6 つのなかから 1 つ選択する。
②推理能力（知的能力）を測定する。
③言語を介さず，言語障害のある患者でも行える。
④所要時間 10～15 分と短時間である。
⑤採点および結果の評価が簡単である。
⑥文化的背景に左右されず，世界中で用いられている。
⑦得点は，0～12 点×3 セット＝36 点満点。カットオフ値は，24 点である（80 歳代の平均 24.9 ± 5.3 点）。

表I-7　Mini-Mental State Examination (MMSE)

得点：30点満点

検査日：　　　年　　月　　日　　曜日　　施設名：＿＿＿＿＿＿＿＿＿＿＿＿＿＿
被験者：＿＿＿＿＿＿＿＿＿＿　男・女　　生年月日：明・大・昭　　年　　月　　日　　歳
プロフィールは事前または事後に記入します。　検査者：＿＿＿＿＿＿＿＿＿＿＿＿＿

	質問と注意点		回答	得点
1（5点） 時間の 見当識	「今日は何日ですか」 「今年は何年ですか」 「今の季節は何ですか」 「今日は何曜日ですか」 「今月は何月ですか」	＊最初の質問で、被験者の回答に複数の項目が含まれていてもよい。その場合、該当する項目の質問は省く。	日 年 曜日 月	0　1 0　1 0　1 0　1 0　1
2（5点） 場所の 見当識	「ここは都道府県でいうと何ですか」 「ここは何市（＊町・村・区など）ですか」 「ここはどこですか」 （＊回答が地名の場合、この施設の名前は何ですか、と質問を変える。 正答は建物名のみ） 「ここは何階ですか」 「ここは何地方ですか」		 階 	0　1 0　1 0　1 0　1 0　1
3（3点） 即時想起	「今から私が言う言葉を覚えてくり返して言ってください。 『さくら、ねこ、電車』はい、どうぞ」 ＊テスターは3つの言葉を1秒に1つずつ言う。その後、被験者にくり返させ、この時点でいくつ言えたかで得点を与える。 ＊正答1つにつき1点。合計3点満点。 「今の言葉は、後で聞くので覚えておいてください」 ＊この3つの言葉は、質問5で再び復唱させるので3つ全部覚えられなかった被験者については、全部答えられるようになるまでくり返す（ただし6回まで）。			0　1　2　3
4（5点） 計算	「100から順番に7をくり返しひいてください」 ＊5回くり返し7を引かせ、正答1つにつき1点。合計5点満点。 正答例：93　86　79　72　65 ＊答えが止まってしまった場合は「それから」と促す。			0　1　2 3　4　5
5（3点） 遅延再生	「さっき私が言った3つの言葉は何でしたか」 ＊質問3で提示した言葉を再度復唱させる。			0　1　2　3
6（2点） 物品呼称	時計（または鍵）を見せながら「これは何ですか？」 鉛筆を見せながら「これは何ですか？」 ＊正答1つにつき1点。合計2点満点。			0　1　2
7（1点） 文の復唱	「今から私が言う文を覚えてくり返し言ってください。 『みんなで力を合わせて綱を引きます』」 ＊口頭でゆっくり、はっきりと言い、くり返させる。1回で正確に答えられた場合1点を与える。			0　1
8（3点） 口頭指示	＊紙を机に置いた状態で教示を始める。 「今から私が言う通りにしてください。右手にこの紙を持ってください。それを半分に折りたたんでください。そして私にください」 ＊各段階毎に正しく作業した場合に1点ずつ与える。合計3点満点。			0　1　2　3
9（1点） 書字指示	「この文を読んで、この通りにしてください」 ＊被験者は音読でも黙読でもかまわない。実際に目を閉じれば1点を与える。			0　1
10（1点） 自発書字	「この部分に何か文章を書いてください。どんな文章でもかまいません」 ＊テスターが例文を与えてはならない。意味のある文章なら正答とする（＊名詞のみは誤答、状態などを示す四字熟語は正答）。			0　1
11（1点） 図形複写	「この図形を正確にそのまま書き写してください」 ＊模写は角が10個あり、2つの五角形が交差していることが正答の条件。手指のふるえなどはかまわない。			0　1

（Folstein MF, Folstein SE, McHugh PR："Mini-mental state". A practical method for grading the cognitive state of patients for the clinician. *J Psychiat Res* 12：189, 1975 より）

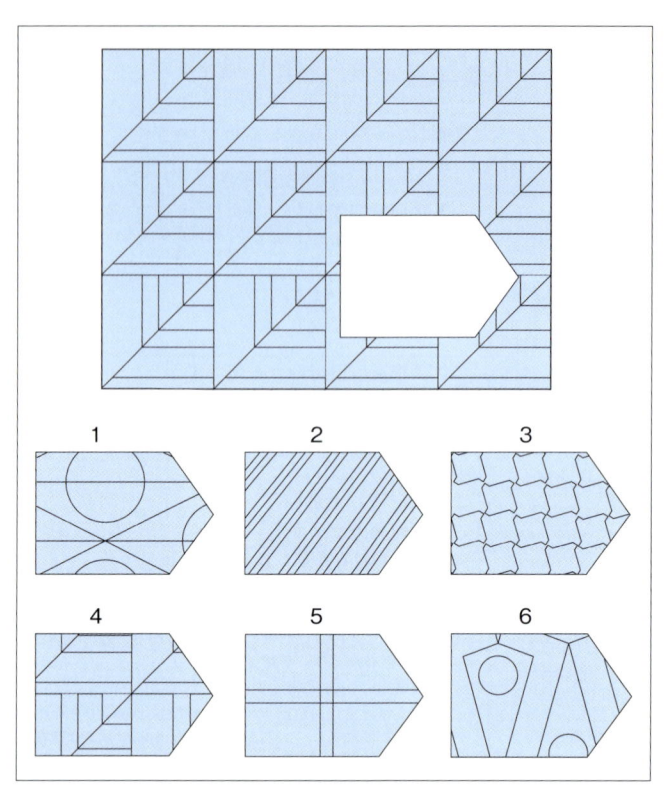

図I-15 Raven色彩マトリックス検査

2 前頭葉機能障害

前頭葉機能の障害として、注意障害の代表的な検査としては、Frontal Assessment Battery (FAB)，行動性無視検査 (Behavioural Inattention Test；BIT)，Clinical Assessment for Attention (CAT)，かなひろいテスト，Trail Making Test (TMT)，Audio Motor Method，Paced Auditory Serial Addition Test (PASAT)，等速打叩課題などが挙げられる。また、遂行機能障害の検査としては、FAB，日本語版遂行機能障害症候群の行動評価 (Behavioural Assessment of the Dysexecutive Syndrome；BADS)，Wisconsin Card Sort Test，ハノイの塔，Stroop Test，後出し負けジャンケンなどが代表的なものとして挙げられる。

1. FAB(表I-8)[4]

①前頭前野の簡便なスクリーニング検査である。
②得点は、18点（正常）〜0点（重度）。15点以下で、認知症の疑い。10点以下で、前頭側頭型認知症 (frontotemporal dementia；FTD) が疑われる。

表I-8 Frontal Assessment Battery（FAB）

氏名：　　　　　　　　　様（　　歳　男・女）疾患名：　　　　　　　　病巣：右・左（　　　　）

	方法・手順	得点	採点基準	
類似性	◇概念化 「次の2つは，どのような点が似ていますか？」 　①　バナナとオレンジ　（果物） 　②　机と椅子　（家具） 　③　チューリップとバラとヒナギク（花） ①のみヒント可：完全な間違いの場合や「皮がある」などの部分的な間違いの場合は「バナナとオレンジはどちらも…」とヒントを出す。②③はヒントなし。	3 2 1 0	3つとも正答 2つ正答 1つ正答 正答なし	《回答》 ① ② ③
語の流暢性	◇柔軟性 「'か'で始まる単語をできるだけたくさん言ってください。ただし，人の名前や固有名詞は除きます」 制限時間は60秒。最初の5秒間反応がなかったら「たとえば，紙」とヒントを出す。さらに10秒間黙っていたら「'か'で始まる単語なら何でもいいですから」と刺激する。 同じ単語のくり返しや変形（傘，傘の柄など），人の名前，固有名詞は正答としない。	3 2 1 0	10語以上 6～9語 3～5語 2語以下	《回答》
運動系列	◇運動プログラミング 「私がすることをよく見ておいてください」 検者は左手でLuriaの系列「拳fist-刀edge-掌palm」を3回実施する。「では，右手で同じことをしてください。はじめは私と一緒に，次は1人でやってみてください」と言う。 《メモ》	3 2 1 0	被検者1人で，正しい系列を6回連続してできる 被検者1人で，正しい系列を少なくとも3回連続してできる 被検者1人ではできないが，検者と一緒に正しい系列を3回連続してできる 検者と一緒でも正しい系列を3回連続ですることができない	
葛藤指示	◇干渉刺激に対する敏感さ 「私が1回叩いたら，2回叩いてください」 被検者が指示を理解したことを確かめてから，次の系列を試行する：1-1-1 次は，「私が2回叩いたら，1回叩いてください」 被検者が指示を理解したことを確かめてから，次の系列を試行する：2-2-2 そして，次の系列を実施する： 1-1-2-1-2-2-2-1-1-2	3 2 1 0	間違いなく可能 1，2回の間違いで可能 3回以上の間違い 被検者が4回連続して検者と同じように叩く	《メモ》
Go/No-Go	◇抑制コントロール 「私が1回叩いたら，1回叩いてください」 被検者が指示を理解したことを確かめてから，次の系列を施行する：1-1-1 次は，「私が2回叩いたら，叩かないでください」 被検者が指示を理解したことを確かめてから，次の系列を施行する：2-2-2 そして，次の系列を実施する： 1-1-2-1-2-2-2-1-1-2	3 2 1 0	間違いなく可能 1，2回の間違いで可能 3回以上の間違い 被検者が4回連続して検者と同じように叩く	《メモ》
把握行動	◇環境に対する被影響性 「私の手を握らないでください」 被検者に両手の手掌面を上に向けて膝の上に置くよう指示する。検者は何も言わないか，あるいは被検者のほうを見ないで，両手を被検者の手の近くにもっていって両手の手掌面に触れる。そして，被検者が自発的に検者の手を握るかどうかをみる。もし，被検者が検者の手を握ったら，「今度は，私の手を握らないでください」と言って，もう一度繰り返す。	3 2 1 0	被検者は検者の手を握らない 被検者は戸惑って，何をすればいいのか尋ねてくる 被検者は戸惑うことなく，検者の手を握る 被検者は握らなくてもいいと言われた後でも，検者の手を握る	

検査者：　　　　　　　　　合計　　　　　　　　　　　/18

〔Duboid B, Slachevsky A, Litvan I, et al：The FAB：A Frontal Assessment Battery at bedside. *Neurology* 55：1621-1626, 2000より〕

3 言語障害

代表的な検査として，標準失語症検査（Standard Language Test of Aphasia；SLTA），ウエスタン失語症検査（Western Aphasia Battery；WAB），Stroke Impairment Assessment Set（SIAS），発話明瞭度などが挙げられる。

1. SLTA（表I-9）[5]

①聴く，話す，読む，書く，計算の5つの能力ごとに評価する。
②検査を用いるためには，日本高次脳機能障害学会（旧失語症学会）による研修会の修了認定が必要である。

2. SIAS

①理解は，1A（重度感覚失語）または，2（軽度）で評価する。
②発話は，1B（重度運動失語）または，2（軽度）で評価する。

表I-9　標準失語症検査（SLTA）

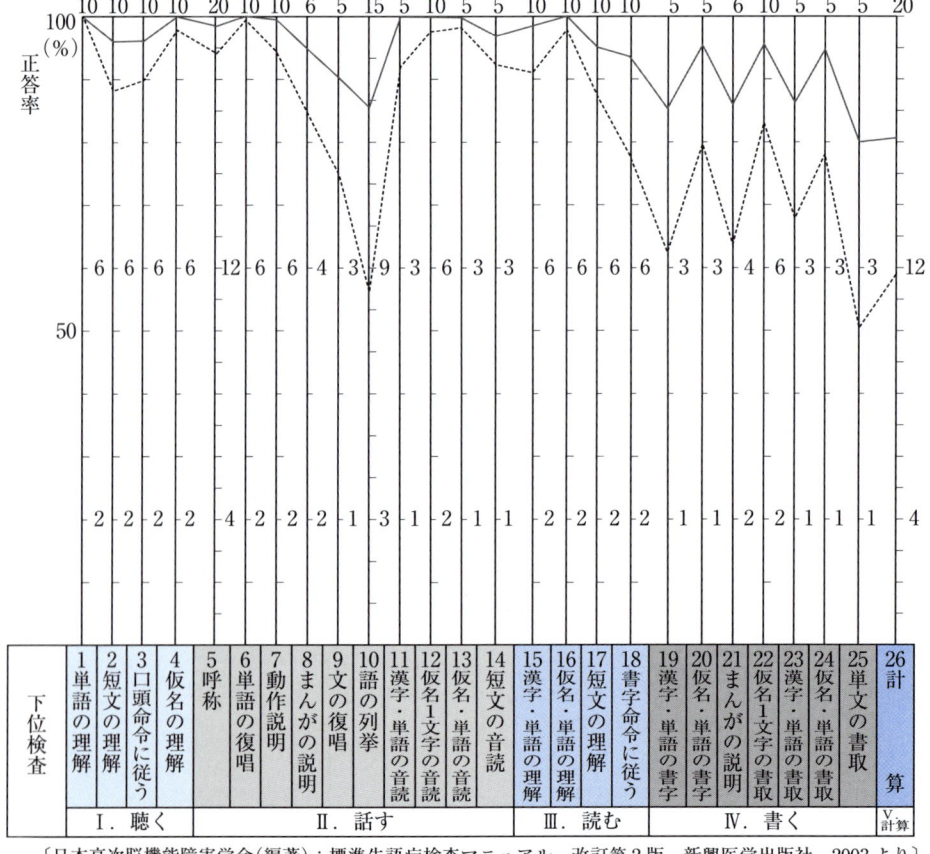

下位検査	1単語の理解	2短文の理解	3口頭命令に従う	4仮名の理解	5呼称	6単語の復唱	7動作説明	8まんがの説明	9文の復唱	10語の列挙	11漢字・単語の音読	12仮名1文字の音読	13仮名・単語の音読	14短文の音読	15漢字・単語の理解	16仮名・単語の理解	17短文の理解	18書字命令に従う	19漢字・単語の書字	20仮名・単語の書字	21まんがの説明	22漢字1文字の書取	23漢字・単語の書取	24仮名・単語の書取	25短文の書取	26計算
満点	10	10	10	10	20	10	10	6	5	15	5	10	5	5	10	10	10	5	5	6	10	5	5	5	20	
	6	6	6	6	12	6	6	4	3	9	3	6	3	3	6	6	6	3	3	4	6	3	3	3	12	
	2	2	2	2	4	2	2	2	1	3	1	2	1	1	2	2	2	1	1	2	2	1	1	1	4	
	I. 聴く				II. 話す						III. 読む				IV. 書く											V.計算

〔日本高次脳機能障害学会（編著）：標準失語症検査マニュアル．改訂第2版，新興医学出版社，2003より〕

表Ⅰ-10　発話明瞭度

1	よくわかる
2	ときどきわからない語がある程度
3	聞き手が，話題を知っていて聞いていればどうやらわかる程度
4	ときどきわかる語があるという程度
5	全く了解不能

(田口恒夫：言語障害治療学．p37，医学書院，1967より)

なお，3は失語の所見なし，0は全失語を意味する。

3. 発話明瞭度(表Ⅰ-10)[6]

1(よくわかる)～5(全く了解不能)までの，5段階で評価する。

4 視空間失認

視空間失認のうち主に半側空間無視(空間性注意障害)を評価する方法として，BITとSIASが挙げられる。

1. BIT

以下の6つの評価項目からなる。
①線分抹消，②文字抹消，③星印抹消，④模写，⑤線分二等分，⑥描写

2. SIAS

①線分二等分を実施し，中心線から距離(cm)を測って評価する。
②得点は，0点(15cm以下)，1点(5cm以下)，2点(3cm以下)，3点(3cm未満)の4段階で，高得点ほど軽度である。

5 失行

失行の検査としては，標準高次動作性検査(Standard Performance Test for Apraxia；SPTA)が最も広く用いられている。観念失行や観念運動失行などのスクリーニングが可能である。

1. SPTA(表Ⅰ-11)[7]

①表Ⅰ-11に示してあるように，13の大項目と，91の小項目からなる。
②評価には，1時間半程度の時間が必要となる。
③得点は，0点(正常)～100点(重度)。

表I-11 標準高次動作性検査(SPTA)

標準高次動作性検査成績(プロフィル1)(麻痺・失語の誤反応を含む)

氏名(　　　　　　　　)　検査日(　　年　月　日〜　年　月　日)

大項目	指示形式	誤反応項目数 2点	1点	全項目数	誤反応得点	誤反応率 0%　　　100%
1. 顔面動作	口頭命令			3	/6	0 1 2 3 4 5 6
	模倣			3	/6	0 1 2 3 4 5 6
2. 物品を使う顔面動作	物品(−)口頭命令			1	/2	0　　1　　2
	物品(−)模倣			1	/2	0　　1　　2
	物品(+)口頭命令			1	/2	0　　1　　2
	物品(+)模倣			1	/2	0　　1　　2
3. 上肢(片手)慣習的動作	右手, 口頭命令			3	/6	0 1 2 3 4 5 6
	右手, 模倣			3	/6	0 1 2 3 4 5 6
	左手, 口頭命令			3	/6	0 1 2 3 4 5 6
	左手, 模倣			3	/6	0 1 2 3 4 5 6
4. 手指構成上肢(片手)	右手, 模倣			2	/6	0 1 2 3 4 5 6
	左手, 模倣			2	/6	0 1 2 3 4 5 6
	左→右, 移送			1	/2	0　　1　　2
	右→左, 移送			1	/2	0　　1　　2
5. 上肢(両手)客体のない動作	模倣			3	/6	0 1 2 3 4 5 6
6. 上肢(片手)連続的動作	右手, 模倣			1	/2	0　　1　　2
	左手, 模倣			1	/2	0　　1　　2
7. 上肢・着衣	口頭命令			1	/2	0　　1　　2
	模倣			1	/2	0　　1　　2
8. 上肢・物品を使う動作 (1)物品なし	動作命令, 右			4	/6	0 1 2 3 4 5 6
	動作命令, 左			4	/6	0 1 2 3 4 5 6
	模倣, 右			4	/6	0 1 2 3 4 5 6
	模倣, 左			4	/6	0 1 2 3 4 5 6
(2)物品あり	使用命令, 右			4	/8	0 1 2 3 4 5 6 7 8
	使用命令, 左			4	/8	0 1 2 3 4 5 6 7 8
	動作命令, 右			4	/8	0 1 2 3 4 5 6 7 8
	動作命令, 左			4	/8	0 1 2 3 4 5 6 7 8
	模倣, 右			4	/8	0 1 2 3 4 5 6 7 8
	模倣, 左			4	/8	0 1 2 3 4 5 6 7 8
9. 上肢・系列	口頭命令			2	/4	0　1　2　3　4
10. 下肢・物品を使う動作	物品なし, 右			1	/2	0　　1　　2
	物品なし, 左			1	/2	0　　1　　2
	物品あり, 右			1	/2	0　　1　　2
	物品あり, 左			1	/2	0　　1　　2
11. 上肢・描画(自発)	右手			2	/4	0　1　2　3　4
	左手			2	/4	0　1　2　3　4
12. 上肢・描画(模倣)	右手			2	/4	0　1　2　3　4
	左手			2	/4	0　1　2　3　4
13. 積木テスト	右手			1	/2	0　　1　　2
	左手			1	/2	0　　1　　2

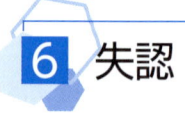

麻痺による検査上の問題 ＿＿＿＿＿＿＿＿＿＿＿＿＿
失語による検査上の問題 ＿＿＿＿＿＿＿＿＿＿＿＿＿

誤反応の質的分類(失錯行為・保続・拙劣など)に関するコメント
＿＿＿＿＿＿＿＿＿＿＿＿＿＿＿＿＿＿＿＿＿＿＿＿＿＿＿
＿＿＿＿＿＿＿＿＿＿＿＿＿＿＿＿＿＿＿＿＿＿＿＿＿＿＿

まとめ ＿＿＿＿＿＿＿＿＿＿＿＿＿＿＿＿＿＿＿＿＿＿

〔日本高次脳機能障害学会(編著):標準高次動作性検査—失行症を中心として. 改訂第2版, 新興医学出版社, 2003より〕

6 失認

失認の検査としては,標準高次視知覚検査(Visual Perception Test for Agnosia; VPTA)が挙げられる。相貌失認,色彩失認,物体失認,失語などをとらえることができる。

1. VPTA (表I-12)[8]

成績プロフィールから障害の部分を評価することが可能である。

7 記憶障害

代表的な検査として,Auditory Verbal Learning Test (AVLT), Rey-Osterriethの複雑図形テスト,Benton視覚記銘検査,三宅式記銘検査,日本版Rivermead行動記憶検査(The Rivermead Behavioral Memory Test; RBMT)が挙げられる。

表I-12 標準高次視知覚検査(VPTA)

氏名　　　　　　　　　検査　年　月　日

成績のプロフィール						
1. 視知覚の基本機能		4. 色彩認知		6. 視空間の認知と操作		
1) 視覚体験の変化	0　　　　2	25) 色名呼称	0 2 4 6 8 10 12 14 16	37) 線分の2等分		
2) 線分の長さの弁別	0 1 2 3 4 5 6 7 8 9 10	26) 色相の照合	0 2 4 6 8 10 12 14 16	左へのずれ	0 1 2 3 4 5 6	
3) 数の目測	0 1 2 3 4 5 6	27) 色相の分類	0 2 4 6 8 10 12	右へのずれ	0 1 2 3 4 5 6	
4) 形の弁別	0 2 4 6 8 10 12	28) 色名による指示	0 2 4 6 8 10 12 14 16	38) 線分の抹消　左上	0 5 10 15 20	
5) 線分の傾き	0 1 2 3 4 5 6	29) 言語-聴覚課題	0 1 2 3 4 5 6	左下	0 5 10 15 20	
6) 錯綜図	0 1 2 3 4 5 6	30) 言語-言語課題	0 1 2 3 4 5 6	右上	0 5 10 15 20	
7) 図形の模写	0 1 2 3 4 5 6	31) 色鉛筆の選択	0 1 2 3 4 5 6	右下	0 5 10 15 20	
2. 物体・画像認知		5. シンボル認知		39) 模写		
8) 絵の呼称	0 2 4 6 8 10 12 14 16	32) 記号の認知	0　2　4　6　8	花　左	0 2 4 6 8 10 12 14	
9) 絵の分類	0 1 2 3 4 5 6 7 8 9 10	33) 文字の認知(音読)		右	0 2 4 6 8 10 12 14	
10) 物品の呼称	0 2 4 6 8 10 12 14 16	イ) 片仮名	0 1 2 3 4 5 6	40) 数字の音読		
11) 使用法の説明	0 2 4 6 8 10 12 14 16	ロ) 平仮名	0 2 4 6 8 10 12	右読み　左	0 4 8 12 14 16 24	
12) 物品の写生	0 1 2 3 4 5 6	ハ) 漢字	0 2 4 6 8 10 12	右	0 4 8 12 14 16 24	
13) 使用法による指示	0 2 4 6 8 10 12 14 16	ニ) 数字	0 2 4 6 8 10 12	左読み　左	0 4 8 12 14 16 24	
14) 触覚による呼称	0 2 4 6 8 10 12 14 16	ホ) 単語・漢字	0 2 4 6 8 10 12	右	0 4 8 12 14 16 24	
15) 聴覚呼称	0 1 2 3 4 5 6	ヘ) 単語・仮名	0 2 4 6 8 10 12	41) 自発画　左	0 1 2 3 4 5 6	
16) 状況図	0　2　4　6　8	34) 模写	0 2 4 6 8 10 12	右	0 1 2 3 4 5 6	
3. 相貌認知		35) なぞり読み	0 5 10 15 20	7. 地誌的見当識		
熟知相貌		36) 文字の照合	0　2　4　6　8	42) 日常生活	0 1 2 3 4 5 6	
17) 有名人の命名	0 2 4 6 8 10 12 14 16			43) 個人的な地誌的記憶	0　1　2　3　4	
18) 有名人の指示	0 2 4 6 8 10 12 14 16			44) 白地図	0 2 4 6 8 10 12 14 16	
19) 家族の顔	0 1 2 3 4 5 6	コメント				
未知相貌						
20) 異同弁別	0　2　4　6　8					
21) 同時照合	0 1 2 3 4 5 6					
22) 表情の叙述	0 1 2 3 4 5 6					
23) 性別の判断	0　2　4　6　8					
24) 老若の判断	0　2　4　6　8					

〔日本高次脳機能障害学会(編著):標準高次視知覚検査(VPTA).改訂第1版,新興医学出版社,2003より〕

1. AVLT[9]

①聴覚的な言語性の記憶検査である。

②15個の単語を聞かせた後,被検者にその単語の自由再生を行わせ,即時記憶容量を測定する。

③想起できた単語の数が少ないほど,即時記憶の障害が疑われる。

　試作中に別の単語リストを見せる干渉刺激を行ったり,学習率や再認率を評価することもできる。

[引用文献]

1) Folstein MF, Folstein SE, McHugh PR:"Mini-mental state". A practical method for grading the cognitive state of patients for the clinician. *J Psychiat Res* 12:189, 1975
2) Holsinger T, Deveau J, Boustani M, et al:Does this patient have dementia? *JAMA* 297:2391-2404, 2007
3) Raven JC, Court JH, Raven J:レーヴン色彩マトリックス検査手引.日本文化科学社,1993

4) Dubois B, Slachevsky A, Litvan I, et al：The FAB：A Frontal Assessment Battery at bedside. *Neurology* 55：1621-1626, 2000
5) 日本高次脳機能障害学会（編著）：標準失語症検査マニュアル．改訂第2版，新興医学出版社，2003
6) 田口恒夫：言語障害治療学．p37，医学書院，1967
7) 日本高次脳機能障害学会（編著）：標準高次動作性検査——失行症を中心として．改訂第2版，新興医学出版社，2003
8) 日本高次脳機能障害学会（編著）：標準高次視知覚検査（VPTA）．改訂版，新興医学出版社，2003
9) Rey A：L'examen clinique en Psychologie. Presses Universitaires de France, Paris, 1964

〔髙橋香代子〕

第6章 感覚・運動・反射の評価

感覚・運動・反射については，さまざまな評価指標がすでに確立されている。本章では，代表的な評価項目を紹介し，それらを実施する際の工夫点や評価の判断基準などについても紹介する。

1 感覚

表在感覚の評価としては，Semmes-Weinstein Monofilaments，触覚検査，静的2点識別覚検査（stafic 2-point discrimination；S2PD）・動的2点識別覚検査（moving 2-point discrimination；M2PD），などが挙げられる。深部感覚の評価としては，関節位置覚検査，関節運動覚検査，振動覚検査，母指探し試験，などが挙げられる。以下に代表的な評価について説明する。

1. S2PD

①2つの触覚刺激を2つだと識別できる最小の距離を評価する。
②評価方法としては，まず，ノギスやデバイダーを垂直に軽く当てる（長軸に対しては直角方向，体幹では長軸方向）。そして，(1)計測幅を徐々に狭めて，2点が識別可能な最小幅(mm)を計測する。さらに，(2)計測幅を徐々に広げて，最初に2点と識別できた幅を計測する。(1)(2)で一致する値を検査結果として用いる。
③正常値は，指尖(2～8 mm)，手掌(8～12 mm)，手背(30 mm)，胸部・前腕・下腿(40 mm)，上腕・大腿(75 mm)である。

2. M2PD

①ディスクリミネーター（North Coast Medical社製）の計測幅を最大幅(20 mm)から最小幅(1 mm)へと変化させ，識別可能な最小幅(mm)を計測値とする
②一般的に，示指指腹中央で検査する。
③ディスクを垂直に軽く当てた状態から指尖に向けて，約2秒間かけてスライドさせ，識別可能か否かを評価する。
④正常値は，45歳以下で3 mm以下，46歳以上で4 mm以下。6 mm以下であれば，

物体の識別可能。2mm以上の変化で回復・増悪と判断する。

3. 母指探し試験

①検者によって空間保持された一方の手の母指を，反対側の母指と示指で閉眼した状態でつかむ。
②一度で判断するのではなく，何度かくり返し，総合的に評価する。
③障害度は以下の4段階で評価する。
　正常：何のずれもなく，円滑迅速に母指に到達可能
　Ⅰ度：数cmずれるが，直ちに矯正して目的に到着する
　Ⅱ度：数cmより大きくずれ，固定肢母指周辺をさぐり，運動肢が固定肢の一部に触れるとそれを伝わるようにして母指に到着する
　Ⅲ度：10cm以上ずれ，虚空をさぐり，容易に目的の近くに到着せず，運動肢が偶然固定肢に触れなければ断念する

2 運動機能

運動機能は，関節可動域（range of motion；ROM），筋力，筋緊張，協調性（coordination）の4つの側面から評価する。以下に代表的な計測方法を紹介する。

1. ROMの評価

①関節角度計を用いて，角度で評価する。
②SIASスコアでは，以下のように4段階で評価する。得点は3点（正常）〜0点（重度）。
　肩：0点（外転が45°より小さい），1点（外転が45〜95°），2点（外転が90〜150°），3点（150°より大きく外転）
　足：0点（−10°背屈より大きく制限），1点（0°までの背屈制限），2点（0〜10°まで背屈），3点（10°より大きく背屈）

2. 筋力の評価

①個々の筋力については，徒手筋力検査（Manual Muscle Testing；MMT）などで評価する。MMTでは，主要な筋・筋群のそれぞれについて，筋力を5（正常）〜0（重度：筋収縮なし）の6段階で評価する。
②握力は，握力計を用いて計測する（kg）。SIASの握力スコアでは，0（3kg以下），1（3〜10kg），2（10〜25kg），3（25kg以上）の4段階で評価する。
③ピンチ力は，ピンチメーターを用いて計測する（kg）。計測に際しては，3 point pinch，2 point pinch，Lateral pinchの3つのつまみすべての評価が必要である。

3. 筋緊張の評価

筋緊張の評価としては，modified Ashworth Scale（MAS）がよく用いられている。

MASでは，以下の6段階で筋緊張を評価する。
- 0： 筋緊張増加なし
- 1： 軽度の筋緊張増加あり（屈曲・伸展運動で引っかかる感じと消失感を受ける。もしくは最終可動域で受けるわずかな抵抗感がある）
- 1+： 軽度の筋緊張増加あり（明らかに引っかかる感じがある。もしくは可動域1/2以下の範囲で受けるわずかな抵抗感がある）
- 2： はっきりとした筋緊張の増加あり（全可動範囲で抵抗感があるが，容易に可動させることは可能）
- 3： かなりの筋緊張増加あり（他動運動は困難）
- 4： 患部は固まり，屈曲・伸展運動ができない

4. Coordinationの評価

① RAS(表I-29 ⇒ 70～71頁)を参考にしていただきたい。
② 回内外の運動では，特に変換運動障害(dysdiadoch okinesis；DDK)の有無を評価する。
③ 鼻指鼻試験では，測定障害(dysmetria)，企図振戦(intentional tremor)，時間測定異常(dyschronometria)，動作の分解(decomposition)，といった4つの側面から評価が必要である。測定障害は，鼻尖的中，鼻翼内，目尻唇眉内，顔面内，顔面外，不可，の6段階で評価する。また，動作の分解については，実用的な上肢機能との関わりも深いため，評価する必要性はきわめて高い。

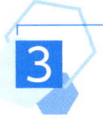

3 反射

反射については，腱反射の異常や，病的反射の有無について評価を行う。評価項目については，RAS(表I-29 ⇒ 70～71頁)を参考にしていただきたい。

1. 腱反射

① 腱反射の評価結果は図示するのが一般である(表I-29 ⇒ 70～71頁参照)。
② SIASのスコアでは，0(持続性のクローヌス)，1A(中等亢進)，1B(低下)，2(軽度亢進)，3(正常)の5段階で評価する。

2. 病的反射

① 代表的な病的反射である，Hoffmann，Tromner，Babinski，Chaddockの出現の有無を検査し，有(異常)か無(正常)で評価する。
② 前頭葉障害の存在を示唆するため，強制把握は臨床的にも重要である。

〔髙橋香代子〕

第7章 上肢機能の評価

　代表的な上肢機能の検査としては，運動麻痺そのものを評価する Stroke Impairment Assessment Set（SIAS）運動項目（SIAS-Motor）や Fugl-Meyer Assessment（FMA）が挙げられる。また，物品操作などの運動課題を用いた評価として，簡易上肢機能検査（Simple test for evaluating hand function；STEF），フレンチャイ（Frenchay）の上肢機能検査，Action Research Arm Test（ARAT），Wolf Motor Function Test（WMFT），などが挙げられる。日常生活活動における上肢の機能評価としては，Motor Activity Log（MAL）が挙げられる。代表的な評価について，以下に紹介する。

1 SIAS-Motor

①脳卒中機能障害の総合評価である SIAS に含まれる運動機能評価である。
②脳卒中治療ガイドライン 2009 にて，エビデンスグレード B に挙げれられている。
③上肢の評価は，(1)膝・口テスト，(2)手指テスト，からなる。
④下肢の評価は，(1)股関節屈曲テスト，(2)膝関節伸展テスト，(3)足パッドテスト，からなる。
⑤SIAS スコアでは，以下のように4段階で評価する。0（全く動かず），3（ぎこちなさ中等・著明），4（ぎこちなさ軽度），5（ぎこちなさなし）(28～31頁参照)。

2 FMA（表I-13）[1]

①世界的に広く用いられている脳卒中の機能障害の総合的評価であり，海外では Brunnstrom よりも主流といえる。
②脳卒中治療ガイドライン 2009 にて，エビデンスグレード B に挙げられている。
③脳卒中の回復段階に準じて評価する。
④評価項目として，運動機能(上肢・下肢の運動機能・協調性)，その他〔バランス，感覚，関節可動域(range of motion；ROM)，疼痛〕などがある。
⑤得点は，0(正常)～226点(重度)。

表Ⅰ-13 FMA

項目	点数	内容	スコア
A. 肩・肘・前腕(計36点)			
Ⅰ. 反射	な し：0点 あ り：2点 (合計4点)	①屈筋 ②伸筋	点
Ⅱ. 共同運動 a. 屈筋共同運動 　6要素	不 可：0点 部分的：1点 可 能：2点 (合計12点)	①肩収縮　②挙上　③外転 ④外旋　⑤肘屈曲　⑥前腕外転	点
Ⅱ. 共同運動 b. 伸筋共同運動 　3要素	不 可：0点 部分的：1点 可 能：2点 (合計6点)	①肩内転内旋 ②肘伸展 ③前腕回内	点
Ⅲ. 屈筋・伸筋共同運 動の混合動作	不 可：0点 部分的：1点 可 能：2点 (合計6点)	①手を腰に ②肩屈曲90°まで ③肘直角で前腕回内外	点
Ⅳ. 共同運動を脱した 3動作	不 可：0点 部分的：1点 可 能：2点 (合計6点)	①肩外転90°まで ②肩屈曲180°まで ③肘伸展で前腕回内外	点
Ⅴ. 正常反射 (Ⅳ. が満点のときのみ)	3反射中2反射が高度亢進：0点 1反射が高度亢進または2反射が亢進：1点 3反射とも高度亢進なく, 亢進も1反射まで：2点 (合計2点)		点
B. 手関節5動作 (計10点)	不 可：0点 部分的：1点 可 能：2点 (合計10点)	①肩0°肘0°前腕回内位で手関節背屈15°保持 ②同じく手関節背屈掌屈がくり返せるか ③肩外転肘屈曲肘伸展前腕回内位で手関節背屈15°保持 ④同じく手関節背屈掌屈がくり返せるか ⑤手関節のぶん回しが可能か	点
C. 手指7動作 (計14点)	不 可：0点 部分的：1点 可 能：2点 (合計14点)	①集団屈曲 ②集団伸展 ③MP伸展IP屈曲で把持 ④母指内転つまみ ⑤鉛筆母指示指鉛尖ピンチ ⑥同筒母指示指掌側つまみ ⑦球つまみ	点
D. 協調運動・スピード (計6点)	著 明：0点 少 し：1点 な し：2点 (合計6点)	指鼻臨床試験 ①振戦 ②測定障害 ③時間	点
上肢運動機能合計(66点)			点

(Fugl-Meyer AR, Jaasko L, Leyman I, et al：The post-stroke hemiplegic patient. 1. a method for evaluation of physical performance. *Scand J Rehabil Med* 7：13-31, 1975 より)

⑥数多くの研究で帰結尺度(outcome measure)として利用される世界標準の評価法である。

3 ARAT

①片麻痺患者に多く用いられる実用的上肢運動機能検査である。
②ブロックの把持，筒状の把握，つまみ動作，粗大動作，の4つの動作項目と3～6の下位項目(計19項目)からなる。
③各項目について，以下の4段階で評価する．3点(可能)，2点(時間がかかった，または困難さがあるが可能)，1点(部分的に施行)，0点(できない)。
④得点は，57(正常)～0点(重度)。

4 WMFT[2)]

①主にCI療法(constraint induced movement therapy)の効果判定として世界中で広く用いられている上肢の運動機能評価法の一つである．一方，同じく物品操作のスピードを評価するSTEFは，日本でしか普及していないため，国際的に共通評価として用いることが困難といえる。
②動作課題としては，6つの運動項目と，9つの物品操作を行い，動作に要する時間(秒)を測定する。
③スピードだけでなく，運動の質(functional ability scale：FAS)も，0点(全く動かせない)～5点(健常に近い動作が可能)の6段階で評価する。
④特定のキットは不要であり，日常物品での評価が実施できる。
⑤得点は，全項目の合計秒数/点数を算出し，最終得点として用いる。
⑥詳しい評価方法については，第Ⅳ部第2章⇒242～260頁を参考にしていただきたい。
⑦公式に翻訳権を得て，逆翻訳法により筆者らが日本語化した。

5 MAL[3)]

①日常生活活動(activities of daily living；ADL)での患側上肢の使用状態の評価法である。
②わが国においても，当グループにより日本語版が作成されて，発表されて以来，全国的にリハビリテーション(以下リハ)の効果指標として用いられるようになってきている。
③患者の自記式による評価のため，患者の主観的な機能レベルを数量化できることも特色の一つである。

④14の動作項目について，一定の期間中に，どの程度使用したか（amount of use；AOU），患側による動作の質（quality of movement；QOM），を6段階で評価する。

⑤MALを用いることは，患者への麻痺側使用頻度に関するフィードバックとなり，患側への意識の促し，患者主体でのリハにつながることが期待されている。

⑥詳しい評価方法については，第Ⅳ部第1章⇒236〜241頁を参考にしていただきたい。

⑦公式に翻訳権を得て，逆翻訳法により筆者らが日本語化した。

〔引用文献〕

1) Fugl-Meyer AR, Jaasko L, Leyman I, et al：The post-stroke hemiplegic patient. 1. a method for evaluation of physical performance. *Scand J Rehabil Med* 7：13-31, 1975
2) 髙橋香代子, 道免和久, 佐野恭子, 他：新しい上肢運動機能評価法・日本語版 Wolf Motor Function Test の信頼性と妥当性の検討. 総合リハ 36：797-803, 2008
3) 髙橋香代子, 道免和久, 佐野恭子, 他：新しい上肢運動機能評価法・日本語版 Motor Activity Log の信頼性と妥当性の検討. 作業療法 28：628-636, 2009

〔髙橋香代子〕

第8章 下肢・体幹，歩行の評価

　臨床において，脳卒中患者に特化した下肢，体幹，歩行の評価法はけっして多くはなく，実際に活用されているものは少ない。本章では，脳卒中患者の下肢，体幹，体幹，歩行の評価法について概説するとともに，既存の評価ではとらえきれない現症や症状を把握しなければならない場面でどのような観察を行えばよいのか，症例を通じて紹介したい。

1 下肢・体幹の評価

1. Scandinavian Stroke Scale (表I-14)[1]

①脳卒中急性期の総合的な神経学的評価として知られる。NIH脳卒中スケール (National Institute of Health Stroke Scale ; NIHSS) の原型となった評価法であり，NIHSSと比較して評価項目が少なく，短時間での評価が可能である。また，脳卒中患者の予後予測としても利用されている。
②意識，眼球運動，上肢筋力，手指筋力，下肢筋力，見当識，言語，顔面神経麻痺，歩行，の9項目について評価する。
③得点は0（重度）〜58点（正常）。点数が高いほど機能は良好である。

2. Fugl-Meyer Assessment (FMA)[2] (表I-15)[3]

①脳卒中の機能障害の総合的評価として位置づけられる。既出の上肢の項目に加え，下肢の運動機能，協調性についても評価する。
②評価は3段階で評価を行い，0（なし・不可），1（不十分），2（あり・十分）で判定する。上肢，下肢以外のその他の項目として，バランス，感覚機能，関節可動域，関節運動痛について評価を行う。
③評価項目が多く，評価に時間をとられる場合は，下肢項目のみ，協調性項目のみ，バランス項目のみについて評価しても点数化が可能である。しかし，感覚，疼痛，関節可動域（range of motion ; ROM）の得点については，単独で使用するよりも上下肢の運動に影響を与える要素として理解しておくことが望ましいとされる。

表Ⅰ-14 Scandinavian Stroke Scale

意識	6：正常 4：傾眠 2：言葉に反応	見当識	6：時間，場所，人の名前を正しく言える 4：2項目を正しく言える 2：1項目は正しく言える 0：完全な失見当識
眼球運動	4：正常 2：注視麻痺 0：共同偏視	言語	10：正常 6：語彙の制限あり 3：文章は不可 0：「はい」「いいえ」のみ
上肢筋力	6：正常 5：やや弱い 4：肘屈曲を伴う 2：動くが抗重力位での運動は不可 0：完全麻痺	顔面神経麻痺	2：正常 0：麻痺を認める
手指筋力	6：正常 4：やや弱い 2：いくらかの動きを認める 0：完全麻痺	歩行	12：介助なしで5m歩行可能 9：何らかの介助が必要 6：他人の介助が必要 3：介助なしで座ることが可 0：ベッド上，もしくは車椅子移動
下肢筋力	6：正常 5：やや弱い 4：膝屈曲を伴う 2：動くが抗重力位での運動は不可 0：完全麻痺		(Scandinavian Stroke Study Group：Multicenter trial of hemodilution in ischemic stroke：Background and study protocol. *Stroke* 16：885-890, 1985 より)

表Ⅰ-15 Fugel-Meyer Assessment(FMA)(下肢・体幹を中心とした項目の一部を抜粋)

E 股/膝/足			なし	不十分	あり・十分
Ⅰ 反射					
膝屈筋			0		2
膝蓋腱・アキレス腱			0		2
Ⅱ 仰臥位で共同運動を評価する。随意収縮と重力による動きとを鑑別する					
a 屈曲共同運動	股	屈曲	0	1	2
：下肢伸展位から開始	膝	屈曲	0	1	2
	足	背屈	0	1	2
b 伸展共同運動	股	伸展	0	1	2
：下肢屈曲から開始		内転			
Ⅲ 椅子座位で膝を屈曲			0	1：≦90°	2：<90°
Ⅳ 立位で股伸展0°以上での膝屈曲			0	1	2
立位で足背屈			0	1	2
協調性/スピード					
：仰臥位で麻痺側踵を非麻痺側膝蓋骨につける動作を5回，できるだけ速くくり返す					
振戦，測定異常，非麻痺側との時間差			0	1	2
バランス					
【座位】閉眼でのパラシュート反応(麻痺側)			0	1	2 肩外転・肘伸展
【立位】麻痺側片脚立位保持			0	1：4～9秒	2：>10秒以上

〔永田誠一：Fugl-Meyer評価法(FMA)．OTジャーナル 38：579-586, 2004 より評価項目の一部を抜粋〕

④運動機能は合計100点(上肢項目66点,下肢項目34点)であり,その他の項目は合計126点(バランス14点,感覚24点,ROM・疼痛各44点)であり,両者を合わせて合計226点となる。標準範囲は設定されておらず,個人の経時的変化,群間比較などに利用することができる。

⑤得点は0(重度)〜226点(正常)。点数が高いほど機能は良好である。

3. The Postural Assessment Scale for Stroke Patients (PASS) (表I-16)[4]

①脳卒中片麻痺患者の姿勢保持と姿勢変換の能力について評価を行う。

②介助量から評価する項目と,動作の継続時間から評価する項目の計12項目からなる。

③FMAや機能的自立度評価法(Functional Independence Measure;FIM)との高い相関が報告されており,脳卒中患者の予後予測としても利用されている。

④本評価は,基本的な動作を評価するため,回復の過程で点数が飽和する(天井効果,床効果)こともある。

表I-16 The Postural Assessment Scale for Stroke Patients (PASS)

座位保持	0:不可 1:軽介助で可能 2:介助なしで10秒以上可能 3:介助なしで5分可能
立位保持 (介助あり)	0:不可 1:2人での介助が必要 2:1人での中等度の介助が必要 3:上肢での軽介助が必要
立位保持 (介助なし)	0:不可 1:10秒可能 2:1分可能 3:1分以上可能 かつ,上肢を肩関節より上方に挙上した状態で立位が可能
立位保持 (非麻痺側)	0:不可 1:数秒可能 2:5秒以上可能 3:10秒以上可能
立位保持 (麻痺側)	0:不可 1:数秒可能 2:5秒以上可能 3:10秒以上可能
麻痺側への寝返り 非麻痺側への寝返り 臥位から端座位へ 端座位から臥位へ 座位からの立ち上がり 立ち上がりから座位へ 立位で床のペンを拾う	0:不可 1:多くの介助で可能 2:わずかな介助で可能 3:介助なしで可能

〔Benaim C, Pérennou DA, Villy J, et al:Validation of a standardized assessment of postural control in stroke patients:the Postural Assessment Scale for Stroke Patients (PASS). *Stroke* 30:1862-1868, 1999 より〕

表Ⅰ-17 トランクコントロールテスト(Trunk Control Test)

患側への寝返り	0, 12, 25
健側への寝返り	0, 12, 25
臥位から座位への起き上がり	0, 12, 25
座位の保持	0, 12, 25

評価基準	
0	介助を要す
12	動作可能であるが,ベッドシーツを引っ張ったり,モンキーポールを使用したり,保持に手を必要とする.
25	正常に遂行可能

(Collin C, Wade D：Assessing motor impairment after stroke：a pilot reliability study. *J Neurol Neurosurg Psychiatry* 53：576-579, 1990 より)

⑤得点は0(重度)〜36点(良好).得点が高いほど,姿勢の保持・変換が良好である.

4. トランクコントロールテスト(Trunk Control Test)[5,6]
(表Ⅰ-17)[5]

①主に脳卒中後遺症を対象としたベッド上で行うことのできる,簡便な体幹機能と能力の評価法である.
②基本動作4項目〔寝返り(左右両側),起き上がり,座位保持〕を3段階で点数化して合計する.
③全4項目の合計点は0(重度)〜100点(正常)である.ただし,基本的で簡単な動作を評価するため,回復に伴って点数が飽和することがある(天井効果).また,100点満点であっても,体幹機能や能力に問題がないことを保証するものではないことに注意が必要である.

5. リバーミード運動機能指標(Rivermead Mobility Index；RMI)[7] (表Ⅰ-18)[8]

①片麻痺患者や脳外科患者に多く用いられる運動機能検査である.
②14の質問項目(寝返り動作から歩行,階段昇降まで)と1項目の観察(10秒間の立位保持)から構成される.
③基本的に,介助なしで実施可能か(1点)否か(0点)を「はい」または「いいえ」で回答させ,1項目については観察で評価する.
④身体の移動に関わる能力について,機能の予後予測としても利用されている.
⑤得点は全15項目,0(重度)〜15点(正常)であり,高得点ほど運動機能がよいことを示す.

6. Berg Balance Scale (BBS) (表Ⅰ-19)[9]

①座位,立位での静的姿勢保持と動的バランスの機能的バランスなど,臨床的によく用いられる項目を評価する.

表 I-18　リバーミード運動機能指標（Rivermead Mobility Index；RMI）

	項　目	質　問
1	ベッド上での寝返り	自分で寝返り（仰向きから横向き）していますか？
2	起き上がり	ベッドに寝たところからご自身で起き上がり，ベッド（端）に腰かけていますか？
3	座位バランス	ベッドに支えなく，（10秒以上）腰かけていますか？
4	座位から起立	どんな状態でもよいから，椅子から立ち上がっていますか？（起立，立位いずれも15秒以内）—必要に応じて，手を使ったり，介助してもよい
5	支えなしで立つ	（介助者や支えなしで10秒間立っていることを観察する）
6	トランスファー（移乗）	手助けなしで，何とか乗り移りしていますか？（例：ベッドから椅子など）
7	屋内歩行—必要なら補助具を設置	見守りなしで，10m歩いていますか？—補助具や備品は必要に応じて用いてもよい
8	階段	手助けなしで，どうにか階段を昇っていますか？
9	屋外歩行（整地）	舗装された屋外を手助けなしで，歩き回っていますか？
10	屋内歩行—補助具なし	屋内を，見守りなしで，補助具を使用せず，10m歩いていますか？
11	床から拾う	5m先に落としたものを拾っていますか？
12	屋外歩行（不整地）	不整地（芝，砂利道，土，雪，氷など）を手助けなしで歩いていますか？
13	入浴	監視をされることなく，風呂やシャワーに入って体を洗っていますか？
14	階段の移動（起伏の移動）	手すりや手助けなしで，何とか階段を昇り降り（4段）していますか？—必要に応じて補助具（杖など）を使用してもよい
15	走る	足を引きずる（跛行）ことなく，10mを4秒以内で走ることができますか？

（前島伸一郎，紬木　修，小林敏彰，他：The Rivermead Mobility Index 日本語版の作成とその試用について．総合リハ 33：875-879，2005 より）

表 I-19　Berg Balance Scale

	項　目	評　価
1	座位から立位になる	0　1　2　3　4
2	支持なしで立位を保持する（最大2分間）	0　1　2　3　4
3	背もたれなしで足を床につけて座位を保持する	0　1　2　3　4
4	立位から椅子への腰掛け	0　1　2　3　4
5	移乗	0　1　2　3　4
6	眼を閉じて立位をとる（保持は10秒まで）	0　1　2　3　4
7	足をそろえて立位をとる（保持は1分まで）	0　1　2　3　4
8	立位で腕を前方に伸ばす	0　1　2　3　4
9	立位で床から物を拾う	0　1　2　3　4
10	左右の肩越しに後方を見る	0　1　2　3　4
11	方向転換	0　1　2　3　4
12	踏み台への足載せ（交互に続けて8回）	0　1　2　3　4
13	タンデム立位（最大30秒）	0　1　2　3　4
14	片脚立位（最大30秒）	0　1　2　3　4

（Berg K, Wood-Dauphinee S, Williams JI, et al：Measuring balance in the elderly：preliminary development of an instrument. *Physiotherapy Canada* 41：304-311, 1989 より）

表Ⅰ-20 バランス安定性時間計測検査

0	介助なしでは立つことができない
1	両足を足長の幅で離して立つことができる（30秒未満）
2	両足を足長の幅で離して立つことができる（30秒以上）
3	踵をつけて立つことができる（30秒未満）
4	踵をつけて立つことができる（30秒以上）
5	片足で立つことができる（30秒未満）
6	片足で立つことができる（30秒以上）

(Bohannon RW, Leary KM, : Standing balance and function over the course of acute rehabilitation. *Arch Phys Med Rehabil* 76：994-996, 1995 より)

②14項目について，課題到達度，実施時間から各5段階で評価する。
③パフォーマンステストであるため，治療の効果判定や経時的変化を追うことに適しているが，機能障害の原因究明には適さない。各項目の評価結果から，バランス能力の低下した動作の特徴や共通項を探索することで，必要とされる訓練を考えることが必要である。
④得点は全14項目とも0（重度）〜56点（良好）であり，点数が高いほどバランス能力が高い。

7. バランス安定性時間計測検査(表Ⅰ-20)[10]

①短時間で実施可能な立位バランスの検査である。
②45.7cm×50.8cmの水平枠内に，両足，片足の2条件で30秒間立位をとる課題を行う。この課題は開眼，および閉眼の条件で遂行する。施行回数はそれぞれ5回までとし，30秒に達しなかった場合は施行した課題の項目を得点とする。
③スコアは年齢と有意な相関することがBohannonらによって報告されている。また，BoudewijnらはVま急性期のリハビリテーション（以下リハ）において，バランススコアとFIMの回復の過程は高い相関を示したことを報告している[11]。
④得点は0（重度）〜6点（良好）であり，得点が高いほどバランスは良好である。

8. SARA日本語版(Scale for the Assessment and Rating of Ataxia；SARA)[12,13] (表Ⅰ-21)[13]

①8つの評価項目から構成される小脳性運動失調の評価スケールである。
②広く用いられてきた世界神経学会版のICARS (International Cooperative Ataxia Rating Scale)（19項目）と比較して評価項目が少なく，簡便に評価することが可能であり，失調症状をスコア化できるという点が特徴である。
③評価に要する時間は，ICARSでは平均13分，SARAでは平均4分と報告されており，被検者にかかる負担が軽減されている。
④得点は全8項目とも0（正常）〜32点（重度）であり，得点が高いほど失調症状は重度である。

表Ⅰ-21　SARA　日本語版(評価項目の一部を抜粋)

1)歩行	①壁から安全な距離をとって壁と平行に歩き，方向転換し， ②帰りは介助なしで継ぎ足歩行を行う。
	0：正常～8：介助があっても歩けない
2)立位(開眼)	①自然な立位 ②足を揃えて ③継ぎ足
	0：正常～6：常に片方の腕を支えても，10秒より長く立つことはできない
3)座位(開眼)	両上肢を前方に伸ばした姿勢で，足を浮かせてベッドに座る
	0：正常～4：ずっと支えながでなければ10秒より長く座っていることができない
4)言語障害	通常の会話で評価する
	0：正常～6：単語を理解できない。言葉が出ない。
5)指追い試験	被検者に自分の人差し指で，検者の指の動きにできるだけ速く正確についていくように指差させる。30cmを2秒かけて動かす。5回繰り返す。
	0：測定障害なし～4：5回行えない
6)鼻-指試験	0：振戦なし～4：5回行えない
7)手の回内外運動	0：正常　規則正しく行える～4：10回行えない
8)踵-すね試験	0：正常～4：行えない

〔佐藤和則，矢部一郎，相馬広幸，他：新しい小脳性運動失調の重症度評価スケールScale for the Assessment and Rating of Ataxia (SARA) 日本語版の信頼性に関する検討. *Brain and Nerve* 61：591-595, 2009 より評価項目の一部を抜粋〕

2 歩行の評価

1. 10m歩行[14] (図Ⅰ-16)

①一定の距離(10mが一般的)を通常の速さ(自由歩行速度)，またはできる限り速く(最大歩行速度)歩いたときの所要時間などを測定する。本評価は，脳卒中の患者に特化した評価法ではないが，機能回復の経時的変化，バランス機能の総合的な判定に用いられる。

②加速と減速の影響を除くため，10m以上の直線歩行路を設け，両端の数mを予備路とすることが望ましい。

③10m歩行の結果から，時間(歩行速度)，歩数，歩行率，歩幅などを評価する。

④片麻痺患者の歩行速度については諸家の報告がなされている。下肢Brunnstrom Stage 5の患者の場合の歩行速度は0.4m/秒[15]，日常生活に不便を感じない程度の歩行速度は0.33m/秒[16]，職場復帰をめざすのに必要な歩行速度は0.67秒[17]と報告されている。また，健常者における横断歩道を渡るための必要歩行速度は，高橋らによる130か所の横断歩道の実地調査[18]により，少なくとも1.0m/秒の速さ(1.06～1.30m/秒)が必要ではないかと報告されている。参考として，わが国における目的地までの「徒歩何分」という速度表示には，80m/分(約1.3m/秒)の歩行速度が用いられている(不動産の表示に関する公正競争規約施行規則第11条)。

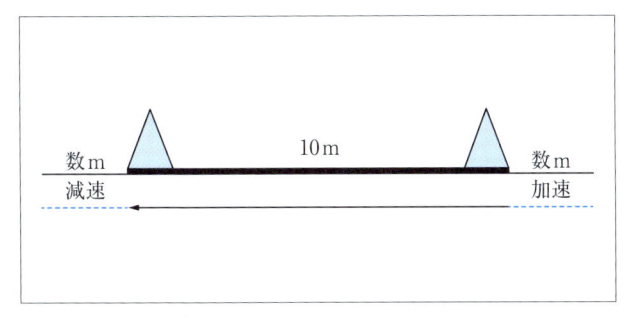

図Ⅰ-16　10m歩行

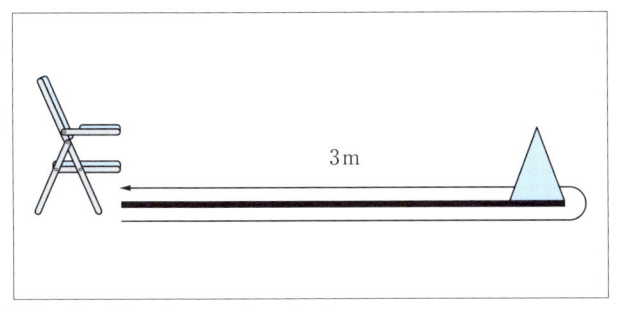

図Ⅰ-17　Timed up and go test
(Podsiadlo D, Richardson S：The timed "Up & Go"：a test of basic functional mobility for frail elderly persons. *J Am Geriatr Soc* 39：142-148, 1991 より)

2. Timed Up and Go Test(図Ⅰ-17)[19]

①立位や歩行における動的バランスを評価する指標である。
②検者の合図により椅子から立ち上がり，「楽なペース」で前進し，3m先の目印ラインで方向転換し，椅子に戻って腰かけるまでの時間を測定する。原法では快適速度と規定されているが，対象者によっては快適速度のとらえ方や再現性にばらつきがあるため，最大速度で行う場合もある。
③運動機能に異常のない高齢者においては，10秒以内で遂行が可能とされる。また，脳卒中患者における院内実用歩行達成レベルはカットオフ値20秒，屋外実用歩行レベルはカットオフ値17秒と報告されている[20]。

なお，原法[19]（図Ⅰ-18)は以下のとおりである。
①背もたれ，肘掛けのある椅子を使用する（座面の高さ：46cm，肘掛けの高さ：65cm）。
②補助具（杖，歩行器）の使用は可能。
③あらかじめ補助具をもった状態で開始する。
④快適かつ安全な速さで移動。
⑤テストを理解させるために，事前に練習を行う。
⑥身体的補助は行わない。
⑦ストップウォッチまたは腕時計で計測する。

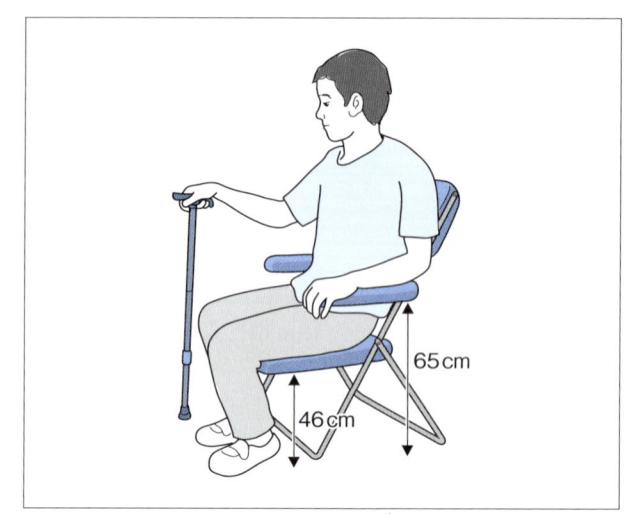

図I-18　Timed Up and Go Test，原法

表I-22　歩行機能分類（Functional Ambulation Categories Classification；FAC）

0	歩行不可	歩行不能，もしくは2人以上の歩行介助を必要とする状態。
1	介助歩行レベル2	常に1人の介助者が重心を支えバランスを保ちつつ，密接した歩行介助を必要とする状態。
2	介助歩行レベル1	常にもしくは時折，1人の介助者がバランスを調整する程度の歩行介助を必要とする状態。
3	監視歩行	介助者が身体に接することなく，口頭指示や見守りで歩行可能な状態。
4	平地歩行自立	平地歩行は自立しているが，階段や坂道，凸凹道では介助が必要な状態。
5	完全自立	いずれの環境においても歩行可能。

（Holden MK, Gill KM, Magliozzi MR, et al：Clinical gait assessment in the neurologically impaired. Reliability and meaningfulness. *Phys Ther* 64：35-40, 1984 より）

3. 歩行機能分類（Functional Ambulation Categories Classification；FAC）(表I-22)[21]

①脳卒中患者における歩行の自立度について，検者が観察により介助量から評価する。

②重度の麻痺や高次脳機能障害により，有効な評価が行うことができない症例においてもスコア化が可能である。ただし，介助方法は療法士によって異なるため，FACは一貫性のあるリハシステム下で評価されるべきであると平本らは提言している[22]。

③0（歩行不可）〜5（完全自立）の6段階で評価され，点数が高いほど歩行の自立度が高い。

表I-23 ハウザー歩行能力指標(Hauser Ambulation Index；AI)

0	歩行障害なし	5	両側に杖(歩行器等)を使用，8m歩行が25秒以下
1	独歩	6	両側に杖を使用，8m歩行が20秒以上。時折車椅子を使用
2	歩様の異常，8m歩行が10秒以下	7	両側に杖を使用しても数歩のみ歩行可。車椅子の使用度が多い。
3	独歩，8m歩行が20秒以下	8	車椅子のみ使用(移乗自立)
4	片側に杖を使用，8m歩行が20秒以下	9	車椅子のみ使用(移乗に要介助)

(Hauser SL, Dawson DM, Lehrich JR, et al：Intensive immunosuppression in progressive multiple sclerosis. A randomized, three-arm study of high-dose intravenous cyclophosphamide, plasma exchange, and ACTH. *N Engl J Med* 308：173-180, 1983 より)

4. ハウザー歩行能力指標(Hauser Ambulation Index；AI)
(表I-23)[23)]

① 脳卒中患者における歩行能力について，歩行器や使用している歩行補助具(杖)と，補助具なしでの歩行速度で10段階に評価する。

② 6〜9の段階では，患者の歩行能力よりも車椅子の使用の程度によって決定される。

③ 0(正常)〜9(重度)の10段階で評価され，クラスが高いほど歩行能力が低い。

〔引用文献〕

1) Scandinavian Stroke Study Group：Multicenter trial of hemodilution in ischemic stroke：Background and study protocol. *Stroke* 16：885-890, 1985
2) Fugel-Meyer AR, Jaasko L, Leyman I, et al：The post-stroke hemiplegic patient. *Scand J Rehabil Med* 7：13-31, 1975
3) 永田誠一：Fugl-Meyer 評価法(FMA). OT ジャーナル 38：579-586, 2004
4) Benaim C, Pérennou DA, Villy J, et al：Validation of a standardized assessment of postural control in stroke patients：the Postural Assessment Scale for Stroke Patients (PASS). *Stroke* 30：1862-1868, 1999
5) Collin C, Wade D：Assessing motor impairment after stroke：a pilot reliability study. *J Neurol Neurosurg Psychiatry* 53：576-579, 1990
6) 田中正一：評価と訓練—片麻痺：脳卒中を中心に. 総合リハ 30：615-619, 2002
7) Collen FM, Wade DT, Robb GF, et al：The Rivermead Mobility Index：a further development of the Rivermead Motor Assessment. *Int Disabil Stud* 13：50-54, 1991
8) 前島伸一郎，紬木 修，小林敏彰，他：The Rivermead Mobility Index 日本語版の作成とその試用について. 総合リハ 33：875-879, 2005
9) Berg K, Wood-Dauphinee S, Williams JI, et al：Measuring balance in the elderly：preliminary development of an instrument. *Physiotherapy Canada* 41：304-311, 1989
10) Bohannon RW, Leary KM,：Standing balance and function over the course of acute rehabilitation. *Arch Phys Med Rehabil* 76：994-996, 1995
11) 内山 靖，小林 武，潮見泰蔵(編)：臨床評価指標入門—適用と解釈のポイント，pp103-108, 協同医書出版社，2003
12) Schmitz-Hübsch T, du Montcel ST, Baliko L, et al：Scale for the assessment and rating of ataxia：development of a new clinical scale. *Neurology* 66：1717-1720, 2006
13) 佐藤和則，矢部一郎，相馬広幸，他：新しい小脳性運動失調の重症度評価スケール

Scale for the Assessment and Rating of Ataxia(SARA)日本語版の信頼性に関する検討. *Brain and Nerve* 61:591-595, 2009

14) 岩谷 力:WS(walking speed, 自由歩行). 岩谷 力, 飛松好子(編):障害と活動の測定・評価ハンドブック―機能からQOLまで, pp110-112, 南江堂, 2005

15) Brandstatter ME, deBruin H, Gowland C et al, Hemiplegic Gait:Analysis of Temporal Variables. *Arch Phys Med Rehabil* 64:583-587, 1983

16) 坂本次夫, 星野昌伯, 吉田越夫:脳卒中患者のリハビリテーションにおける歩行能力の改善と退院後装具の使用について. 総合リハ 6:203-206, 1978

17) 稲坂 恵, 福田光祐, 山嵜敏夫, 他:片麻痺患者の歩行スピードについて. 理・作・療法 16:865-870, 1982

18) 高橋精一郎, 鳥井田峰子, 田山久美:歩行評価基準の一考察―横断歩道の実地調査より. 理学療法学 16:264-266, 1989

19) Podsiadlo D, Richardson S:The timed "Up & Go":a test of basic functional mobility for frail elderly persons. *J Am Geriatr Soc* 39:142-148, 1991

20) 對馬 均, 松嶋美正:Time Up and Go test, Berg Balance Scale. 臨床リハ 16:566-571, 2007

21) Holden MK, Gill KM, Magliozzi MR, et al:Clinical gait assessment in the neurologically impaired. Reliability and meaningfulness. *Phys Ther* 64:35-40, 1984

22) 平本恵子, 小谷和宏, 村中博幸, 他:正常圧水頭症を合併した重度脳卒中例におけるシャント不全の診断―FAC(Functional Ambulation Categories Classification)の有用性と脳圧コントロールの意義. 総合リハ 38:1189-1194, 2010

23) Hauser SL, Dawson DM, Lehrich JR, et al:Intensive immunosuppression in progressive multiple sclerosis. A randomized, three-arm study of high-dose intravenous cyclophosphamide, plasma exchange, and ACTH. *N Engl J Med* 308:173-180, 1983

〈髻谷 満〉

# 第9章 評価が困難なときの工夫

　麻痺，上下肢・体幹機能，高次脳機能を評価するにあたり，既存の評価法だけでは問題点を明らかにすることが困難な場合がある。そのため，患者の訴えや障害像を明らかにするには，既存の評価項目にとらわれず，さまざまな視点から観察を行い，評価方法を工夫しながら患者を多面的にとらえていく必要がある。患者の状態や経過をいかに数値として表し，あるいはいかに記述してカルテに記録していくか深く考える必要がある。

　以下に挙げるものは正式な評価ツールとして存在するものではないが，筆者らが臨床において患者を診ていくなかで工夫しているものの一例として紹介したい。

1 重度の患者における座位姿勢・体幹機能の記述方法(図Ⅰ-19)

　座位での静的な姿勢，動的バランスを記述する方法を工夫してみた。動的バランスでは矢状面，前額面から転倒の限界位置を観察し，その範囲内で姿勢を保持できるか，あるいは限界位置を超えて転倒してしまうかを視覚的に表現した。上肢の影響を除すため，腕を胸の前で組ませて行うとよい。

2 座位バランス・上肢機能(図Ⅰ-20)

　静的座位が安定している患者で，動的座位を評価したい場合のために工夫した評価法である。座位で上肢を前方に最大限伸ばした際の到達点の水平距離を測定する。既存の評価として，立位で行う Functional Reach Test（FRT）がよく知られているが，座位での評価は片麻痺患者など立位が困難である者や，バランスに不安がある者に対して重心の移動能力を観察することができる。もちろん，前額面で側方のバランスを評価してもよい。

3 下肢の協調性と分離の状態(図Ⅰ-21, 22)

　軽度の下肢の麻痺や失調症は粗大な運動評価のみでは見落としがちである。仰臥位

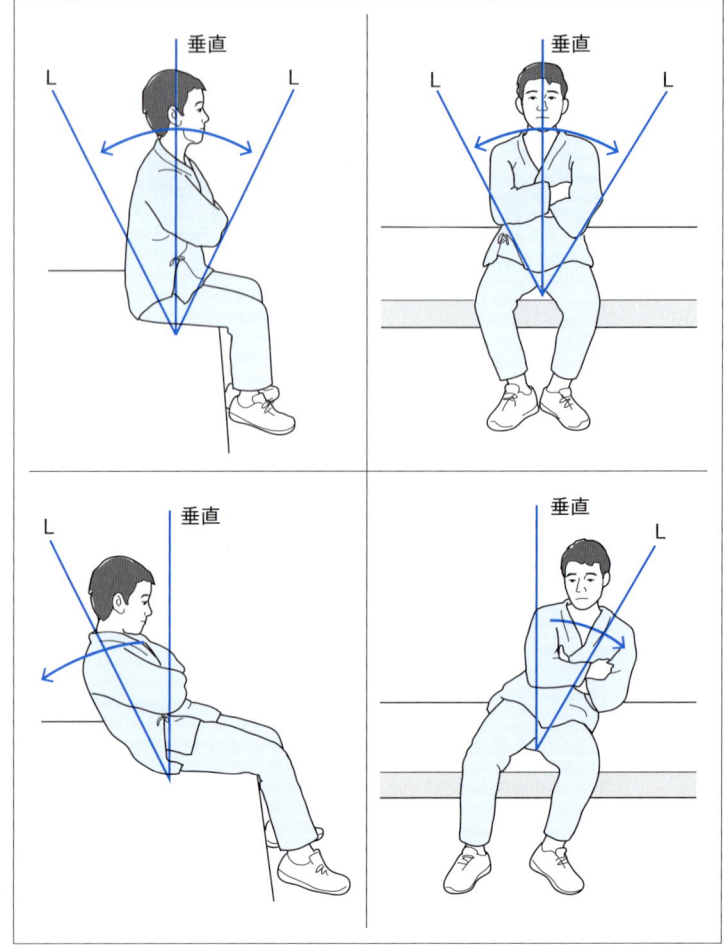

/ I. 予後予測のための脳卒中機能評価

A	B
C	D

Lは角方向の転倒限界線。図A, Bは各方向ともこの範囲内で座位姿勢が保たれていることを示す。図C, Dではそれぞれ後方および左方に姿勢が傾いているだけでなく、支えがなければ後方および左方に限界を超えて倒れてしまうことを示す。

図I-19 座位姿勢・体幹機能の記述例

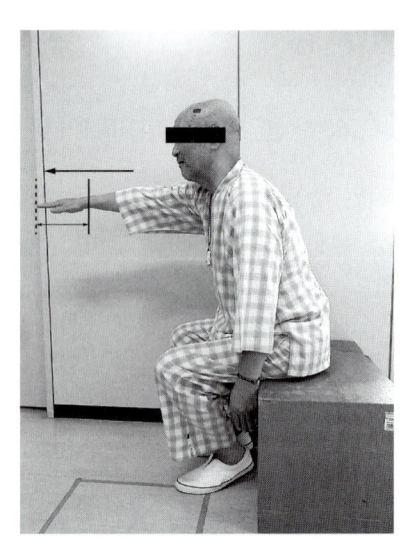

図I-20 座位バランス・上肢機能の観察

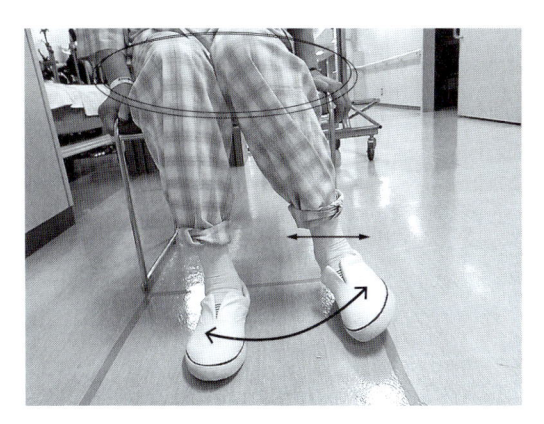

図Ⅰ-21　下肢運動の協調性

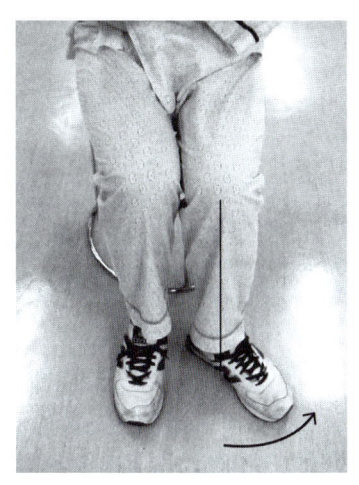

図Ⅰ-22　下肢運動の分離の観察

で行う踵膝試験は感度が高いが，座位では評価しにくい。筆者らは座位で下肢の失調症を判別する方法を工夫して使用している。座位でなるべく両膝をつけた状態で足部を側方に動かす。すなわち，股関節の内外旋運動(lateral step)をできるだけ速く行い，協調性を観察している。協調性が低下している場合では，明らかに動作がぎこちなくなる。股関節での内外旋運動で難易度が高いためである。あるいは，股関節の外転が生じて両膝が離れ，指示した正確な運動の遂行が困難になることもある。また，ごく軽度の下肢麻痺で，従来の評価法で麻痺がないと思われるような例では，座位で下腿の外旋運動を評価するとよい。分離が不十分である場合，股関節の外転運動が生じ，下腿の外旋運動は遂行困難となる。

4 下肢と体幹機能

　　下肢と体幹機能について，以下のように工夫してみた。さまざまな高さの椅子からの立ち上がりを行い，立ち上がりが可能な高さを記録する。上肢の影響を除すため，腕を胸の前で組ませる(図Ⅰ-23)。椅子からの立ち上がりと座り込みを30秒間反復させ，遂行回数を記録する。上肢の影響を除すため，腕を胸の前で組ませる(図Ⅰ-24)。立位時の荷重の状況について，体重計を用いてそれぞれの下肢の荷重量を記録する(図Ⅰ-25)。これらの方法は結果が間隔尺度以上の数値で出るので，研究上も有用と思われる。

5 床上動作・生活関連動作(図Ⅰ-26, 27)

①床への座り込みと立ち上がりについて，動作手順や要した時間から観察する。実際の生活様式に合わせた観察が必要である。
②立位で上肢を挙上した状態での作業を観察する。上肢を挙上した不安定な状況で

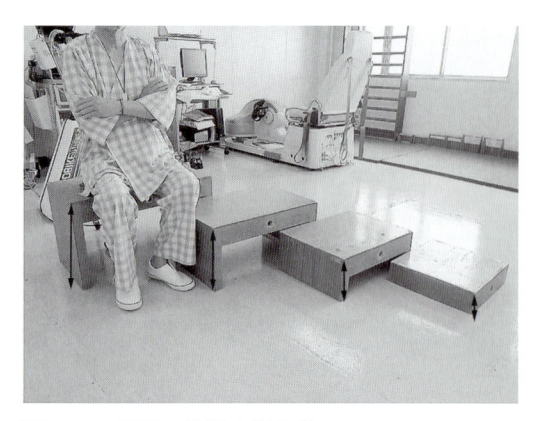

図Ⅰ-23 下肢・体幹の観察①

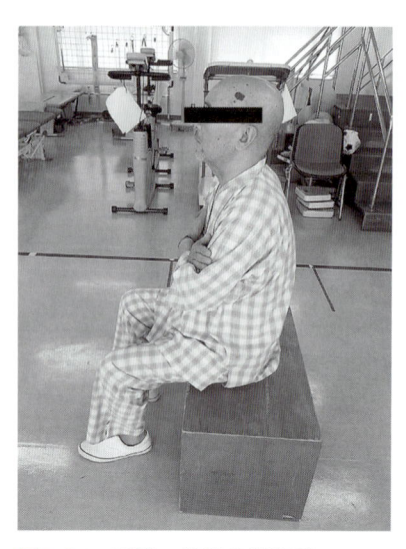

図Ⅰ-24 下肢・体幹の観察②

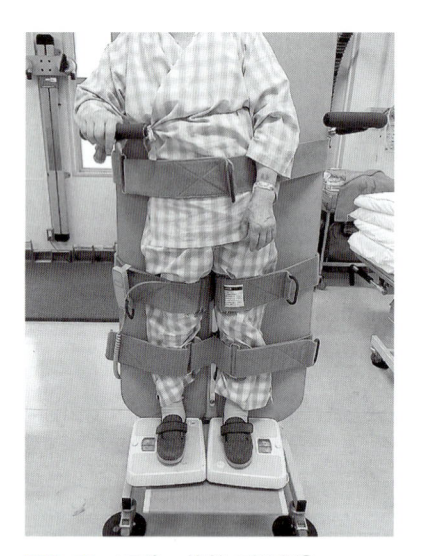

図Ⅰ-25 下肢・体幹の観察③

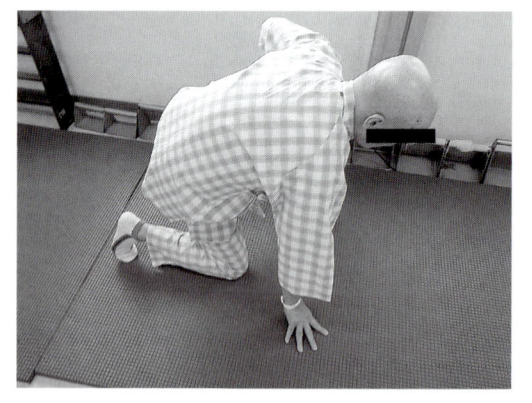

図Ⅰ-26 床上動作(立ち上がり,座り込み)の観察

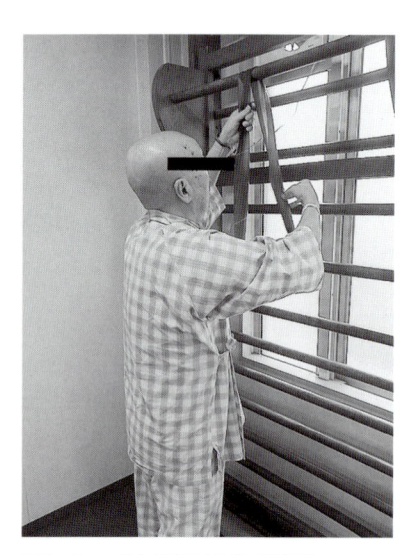

図Ⅰ-27 生活関連動作の観察

表I-24 症例1(評価の天井効果を示す症例)

年齢：30歳代　性別：女性
診断名：小脳梗塞
現病歴：X年2月20日しゃべりにくさや手先の震えが出現．
　　　　同日，A病院を受診し，加療目的にて入院．
　　　　5月2日A病院退院．
　　　　5月22日リハ継続目的にてB病院外来でのリハを開始．
既往歴：特記事項なし
リハビリテー
ション科初診日：X年5月22日
主訴：人の多い場所で歩くことが恐い
　　　話をしながら歩くとふらつく
ADL：すべて自立

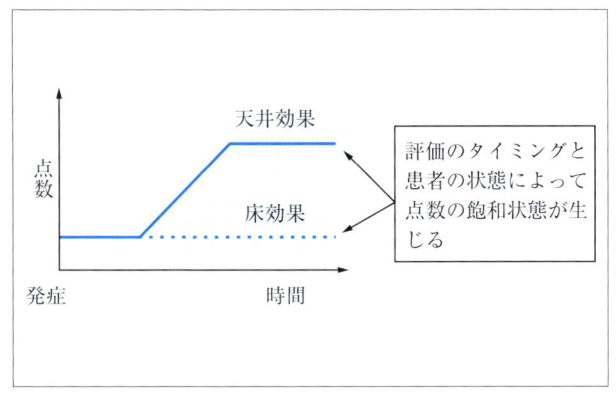

図I-28　天井効果と床効果

の日常生活活動 (activities of daily living；ADL) の観察は意外に見落としがちである．

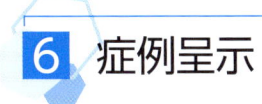

6　症例呈示

1．症例1(評価の天井効果を示す症例)(表I-24)

　小脳梗塞により歩行障害と高次脳機能障害を呈した一症例を呈示する．本症例は天井効果(図I-28)により問題点の抽出が困難であり，評価に工夫を要した例である．

①本症例は，日常生活においてADLはすべて自立しており，初期評価におけるコミュニケーションは良好であったため，担当した理学療法士は高次脳機能の評価は行わなかった．また，神経学的検査項目，運動機能検査項目もほぼ問題はみられず，本症例の主訴に現れる問題点をRASでは示すことができなかったため，訓練の方向性を定めることができずにいた．

②そこで，既存にない評価法として，条件をさまざまに変えた歩行の観察を行うことを試みた(図I-29)．その結果，至適歩行速度では認められなかった姿勢の崩

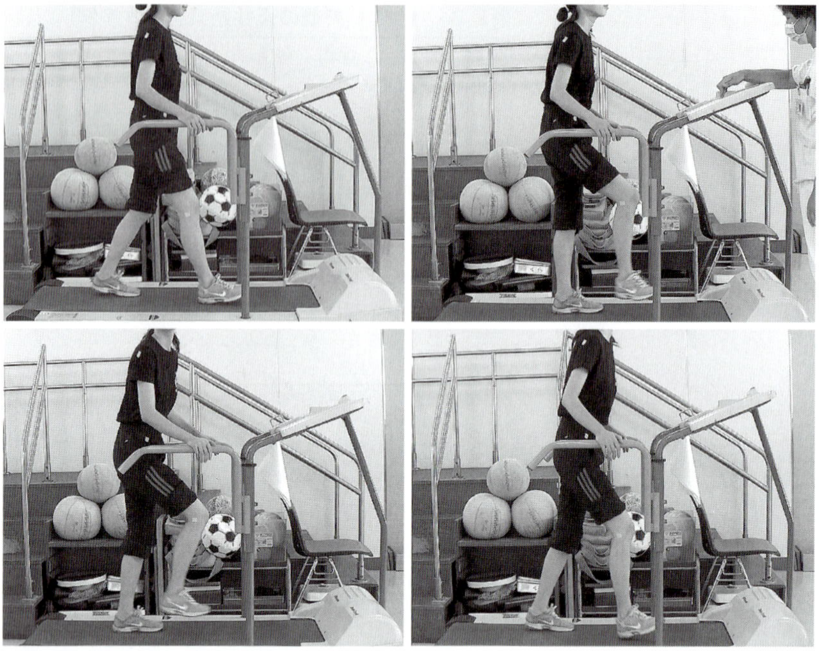

図Ⅰ-29 条件を変えた歩行の観察

A	B
C	D

A. 至適速度での歩行
B. 速度を変えた歩行
C. 姿勢を変化させた歩行(頸部回旋)
D. 姿勢を変化させた歩行(頭部後屈)

表Ⅰ-25 作業療法士からの情報

遂行機能	Luriaの系列(Fist-Edge-Palm)	正答	[6 /6]回
	1回叩いたら2回,2回叩いたら1回叩く	間違い	[0]回
	1回叩いたら2回,2回叩いたら叩かない	間違い	[2]回
語の流暢性	野菜の名前をできるだけたくさん言ってください		15 個/分
概念化	次の2つは,どのような点が似ていますか？ ①バナナとオレンジ(果物)　正答 ②机と椅子(家具)　→　木製(やや融通の利かない回答) ③チューリップとバラとヒナギク(花)　正答	正答	[2 /3]問

れを観察することができた。

③一方,担当の理学療法士は訓練の実施にあたり,本症例は普段の会話が可能であること,日常の生活動作に問題がみられていなかったことから,高次脳機能の評価の実施を怠っていた。しかし,本症例の訓練中において,「具体的に説明しなければなかなか理解できない」「なんとなく融通が利かない」「新しい課題に取り組むことが苦手」といった印象をもっていた。そこで,担当の作業療法士の見解を求めた結果,「前頭葉機能の若干の低下が認められる」こと,「複雑な場面や課題において,軽度の注意力の低下がみられる」という評価結果(表Ⅰ-25)が得られていることを知ることになる。また,言語聴覚士から「思考の柔軟性の低下がみられる」という情報提供もあったため,理学療法を行っていくうえでの問題点を抽出する

ことができ，方針の見直しを行うこととなった．担当理学療法士は，1)高次脳機能障害が機能訓練の妨げにならないように配慮する，2)段階的に場面や課題の複雑さを変えていく，3)具体的な訓練の課題を呈示する，という方針を新たに立てることができた．

④このように，既存の評価では見つけられなかった症例の問題点について，一工夫した観察や，自分が専門とする分野とは異なった視点での評価結果と合わせて考えることで，症例の隠れていた問題点を浮き彫りにし，訓練方針を新しく立てるこ

表I-26 症例2（評価の床効果を示す症例）

年齢：70歳代　性別：男性
診断名：心原性左中大脳動脈塞栓症
機能障害：右片麻痺
現病歴：X年7月1日突然の反応性低下と，右上下肢の麻痺が出現し，緊急搬送される．
　　　　頭部MRI撮影の結果，左中大脳動脈領域の梗塞が見つかり，加療目的にて入院となる．
既往歴：高血圧，心房細動(Af)
リハビリテーション科初診日：X年7月2日
意識レベル：JCS I-3　（自分の名前・生年月日が言えない）

表I-27 床効果を示す評価結果の例

▶ Reflex

腱反射(SIAS)	[0・1A・(1B)・2・3]	
病的反射	Rt.	Lt.
Hoffmann	+/(−)	+/(−)
Tromner	+/(−)	+/(−)
Babinski	+/(−)	+/(−)
Chaddock	+/(−)	+/(−)

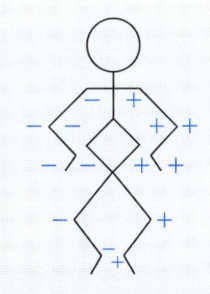

▶ Sensory System

	健側/患側	SIAS
表在覚	U/E [/10]	[0・1・2・3]
	L/E [/10]	[0・1・2・3]
深部覚	U/E [/10]	[0・1・3]
‥	‥	‥

▶ Motor System
SIAS-motor：

$\begin{cases} 0 \quad 0 \\ 0 \quad 0 \quad 0 \end{cases}$ 上肢（膝・口テスト，手指テスト）
　　　　　下肢（股関節屈曲テスト，膝関節伸展テスト，足パットテスト）

Brunnstrom Stage：U/E[I] − Finger[I] − L/E[I]

	MMT[0-5]	MAS[0-4]
Deltoid（肩関節外転）	0	―
Biceps（肘関節屈曲）	0	0
Triceps	0	―
‥	‥	‥

2. 症例2（評価の床効果を示す症例）(表I-26)

①本症例は覚醒しているものの，なんとなくぼんやりしている状態である。また，発語はなく，従命はできそうもない。さらに，上下肢は弛緩性の麻痺を呈しており，運動機能についてはすべて最低点と評価される状況である。RASにおいても評価できない項目が多く（表I-27），発症からしばらくの間は評価の床効果（図I-28）を示す症例である。担当になった理学療法士は何も評価できないと困っている。しかし，「Brunnstrom Stageすべて I とする以外に評価することがありません」という報告や記録でよいのだろうか。以下に，ベッドサイドにおいて行うことのできる評価の一例を示す（表I-28，図I-30，31）。

②本症例の場合，この時点での意識レベルでは言語性の応答ができないため，失語の疑いと考え，現時点での高次脳機能の検査はパスせざるをえない。ただし，意識障害があっても，痛覚刺激に対する反応を観察することは可能である。痛覚刺激では，基本的にはpin clickとして先の細い物で刺激を加える。爪をボールペ

表I-28 身体所見，神経学的検査，意識レベルの観察の例

▷ physical examination
・血圧，脈拍，不整脈の有無の確認
　→ vital signの変動の評価を行うことは，リハを安全に行っていくうえでリスク管理の観点からも非常に大切である。梗塞か出血か，あるいは発症からの時期によって血圧の管理方法は異なる。また，再出血，再梗塞の危険性はないか確認する。
・carotid bruit（頸動脈雑音）
　→ 内頸動脈の狭窄の指標として知られている。頸動脈の血管音を聴診することで評価を行う。血行動態性で中大動脈境界領域の脳梗塞が生じることがある。

> 頸動脈雑音のある患者とない患者の比較[1]
> 　心筋梗塞のオッズ比：2.15
> 　心血管疾患による死亡のオッズ比：2.27

▷ cranial nerve（指示が入らない場合）
・visual field（視野）*
　→ 言語理解が低下している場合でも，開眼していれば左右から素早く顔の上に手をかざして，まばたきが生じるか確認する。半盲の有無の確認となる。
・EOM（眼球運動）*
　→ 左右から手を振るなどして，注意が向けられて眼球運動が生じるかどうか確認する。
・pupils（瞳孔）
　→ 瞳孔の左右差
・light reflex（対光反射）
　→ 十分か不十分か
・NLF（nasolabial fold）鼻唇溝
　→ 左右差
・gag reflex（咽頭反射）
　→ あり・なし

▷ その他
・痛覚刺激に対する反応
・意識レベル（従命）*
　→ 開眼・閉眼できるか，離握手ができるか（ジェスチャーによる指示は行ってもよい）

（*NIHSSに含まれる項目）

第9章　評価が困難なときの工夫　67

A	B
C	D

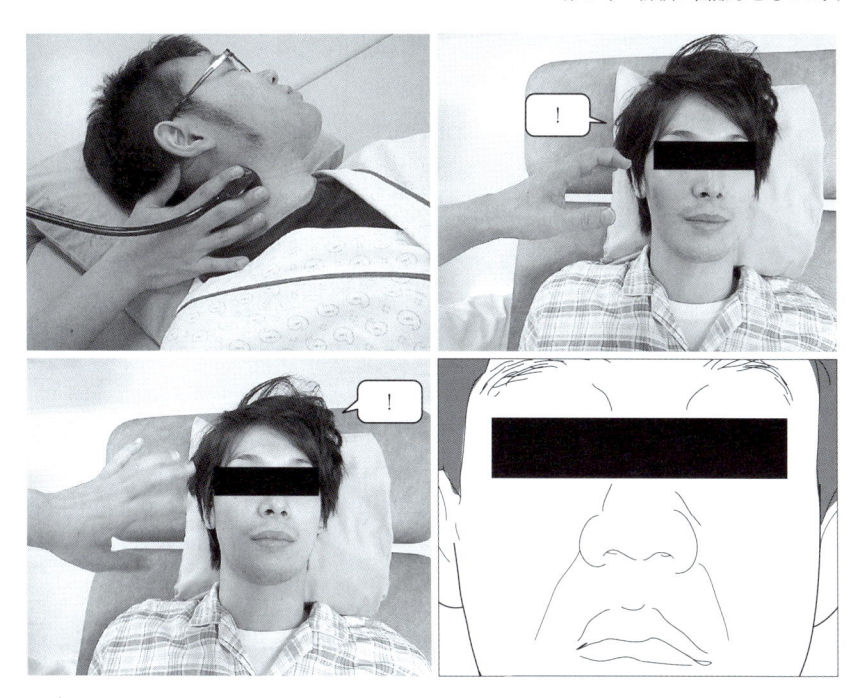

A. 頸動脈の聴診
B. 視野の確認
C. 眼球運動の確認
D. 鼻唇溝の左右差の確認

図Ⅰ-30　身体所見と神経学的所見の観察の例

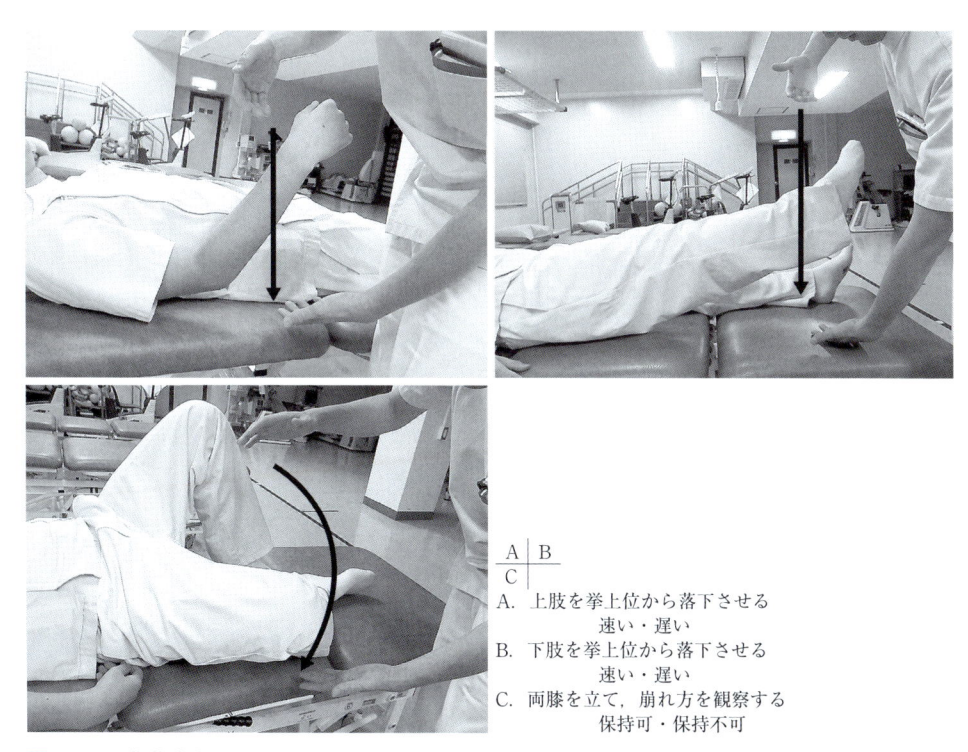

A	B
C	

A. 上肢を挙上位から落下させる
　　速い・遅い
B. 下肢を挙上位から落下させる
　　速い・遅い
C. 両膝を立て，崩れ方を観察する
　　保持可・保持不可

図Ⅰ-31　意識障害のある患者の麻痺の観察の一例

ンの先などで圧迫する方法などがあるが，決まった手法はない．最近は清潔と不潔の概念，感染予防の観点から，針付きのルーレットの使用を控える傾向にある．代替の道具として，楊枝などディスポーザブルのものを利用することが望ましい．また，意識障害が軽度であれば，まずは注意障害の有無を評価（digit span, tapping span など）し，続いて高次脳機能を評価していく流れとなる．

③脳卒中に限らず，療法士はこのようなケースの患者の評価に難渋することが少なくない．また，一見すると大きな変化はないように見受けられることもある．しかし，患者の状態は時々刻々と変化していくため，その変化をとらえたうえで適切な治療を実施するためにも，療法士は多種多様の評価を知っておくべきである．さらには，これらの多くの評価法のなかから取捨選択して活用していくことが大切である．

〔引用文献〕

1) Pickett CA, Jackson JL, Hemann BA, et al：Carotid bruits as a prognostic indicator of cardiovascular death and myocardial infarction：a meta-analysis. *Lancet* 371：1587-1594, 2008

（鬘谷　満）

第10章
Rehabilitation Assessment System(RAS)

　RAS（表Ⅰ-29）は筆者らが現在開発中の統合された評価システムである．本評価システムは，患者の種々の機能と能力について効率よく評価でき，かつ汎用性を兼ね備えたものになるよう工夫している．また，この評価システムはリハビリテーション科医師を中心とした入院時の診察を想定しているが，状況に応じて適宜モジュールとして利用されたい．

　評価項目は，高次脳機能（NIHSS，FAB，SIASの項目を含む），反射（腱反射，病的反射，SIASの項目を含む），感覚系（表在覚，深部覚，SIASの項目を含む），運動系（MMT，筋力，MAS，Brunnstrom Recovery Stage，SIAS，Motricity Indexの項目を含む），関節可動域，協調運動（手回内回外試験，指鼻指試験），上下肢機能（FMA，WMFT，STEF，ARAT，MAL），動作能力（基本動作，FIM-like Score），ADL（Modified Rankin Scale，FIM）から構成される．

　患者の機能，能力の評価法にはさまざまな種類があるが，複数の評価法を使用した場合，同一内容の評価が重複していることに気づくことがあるだろう．本評価システムでは，その点に着目し，他の評価法と重複を避け，かつ他の評価法に併用，換算できるよう工夫している．

　評価の際は施設の特性や患者の状況によって，評価項目を取捨選択する．すべての項目を埋める必要はないが，適切に評価を行うことができるよう留意することが必要である．また，1つの職種だけで評価や記録を行うことは，大きく時間を割くことが難しい現場においては困難である．そのため，チーム医療の観点から，医師，看護師，療法士などで分担して記録することで情報を共有することが大切である．現時点でのRASは神経学的評価，嚥下機能評価などは含まれていないため，必要な評価項目は追加して利用してもよい．さらに，この評価システムを利用して，評価の結果を数値として記録しておけば，研究としても利用することが十分に可能である．

　以下にRASの特徴を列挙する．

①臨床において短時間かつ少ない物品で評価できるように開発中の機能評価システムである．

②(1)問診，(2)動作性検査，(3)認知・机上検査と，通常の面接の流れと同様であり，自然な流れでの評価が可能である．

表 I-29　Rehabilitation Assessment System (RAS)

高次脳機能

評価項目		回答
見当識	あなたの名前，年齢は？	正答[/2]問
	今日は，何日/年/季節/曜日/月ですか？*	正答[/5]問
	ここは，都道府県/市/施設名/階/地方？*	正答[/5]問
失行	チョキ，OK，ピストル，3本ピース，キツネ	[/5]課題
動作の維持および失行	「目をつぶってください」	[ ]秒・不可
	「舌を出してください」	[ ]秒・不可
遂行機能	Luria の系列(Fist-Edge-Palm)	正答[/6]回
	1回叩いたら2回，2回叩いたら1回叩く† 「1-1-2-1-2-2-2-1-1-2」	間違い[ ]回
	1回叩いたら1回，2回叩いたら叩かない† 「1-1-2-1-2-2-2-1-1-2」	間違い[ ]回
	把握行動†：「私の手を握らないでください」	[可・不可]
語の流暢性	野菜の名前をできるだけたくさん言ってください†	[/]個
概念化	次の2つは，どのような点が似ていますか？† ①バナナとオレンジ（果物），②机と椅子（家具），③チューリップとバラとヒナギク（花）	正答[/3]問
記憶障害	桜・猫・電車*（即時想起）	復唱[/3]点
	100-7は？*（93, 86, 79, 72, 65）	正答[/5]点
	桜・猫・電車*（想起）	想起[/3]点
	1489［順・逆］，53814［順・逆］，8296147［順］	正答[/5]点
言語（発話）	物品の呼称*（時計，鉛筆）	[/2]
	単語の復唱（めがね，靴下，かたつむり）	[/3]
	単文の復唱*「みんなで力を合わせて綱を引きます」	[可・不可]
	絵カードの説明（別紙）	[可・不可]
	発話明瞭度	[1・2・3・4・5]
言語（理解）	物品のポインティング（時計・鉛筆）	[可・不可]
	口頭指示*「右手にこの紙を持ってください。それを半分に折りたたんでください。そして私にください」	[/3]
言語（書字・読字）	自発書字（名前・文章*）	[可・不可]
	書き取り（雨が降る）	[可・不可]
	読解・音読	[可・不可]
視空間認知	線分二等分‡（別紙）	右・左にズレ[ ]cm
	図形模写*（別紙）	[可・不可]

*MMSE, †FAB, ‡SIAS

Reflex

腱反射（SIAS）	[0・1A・1B・2・3]	
病的反射	Rt.	Lt.
Hoffmann	+/-	+/-
Tromner	+/-	+/-
Babinski	+/-	+/-
Chaddock	+/-	+/-
強制把握	+/-	+/-

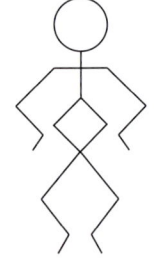

Sensory System

		患側/健側	SIAS
表在覚	U/E	[/10]	[0・1・2・3]
	L/E	[/10]	[0・1・2・3]
深部覚	U/E	[/10]	[0・1・3]
	L/E	[/10]	[0・1・3]
	拇指探し検査	Rt. [正常・1・2・3]	Lt. [正常・1・2・3]
2PD		Rt. [ ]mm	Lt. [ ]mm

(つづく)

表I-29 Rehabilitation Assessment System (RAS)(つづき)

Motor System

SIAS-motor： [_ _] 上肢(膝・口テスト，手指テスト)
[_ _ _] 下肢(股関節屈曲テスト，膝関節伸展テスト，足パットテスト)

Brunnstrom Stage：U/E [　] ― Finger [　] ― L/E [　]

	MMT [0-5]	MAS [0-4]
Deltoid(肩関節外転)*		
Biceps(肘関節屈曲)*		
Triceps		
Wrist extensor		
Wrist flexor		
Interossei		
Flexor digitorum(手指屈曲)*		
Grip strength (kg)	kg	―
Pinch strength (kg)		
3 point pinch	kg	―
2 point tip pinch	kg	―
Iliopsoas(股関節屈曲)*		
Quadriceps femoris		
Hamstrings(膝関節屈曲)*		
Tibialis anterior(足関節背屈)*		
Gastrocnemius		

* Motricity Index

ROM (Range of Motion)

		Rt.	Lt.
Shoulder	Abduction		
	Flexion		
Elbow	Extension		
	Flexion		
Knee	Extension		
Ankle	Dorsiflexion		

Coordination

	Rt.	Lt.
回内外		
DDK		
FNF	Dysmetria [＋/－]	Dysmetria [＋/－]
	Intentional tremor [＋/－]	Intentional tremor [＋/－]
	Decomposition [＋/－]	Decomposition [＋/－]

UE & LE Function

FMA	U/E [　/66]	L/E [　/34]
WMFT	Time [　]秒	FAS [　]
STEF	Rt. [　]点	Lt. [　]点
ARAT	Rt. [　]点	Lt. [　]点
MAL	AOU [　]	QOM [　]

③本章で紹介した評価法の重要な項目を含んでいる。
④高次脳機能障害のスクリーニングとして用いることが可能であり，点数が低い項目については，さらなる追加の評価が必要となる。
⑤MMSEやFABの評価項目を用いており，MMSEやFABへの換算が可能である。

1. RASの使用例

症例（表I-30）

①患者の状態によって評価できない項目がある場合，その項目については評価を行う必要はない。しかし，評価できなかった理由（麻痺側，意識の状態など）について記載しておくことが大切である。

②高次脳機能障害の評価について，結果を認知機能検査〔Mini-Mental State Examination（MMSE）〕や前頭葉機能検査（Frontal Assessment Battery；FAB）に換算することも可能である。また，徒手筋力検査（Manual Muscle Testing；MMT）の結果をSIASやMotricity Indexに併用することも可能である。このように，RASは行った評価の結果を他の評価法へ代用できるように工夫している（表I-31〜36）。

表I-30 症例

年齢：80歳代
性別：女性
診断名：右被殻出血
機能障害：左片麻痺
現病歴：X年8月10日
　　　　自宅にて突然意識消失し，転倒。
　　　　H病院に緊急搬送され，頭部CT撮影の結果，右被殻出血が認められ入院。
既往歴：高血圧，糖尿病
リハビリテーション科初診日：X年8月12日
意識レベル：JCS I-2（見当識障害がある）

表I-31　RASの使用例①

高次脳機能

評価項目		回答
見当識	あなたの名前，年齢は？	正答（ 2 /2）問
	今日は，何日/年/季節/曜日/月ですか？	正答（ 4 /5）問
	ここは，都道府県/市/施設名/階/地方ですか？	正答（ 4 /5）問
失行	⊙チョキ，⊙OKサイン，⊙ピストル，⊙3本ピース，キツネ	（ 4 /5）課題
動作の維持および失行	「目をつぶってください」OK	（ 2 ）秒・不可
	「舌を出してください」OK	（ 2 ）秒・不可
遂行機能	Luriaの系列（First-Edge-Palm）すべてOK	正答（ 6 /6）問
	1回叩いたら2回，2回叩いたら1回叩く 「1-1-2-1-2-2-2-1-1-2」	間違い（ 4 ）回
	1回叩いたら1回，2回叩いたら叩かない 「1-1-2-1-2-2-2-1-1-2」	間違い（　　）回
語の流暢性	野菜の名前をできるだけたくさん言ってください。	（計 7 ）個
概念化	次の2つは，どのような点が似ていますか？ ①バナナとオレンジ（果物） ②机と椅子（家具） ③チューリップとバラとヒナギク（花）	正答（ 2 /3）問

表I-32　RASの使用例②

高次脳機能

記憶障害	桜・猫・電車（即時想起）	復唱（3/3）点
	100 − 7は？（93，86，79，72，65）	正答（3/5）点
	桜・猫・電車（想起）	復唱（3/3）点
	1489[順・逆]，53814[順・逆]，8296147[順]	正答（1/5）点
発話 （発話）	物品の呼称（時計，鉛筆）	[2 /2]
	単語の復唱（例：めがね，靴下，かたつむり）	[1 /3]
	単文の復唱「みんなで力を合わせて綱を引きます」	⊙可・不可
	絵カードの説明（別紙）	⊙可・不可
	発話明瞭度	[1・②・3・4・5]
言語 （理解）	物品のポインティング（時計・鉛筆）	⊙可・不可
	口頭指示「右手にこの紙を持ってください。それを半分に折り畳んでください。そして私にください」	[2 /3]
言語 （書字・読字）	自発書字（名前・文章）	⊙可・不可
	書き取り（例：雨が降る）	⊙可・不可
	読解・音読	[可・⊙不可]
視空間認知	線分二等分（別紙）	⊙右・左にズレ（ 4 ）cm
	図形模写（別紙）	[可・⊙不可]

ポイント：高次脳機能検査の結果を認知機能検査（MMSE）や前頭葉機能検査（FAB），脳卒中機能障害評価法（SIAS）に換算することも可能

表I-33 RAS の使用例③

Reflex

腱反射(SIAS)	[0・1A・1B・2・③]	
病的反射	Rt.	Lt.
Hoffmann	+/⊖	+/⊖
Tromner	+/⊖	+/⊖
Babinski	+/⊖	+/⊖
Chaddock	+/⊖	+/⊖

Sensory System

		患側/健側	SIAS
表在覚	U/E	[4 /10]	[0・①・2・3]
	L/E	[6 /10]	[0・①・2・3]
深部覚	U/E	[2 /10]	[0・1・③]
	L/E	[3 /10]	[0・1・③]
	母指探し検査	Rt.[正常・①・2・3]	Lt.[正常・1・2・③]
2PD		Rt. 手指 15 mm　Lt. 手指 30 mm	

（左麻痺のため評価できず）

Motor System
SIAS-motor：
```
[ 0   0 ]
[ 2 2 2 ]
```
上肢(膝・口テスト, 手指テスト)
下肢(股関節屈曲テスト, 膝関節伸展テスト, 足パットテスト)

Brunnstrom Stage：U/E[2] – Finger[1] – L/E[3]

表I-34 RAS の使用例④

ポイント：MMT の結果を SIAS や Motricity Index に併用することが可能

Motor System

	MMT (0-5)	MAS (0-4)
Deltoid(肩関節外転)	Rt/Lt 3/0	
Biceps(肘関節屈曲)	Rt/Lt 4/0	0
Triceps	Rt/Lt 4/0	
Wrist extensor	Rt/Lt 4/0	0
Wrist flexor		0
Interrossei	Rt/Lt 3/0	
Flexor digitorum(手指屈曲)	Rt/Lt 4/0	
Grip strength(kg)	Rt 10 kg, Lt 0 kg	—
Pinch strength (kg)		—
3 point pinch	Rt 5.0 kg, Lt 0 kg	—
2 pont tip pinch	Rt 4.0 kg, Lt 0 kg	—
Iliopsoas(股関節屈曲)	Rt/Lt 3/2	0
Quadriceps	Rt/Lt 3/2	
Hamstrings(膝関節屈曲)	Rt/Lt 3/2	
Tibialis anterior(足関節背屈)	Rt/Lt 3/1	0
Gastrocnemius	Rt/Lt 2/1	

第10章 Rehabilitation Assessment System (RAS)

表I-35　RASの使用例⑤

ROM (Range of motion)

		Rt	Lt
Shoulder	Abduction	120	105
	Flexion	120	110
Elbow	Extension	0	−30
	Flexion	145	145
Knee	Extension	0	0
Ankle	Dorsiflexion	10	10

ポイント：評価できない項目については省略することも可能。なぜ評価できなかったのか簡単に記載しておくとよい。

Coordination

	Rt.	Lt.
回内	DDK [+ /⊖]	DDK [+ / −]
FNF	Dysmetria [+ /⊖]	Dysmetria [+ / −]
	Intentional tremor [+ /⊖]	Intentional tremor [+ / −]
	Decomposition [+ /⊖]	Decomposition [+ / −]

左麻痺のため評価できず

UE & LE Function

FMA	UE (64 /66)	LE (2 /34)
WMFT	Time (268.4/15　17.8) 秒	FAS (4.5)
MAL	AOU (3/15　0.2)	QOM (5/14　0.35)
STEF	Rt.[66 点]	Lt.[― 点]
ARAT	Rt.[57 点]	Lt.[― 点]

表I-36　RASの使用例⑥

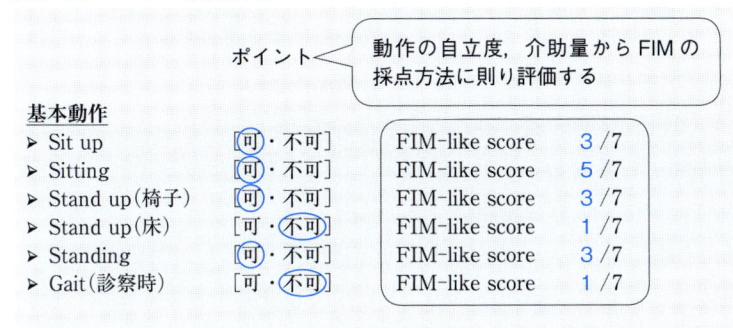

ポイント：動作の自立度，介助量からFIMの採点方法に則り評価する

基本動作

- Sit up　　　　　　[可]・不可　　FIM-like score　3 /7
- Sitting　　　　　　[可]・不可　　FIM-like score　5 /7
- Stand up (椅子)　　[可]・不可　　FIM-like score　3 /7
- Stand up (床)　　　可・[不可]　　FIM-like score　1 /7
- Standing　　　　　[可]・不可　　FIM-like score　3 /7
- Gait (診察時)　　　可・[不可]　　FIM-like score　1 /7

ADL

- Modified Rankin scale
0 ― 全く症状なし
1 ― 何らかの症状はあるが障害はない：通常の仕事や活動は全て行える
2 ― 軽微な障害：これまでの活動の全てはできないが身の回りのことは援助なしでできる
3 ― 中等度の障害：何らかの援助を要するが援助なしで歩行できる
④ ― 中等度から重度の障害：援助なしでは歩行できず，身のまわりのこともできない
5 ― 重度の障害：ねたきり，失禁，全面的な介護
6 ― 死亡

- FIM　(30 / 126点)

〔道免和久，髙橋香代子，髻谷　満〕

第11章 機能評価研究のめざすべき方向

1 機能評価研究の重要性

　第Ⅰ部でこれまで述べてきたように，脳卒中患者のリハビリテーション（以下リハ）についてさまざまな議論をするとき，機能評価そのものの議論を避けて通ることはできない．たとえば，改訂長谷川式簡易知能評価スケール（HDS-R）0点，FIMすべて1点で，拘縮著明といったいわゆる寝たきり患者のリハでは，点数に変化がみられないことは多い．しかし，もしかするとこれは，患者にとって機能評価の難易度が高すぎるための flooring effect（床効果）であるかもしれない．寝たきりで変化がないように思える場合でも，声かけに対する反応や非言語的な意思疎通の改善など「床下」の部分での改善は実際に起こっていることに気づく．逆に，FIM，SIAS がほぼ満点の患者のリハを依頼されたときに，「軽症」すぎて何もすることがない，と断じることはできない．これは，いわゆる ceiling effect（天井効果）であって，「天井の上」を評価するような方法を導入すれば，何をすべきかに気づくことができる．
　つまり，機能評価は道具にすぎないので，まずデータありきではなく，実際に臨床力をもって患者をしっかり観察することが重要である．データの改善だけを目的としたり，データ以外は無関係，というリハは，検査データしかみない一部の未熟な内科医と同様に信頼されないであろう．目に見えている現象をできるだけ客観的に記述できるような機能評価がないか，どうすれば記述できるかを常に検討する発想が重要である．

2 機能評価の普及度

　次に，研究とは離れるようであるが，機能評価を導入するにあたって無視できない要因は，その普及度である．評価法は共通言語になりうるという考えかたからすれば，より普及している方法を用いるのがよい．また，世界共通の評価法を使って研究を発表すれば，世界的なインパクトも大きい．しかし，最良の評価法が最も普及しているとは限らない．評価法の利点，欠点，簡便性，普及度など常に trade off の関係があり，

どれを優先させるかはその都度深く検討すべきである。

患者を観察していて，その障害を記述できる機能評価がなければ，自分で作成することも考える（59～68頁参照）。そのような見かたは臨床能力を向上させるであろう。評価法があって臨床事象が起こるのではなく，目の前の臨床事象を記述するために評価法が存在するのであり，存在しなければ評価法自体の作成を検討することは自然な考えかたであろう。新しい評価法を作成したら，その信頼性と妥当性，感度や特異度など，すでに述べた要素について，しっかりと検討し，論文の形で公表すべきである。

日本にはない評価法で適切な方法があった場合，過去においてはしっかりと英文を邦訳して吟味すればそれで日本語版が完成した。しかし，現在はWMFT（Wolf Motor Function Test）やMAL（Motor Activity Log）で行ったような逆翻訳法を用いて，原版と日本語版が全く同一であることを保証する方法が一般的である（付録⇒263～266頁参照）。その際，翻訳の知的所有権に配慮して，原著者などの了承を得ることはいうまでもない。

3 機能評価研究の方向性

第Ⅰ部の締めくくりとして，機能評価研究の方向性について私見を述べる。図Ⅰ-32のように，臨床上の諸現象について真実があって，そのなかに臨床家に見えてい

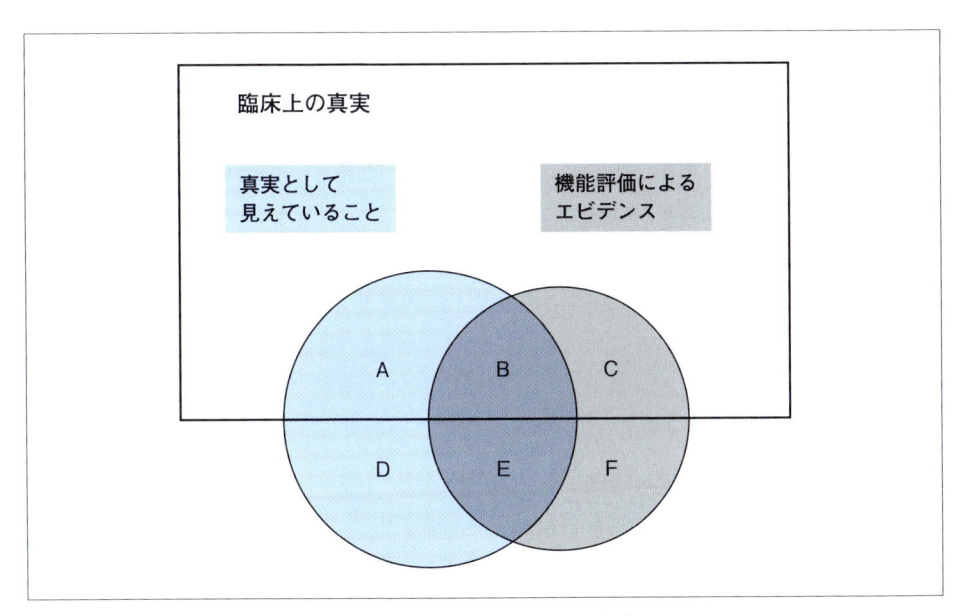

図Ⅰ-32　エビデンスを確立するための機能評価の役割の考察
A：臨床家に見えている真実だがエビデンスがない。
B：臨床家に見えている真実でエビデンスがある。
C：臨床家には見えていない真実だがエビデンスがある。
D：真実ではなくエビデンスもないが臨床家が信じてしまっている。
E：真実でないのに，臨床家は正しいと信じてしまい，データの上ではエビデンスが確立してしまっている。
F：真実ではないし，臨床家も信じていないが，データ上のエビデンスが確立してしまっている。

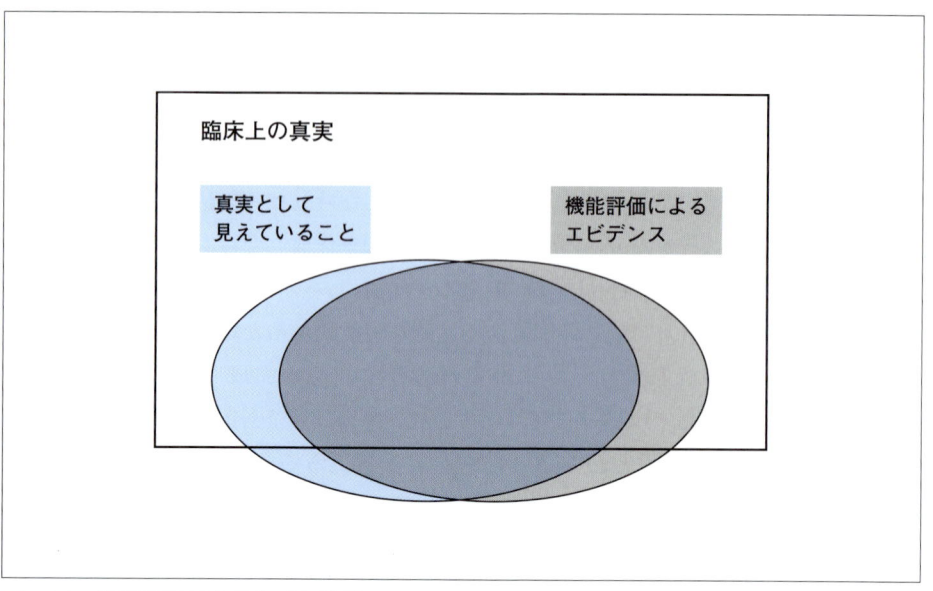

図Ⅰ-33 機能評価がめざすべき状態
図Ⅰ-32のBの部分が大きくなった状態が望ましい。すなわち、臨床上の真実をより多く見る臨床力があり、そのほとんどが適切な機能評価によってエビデンスが確立している状態。このような状態をめざすためには、機能評価の進化が欠かせない。

ることと、機能評価によってデータ化されエビデンスになっている部分がそれぞれ存在していると考える。臨床上の諸現象には真実でないことも数多く存在するので、太線で囲った四角の外側はそれに相当する。ここで、円で囲まれたそれぞれの領域について考察する。Aの領域は、臨床家には見えている真実だが、エビデンスがない状態に相当する。このような事象は最優先して機能評価によってデータを収集し、エビデンスを確立すべきということになる。Bの領域は、臨床家に見えている真実ですでにエビデンスが確立している理想的な状態である。いわゆるEBM（evidence-based medicine）に相当するので、この部分をできるだけ大きくすることが望ましい。一方、さまざまな臨床研究を進めるうちに、臨床家には見えていなかった意外な事実がデータとして示されることがある。これがCの領域に相当する。ネガティブデータからの新たな発見なども含まれる。機能評価を用いた研究の効用ともいえる。

さらに、臨床的には真実でない範囲についても考察する。Dの領域は、真実ではなくエビデンスもないが、臨床家が信じてしまっている事象に相当する。実はこの領域は臨床的にはかなり広いのではないだろうか。かつて言われていた、脳卒中になったら相当の期間、頭部を挙上してはいけない、といったリハ慎重論もここに含まれる。Eの領域は、臨床家は正しいと信じてしまい、データ上ではエビデンスが確立してしまっているが、実際には真実ではない状態である。現実的にはこのような領域は想定しにくいかもしれないが、EBMを鵜呑みにせず、常に疑ってかかる姿勢につながる。この種の疑問を持ち続け、EBMを見直すことは科学的にも臨床的にも重要である。最後にFの領域は、真実ではなく、臨床家も信じていないが、データ上のエビデン

スが確立してしまっている状態である．臨床家が信じていなければ，この領域は放置されずに，実際には機能評価の再検討などが始まっているはずである．

　以上，それぞれの領域について解説したが，理想としての機能評価はどの状態をめざせばよいであろうか．その答えを図I-33に示す．読者の推察の通り，図I-32のBの部分が大きくなった状態が望ましい．すなわち，臨床上の真実を臨床家自身がより多く見透す臨床力を養い，見える範囲を広げること，そしてそのほとんどが適切な機能評価によってエビデンスとして確立している状態である．このような状態をめざすために最も重要なことは，何をどう評価すべきであるかという機能評価の問題である．機能評価を進化・発展させることは，直接的に理想的な状態に近づくことにつながる．それだけではなく，機能評価について深く考察することによって，逆に臨床的に多角的に深く診る臨床力が養われる．前述したCI療法と機能評価の考察はその好例である．機能評価は単なる物差しだけの問題ではない．リハの本質とその発展に関わる最重要問題なのである．そして，その応用例として臨床上最も重視されるテーマが，次の第II部にまとめた「予後予測」である．

（道免和久）

II

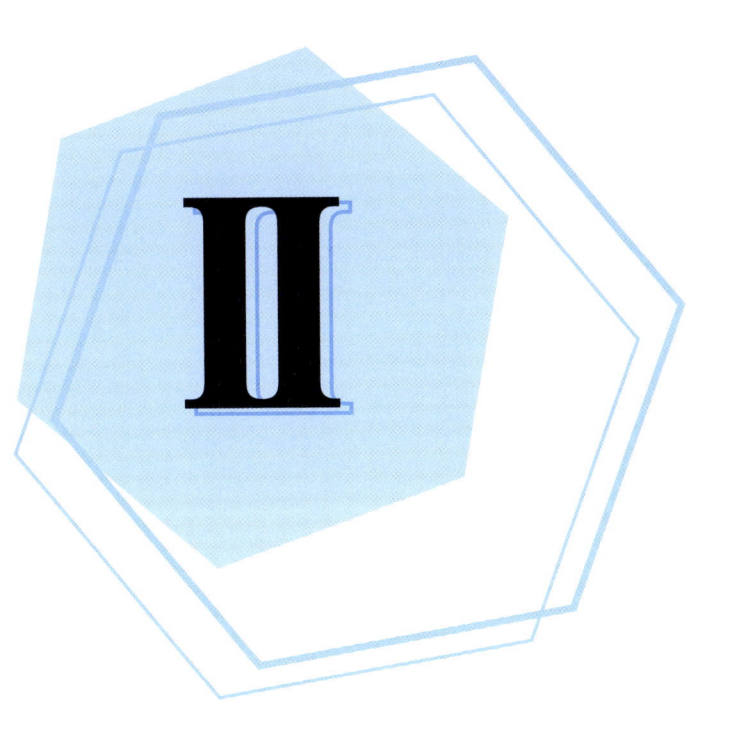

脳卒中機能予後予測

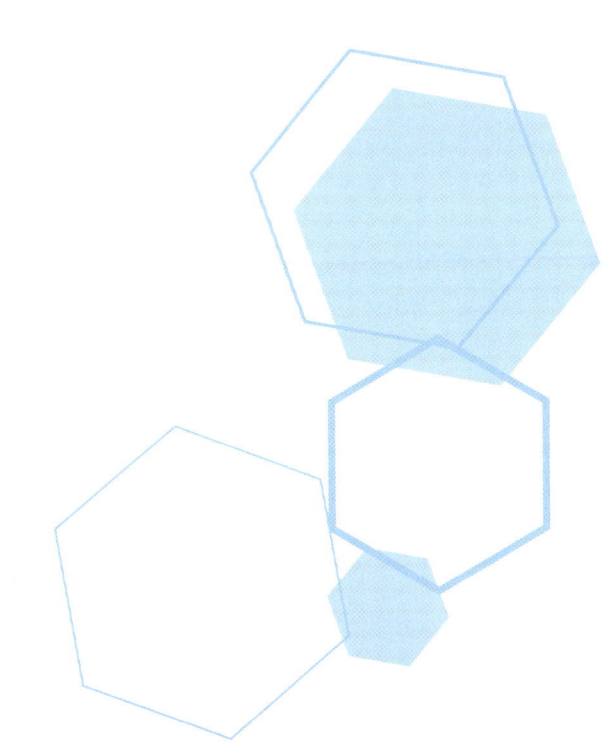

第1章 予後予測総論

1 予後予測の必要性

脳卒中治療ガイドライン2009[1])において脳卒中予後予測の必要性が述べられ，比較的高い推奨レベル(グレードB：行うよう勧められる)が与えられている(表Ⅱ-1)。これはリハビリテーション(以下リハ)を開始するにあたって，チーム内でゴール設定を共有し，リハのプログラムを設定するために必須である。このため個人の主観や経験論のみではなく，科学的根拠に基づいた予後予測をすることが好ましい。

また患者や家族に対する情報提供においても適切な予後予測が必要である。脳卒中急性期における生命の危機を脱した患者および家族の次の不安はどれだけ後遺症が残るかということである。ここで求められることには，歩行ができるのか，上肢は使用できるようになるのか，排泄は自立できるのか，などがある。これらは患者が社会復帰するにあたり，本人や家族にとって大変重要な情報となる。

そして今後高齢化の進行とともに脳卒中患者の数も増加することが予想される。しかし病床数は限られたものであり，特に回復期リハ病棟は地域による偏在も大きく，大幅に回復期リハ病棟が不足している地域も存在する。このため病床は有効に活用する必要がある。限られたリハ資源の有効な活用のためには，回復の可能性が高い患者に，より優先的にこれらの資源を配分する必要がある。このため回復の可能性の高い群に資源を配分せざるをえない。この際にも機能回復の予後予測は必要となる。

表Ⅱ-1 脳卒中治療ガイドライン2009における予後予測の推奨

- リハビリテーションプログラムを実施する際，ADL，機能障害，患者属性，併存疾患，社会的背景などをもとに機能予測，在院日数，転帰先を予測し参考にすることが勧められる(グレードB)。
- すでに検証の行われている予測手段を用いることが望ましく，その予測精度，適用の限界を理解しながら使用すべきである(グレードB)。
- 予後予測による目標の設定（短期ゴール，長期ゴール），適切なリハプログラムの立案，必要な入院期間の設定などを行い，リハチームにより，包括的にアプローチすることが勧められる(グレードB)。

予後予測の必要性がグレードBで推奨されている。
〔篠原幸人，小川　彰，鈴木則宏，他(編)：脳卒中治療ガイドライン2009．p281, 289, 共和企画, 2009より抜粋〕

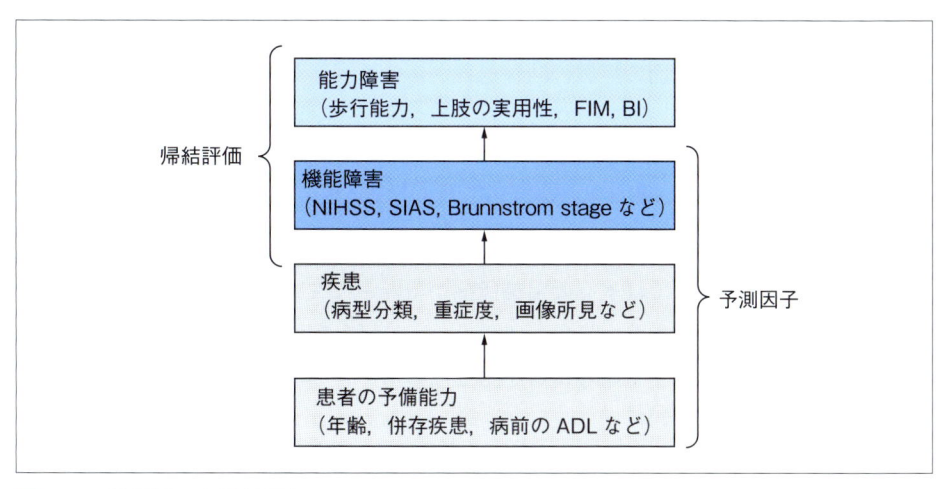

```
              ┌─ 能力障害
              │  （歩行能力，上肢の実用性，FIM, BI）
       帰結評価┤
              │  機能障害
              └─ （NIHSS, SIAS, Brunnstrom stage など）
                      ↑
                 疾患
                 （病型分類，重症度，画像所見など）       予測因子
                      ↑
                 患者の予備能力
                 （年齢，併存疾患，病前の ADL など）
```

図Ⅱ-1　予測因子と帰結評価
予後予測をする際には何を，何から予測するかを考える必要がある。ここで予測する際に用いる情報を予測因子，結果を表すものを帰結評価と表現する。予測因子としては疾患や年齢や併存疾患などの患者のさまざまな背景が挙げられる。帰結評価としては機能障害や能力障害の程度が求められることが多い(略語は本文参照)。

リハに携わる医療従事者は主な疾患に関する予後予測方法を知り，それを臨床に応用できる能力をもっている必要がある。

2 予後予測の方法

予後予測をする際には何を，何から予測するかを考える必要がある。ここで予測する際に用いる情報を予測因子，結果を表すものを帰結評価と表現する(図Ⅱ-1)。

予測因子には多くのものがあるが，予後を予測するうえで重要な情報は大きく分けて疾患の重症度と患者の予備能力であると考えられる。疾患の重症度は脳卒中の場合では，National Institute of Health Stroke Scale(NIHSS)や Stroke Impairment Assessment Set (SIAS) などの臨床所見と画像所見などが挙げられる。患者の予備能力は年齢，併存疾患，発症前の日常生活活動(activities of daily living；ADL)などが重要である。

帰結評価では，麻痺や歩行能力の改善の予測をまず想像すると思われる。しかし実際にはこれらのみでなく，失語症や嚥下障害などの機能予後も重要である。また機能障害の予測のみでなく，在院日数の予測，退院先の予測，合併症発生，生命予後の予測も必要である。そしてそれぞれに入院中，退院時点での短期的予測，退院後の生活を想定した長期的予測が必要である。

また下肢麻痺では歩行に装具が必要となる症例も少なくない。装具が必要な症例では適切な時期から装具での歩行訓練を開始する必要がある。装具の必要性，リハの終了時期を考慮した適切な装具着用開始時期も予測にあたっては重要である。

実際に予後を予測する方法としては，従来の帰結研究を実際の症例に当てはめ，そ

こから予測を行う方法と，個別の症例の回復過程から将来の回復を予想する方法がある。個別の症例の回復過程からの予測としては患者の回復傾向を参考とすることが多い。

1. 過去の帰結研究からの予測

　予後予測方法の代表的な方法としては，過去の帰結研究の応用がある。特に脳卒中においては多くの帰結研究が報告されているため，応用は他の疾患と比較して比較的容易である。自分が予測したい症例と類似した対象症例が含まれる帰結研究に，その予測因子となる情報を当てはめることによって予後を予測することが可能となる。

　一部の研究ではフローチャートやスコア化しているものがある。これらは臨床に応用しやすいというメリットがある。その他の帰結研究では帰結に与える影響の強さをロジスティック回帰分析からオッズ比（odds raito；OR）を求めることで表現しているものや，重回帰分析で標準化偏回帰係数を求めているものがある。これらの数値はいずれも数字が大きいほど予後に与える影響が強い予測因子であると評価することができる。これらを参考として重要な予測因子をいくつか評価することより総合的に予後を予測することが可能となる。

2. トレンドからの予測

　過去の改善過程から将来を予測する方法である。リハの実施にあたっては，定期的に機能評価を実施しているものと思われる。この過去の経過が上昇傾向であれば今後も上昇を続けると予想し，横ばいの状態であれば今後もあまり機能向上は見込めないプラトーの状態と予想する。脳卒中後の機能回復の具体的な内容については後述するが，発症から1か月程度は比較的良好な回復を示し，その後はやや緩徐な回復となる。3～6か月以降の回復はごくわずかとなり，プラトーに近づくことが多い。このため一般的には図Ⅱ-2のような回復カーブを描くことが多い。これをイメージすることにより発症からの時間と今までの回復過程から将来の回復を予想することが可能である。ただし以下に述べるように，この回復過程に準じない症例もあるため，すべての症例をこれに当てはめることはできない。

3. 予後予測が難しいケース

　従来の帰結研究の大部分は初発の大脳病変の脳梗塞・脳出血を対象としているものがほとんどである。このため，それ以外の病巣である脳幹，小脳病変の予測や，くも膜下出血などの異なる病型のもの，再発症例の帰結研究からの情報は非常に乏しいものである。

　そして急性期に重度の合併症を生じていた患者や，意識障害が遷延した患者，急性期に十分なリハを受けていなかった患者の予後予測も従来の研究からの予測は不可能である。また若年者や，高齢者でも病前の活動性が高かった症例では予想を上回る改善が得られることもある。これらの場合，図Ⅱ-2に示した一般的な回復カーブを参

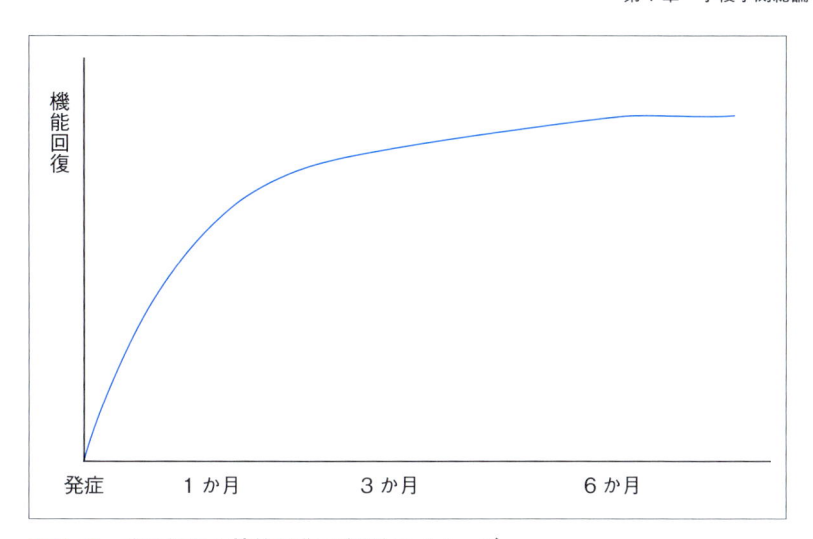

図Ⅱ-2　時間経過と機能回復の経過のイメージ
脳卒中の帰結研究の多くでこのような回復カーブが示されている。発症から早期ほど回復は良好であり，時間の経過とともに回復は緩徐となる。3～6か月程度でプラトーになることが多い。

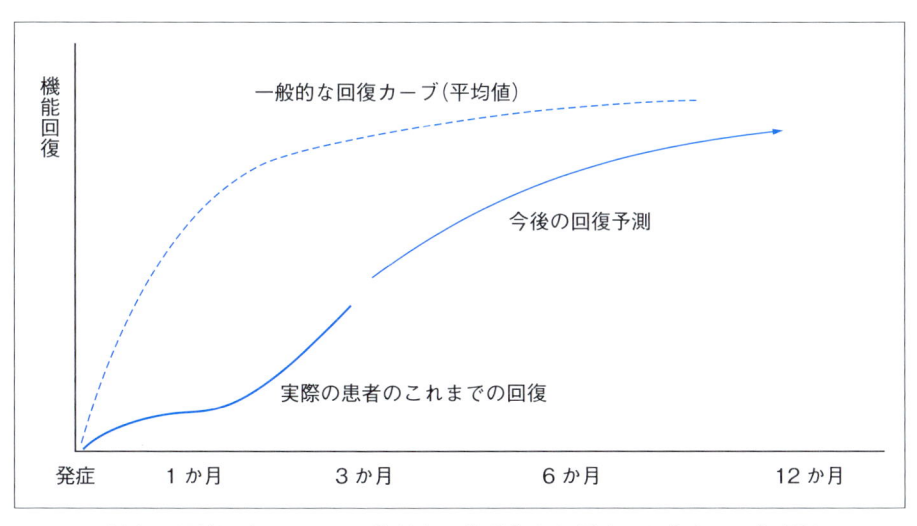

図Ⅱ-3　従来の帰結研究における平均的な回復過程と予測すべき患者の回復過程
点線は平均的な回復カーブの例である。下に示した線は実際の患者の回復カーブの例である。急性期に意識障害が重度であった症例や，合併症のためリハが進みにくかった症例などでみられることがある。このような患者に，従来の平均的回復カーブをもって「もうすぐプラトーです」と判断するのは問題である。自分の目の前の患者の回復過程を重視して予後を予測する必要がある。

考として，今までの回復過程やその他の予測因子を含めて総合的な判断をする必要がある（図Ⅱ-3）。ここには多分に主観的判断が必要とされ，臨床家としての経験が大きな影響を与えることとなる。

　これらの限界をよく知ったうえで将来の予測を立てる必要がある。無理に異なる病巣や病型の予測モデルを適合することで誤ったゴール設定が立てられることのないように注意を払う必要がある。

3 既存の帰結研究を臨床応用することの限界

前述したように脳卒中の帰結調査は数多くなされており，臨床で脳卒中の予後予測を行うにあたっても，これらを活用することとなる．しかし既存の帰結調査にはさまざまな問題があり（表Ⅱ-2）[2]，これをそのまま個別の患者に当てはめることで問題を生じることもある．予後予測を行うにあたって，この限界については知っておく必要がある．特に予後を過小評価することにより，改善する余地のある患者が十分なリハを受けることができず，機能改善が不良となる場合も生じうる．これはリハ医療に従事するものとして避けなければならない．

最大の問題は予測モデルの再現性である．患者の年齢や病型の偏り，発症からの経過日数など背景が異なる場合，その予測精度は大幅に変化することがある．特に急性期病院での予測とリハ病院での予測では予測因子の評価時期が大幅に異なるため，予測精度は大幅に変動することが予想される．

帰結調査の対象としている病型や病巣に大きな偏りがあることも知っておく必要がある．既存の脳卒中帰結研究の大部分はテント上の初発の脳梗塞や脳出血を対象としているものである．テント下病変やくも膜下出血を対象とした研究は数少なく，臨床で実用的に使用できるものはほとんど報告されていない．また再発例，特に両側障害例は機能予後が不良なことが多く，既存の予測モデルの適応は困難である．病型が異なる症例を既存の予測モデルに当てはめた場合，予測精度は大幅に低下することとなる．

また単施設の症例での調査ではサンプルに偏りがあり，他の施設の症例にそれを当てはめることで予測精度が大幅に低下することがある．したがってより普遍的な予測法を確立するためには，多くの施設から偏りのないサンプルを収集する必要がある．このため海外の質の高い研究では多施設共同研究が実施されている場合や，コミュニティ全体を巻き込んだ研究が行われている場合がある．代表的なものは後述するCopenhagen Stroke Studyである．わが国では久山町研究が有名であり，多くの研究結果を報告している．

表Ⅱ-2　従来の予後研究の問題点

- 研究対象の選択基準および対象者の特徴の詳細な記載が不足
- 信頼性および妥当性が確認され，標準化された尺度が利用されていない
- データ収集の時期および方法を含めた研究のデザインの記載が不足
- 訓練の頻度，内容などの治療的介入の情報の不足
- データ解析に用いられる統計的手法が不適切
- 交差妥当性の検討および他施設での検討が不十分

従来の帰結研究をそのまま自施設の症例に当てはめるにはいくつかの問題がある．これらの限界を知ったうえで使用する必要がある．
〔千野直一（編）：脳卒中患者の機能評価—SIASとFIMの実際．pp99-111，シュプリンガー・フェアラーク東京，1997より〕

既存の研究に用いられている評価法にもいくつかの限界がある。既存の大規模研究の多くは帰結評価がRankin Scaleなど大まかな評価尺度が用いられている。このためリハのゴール設定として使用するには情報が不十分である。機能的自立度評価法（Functional Independence Measure；FIM）やBarthel Indexのような比較的感度の高い評価法であっても，これらには天井効果があるため評価しきれていない部分がある。

　さらに訓練に対する意欲や性格などはリハの効率に大きな影響を与える。しかしこれらは数値化することが難しく，研究の対象としにくい。これらの因子は実際に患者のリハ場面を観察して，その印象をもとに臨床経験から予測することとなる。

　また，リハの提供体制が与える影響も無視できない。近年は365日リハ体制が普及しているため，リハの提供単位数による影響も考慮する必要がある。さらに近年では血栓溶解療法の普及や手術技術，そして合併症管理の質の向上に伴い，脳卒中症例の機能予後が大幅に改善している。これらのことから脳卒中の機能予後は以前と比較して改善しているものと考えられる。このため現状に見合った新しい帰結調査が必要である。

4　帰結研究に用いられる研究デザイン

　既存の帰結研究を臨床に応用するにあたり，その研究の対象としているサンプル群や治療環境，研究の質を吟味することが重要である。

　帰結研究では一般的にコホート研究（cohort study）が用いられる。これは予測因子と帰結の関係を分析する目的で，研究対象者の群を一定期間にわたって追跡する研究であり，実験的介入は実施されない。コホートを設定する時期により，前向き（prospective）と後ろ向き（retrospective）の2つに分かれる。

　前向きコホート研究では結果が発生する前にコホートが設定されるため，必要な因子を正確に，かつ欠損値を少なくすることが可能である。ただし，研究を開始した時点からの新規患者が対象となるため，症例数を増やすためには長期間を要するという欠点がある。

　後ろ向きコホート研究では結果が発生した後にコホートが設定される。このため，過去の診療録を使用して調査することが可能であり，サンプル数を多くすることが可能である。ただし，前向きコホートと異なり，すべての測定が過去に終了しているために欠損値が多くなりがちであり，評価の測定時期も一定できない。このため，前向きコホートと比較すると，データの質を保つことが難しい。

　研究を始めるにあたっては，対象群の選定や評価時期および評価方法の決定などが重要である。今までに脳卒中に関する多くの帰結研究がなされているが，いくつかの問題点があるため，新しい治療方法の有効性を比較検討することや，複数の研究によるメタ解析を行うことは困難である。

　これらの問題点を解消し，データの共有を可能とするためには高い互換性を持つ標

準的な研究デザインが必要となる。1990年にSymposium Recommendations for Methodology in Stroke Outcome Researchが行われ，脳卒中予後研究における方法論に対する提言がなされている（表Ⅱ-3）[3]。

同様に日本リハビリテーション医学会の「臨床研究・調査のためのガイドライン策定委員会」では，脳卒中に関する帰結調査を実施するにあたって，推奨される調査項目を設定している（表Ⅱ-4）[4]。今後帰結調査を実施する際には他の研究との比較やメタ解析なども可能となるよう，こういった標準的なデザインを参考とすることが好ましい。現在「臨床研究・調査のためのガイドライン策定委員会」は「データマネジメント特別委員会」として継続して活動している。ここでは脳卒中などの代表的な疾患の共用データベースの開発および管理をしており，学会として質の高いデータ蓄積を目指している。蓄積されるデータを標準化することで症例数の少ない疾患や障害に対する帰結研究もデータの共有が可能となり，症例の蓄積により後からメタ解析や系統的レビューなどによる質の高い帰結研究を実施することが可能となる。

表Ⅱ-3 Symposium Recommendations for Methodology in Stroke Outcome Researchによる推奨評価項目

	Symposium Recommendation	説明
1	Timing	発症後日数を調査する
2	Laterality	脳卒中の病巣部位を調査する（右/左）
3	Imaging	同一研究内においては画像診断方法を統一する（CT/MRI）
4	Number of Strokes	脳卒中の回数を調査する（初回発症に限定）
5	Classifications of Stroke Impairment	病型および病巣部位により分類する（病型：脳梗塞/脳出血/SAH，病巣：テント上/脳幹・小脳）
6	Time Intervals for Sequential Observations	評価を行う時期 （発症時，3，6，12か月後が好ましい） （介入研究では0，1，2，4，6週で行うことが好ましい）
7	Choice of Disability Scales	セルフケア，移動，排泄のコントロール，コミュニケーション，認知・行動の評価が必要
8	Disability Assessment Based on Performance	能力でなく，実際に行っていることを評価する
9	Disability Should Be Related to Specific Impairments	能力低下は特定の機能障害と関連づける必要がある
10	Disability Outcome Variables in Stroke	帰結には生存率，居住先，居住状況，ADLの変化，IADLの変化，社会的機能の変化，ヘルスケア資源の利用，生活の満足度，労働能力を含む必要がある
11	Synthesis of Research Literature on Stroke Handicap	社会的不利に関する研究を総合的に分析する必要がある
12	Development of New Research Instruments for the Study of Stroke Handicap	脳卒中の社会的不利を研究するための新しい尺度が必要である
13	Context of Stroke Handicap	社会的不利の背景を含む必要がある
14	Handicap Before and After Stroke	脳卒中前後の社会的不利を評価する

〔Task Force on Stroke Impairment, Task Force on Stroke Disability, Task Force on Stroke Handicap：Symposium recommendations for methodology in stroke outcome research. *Stroke* 21：68-73, 1990より改変〕

Hendricksら[5]は脳卒中の帰結研究の系統的レビューを行っている。これらの研究を相互比較するための基準を満たしていたのは，検索された文献174件のうち，14件のみであったとしている。それぞれの研究デザインの質の評価を表Ⅱ-5に示す方法で行っている。そこでは内的妥当性，外的妥当性，統計学的妥当性の3つのカテゴリーにおいて18項目から構成される評価を実施している。既存の帰結研究の質を評価するにあたり，こういった項目を参考にできる。

表Ⅱ-4 脳卒中帰結研究において評価するべき項目

患者基本情報	性別，年齢 発症前，ADLが自立していたか否か 脳卒中の病型（脳梗塞，脳出血，くも膜下出血） 脳卒中の病巣部位（右/左）（テント上/脳幹・小脳） 発症後日数 半側視空間無視の有無 失語症の有無
リハ内容	訓練量：週あたりのPT，OT，ST単位数または施行時間数 入院日数ないしは訓練期間 包括的なリハプログラムか特異的なリハプロトコールか 介入研究の際は，介入内容を備考に記載 リハを完了したのか，リハ途中での終了か
リハ帰結	入退院時のADL評価としてFIMまたはBarthel Indexを評価する 可能であれば入退院時のBrunnstrom Stageなどの機能障害評価も行う もう一つの指標として転帰先を記載することが望ましい

日本リハビリテーション医学会の臨床研究・調査のためのガイドライン策定委員会により作成されている。
〔日本リハビリテーション医学会 臨床研究・調査のためのガイドライン策定委員会：「脳卒中に関する臨床研究・調査のためのガイドライン」について．(http://www.jarm.or.jp/member/member_news_20090210-1.html)より〕

表Ⅱ-5 Hendricksらのレビューで使用された研究の質の評価項目

内的妥当性 (internal validity)	1. 90%以上の症例に対してCTもしくはMRIで診断を確定していること 2. 発症1週間以内に症例が登録されていること 3. 予測因子を標準化された方法で評価していること 4. 機能予後を標準化された方法で評価していること 5. 観察期間中に測定が繰り返し行われていること 6. 脳卒中のタイプ，くも膜下出血，再発脳卒中について対象の同一性やサブグループ解析が行われていること 7. 初期の障害や脳卒中の重症度について対象の同一性やサブグループ解析が行われていること 8. 最低3か月間は経過観察されていること 9. 経過観察の欠損症例が20%未満であること 10. 経過観察の欠損症例の傾向が記載されていること 11. 経過観察の欠損を生じないようにする十分な管理がなされていること
外的妥当性 (external validity)	12. 病院もしくはコミュニティに基づいた調査であること 13. inclusion criteriaとexclusion criteriaが明確となっていること 14. 年齢，性別，併存疾患を含む基本的情報が記載されていること
統計学的妥当性 (statistical validity)	15. 統計処理方法が記載されていること 16. 十分なサンプルサイズがあること 17. 可能であれば交絡因子が統計的に処理されていること 18. デザインに応じた適切な統計手法が用いられていること

既存の脳卒中帰結研究の質を評価するにあたり，参考とすることができる。
(Hendricks HT, Limbeek J, Geurts AC, et al：Motor recovery after stroke：a systematic review of the literature. *Arch Phys Med Rehabil* 83：1629-1637, 2002より)

5 帰結研究に使用される統計用語と手法

近年は統計ソフトが安価となり，個人でも比較的容易に使用することが可能となってきた。これにより市販の統計ソフトを使用して多変量解析を用いた帰結研究が多くみられるようになった。ここでは既存の帰結研究を解釈する際や，新規に帰結研究を計画する際に必要となる基本的な統計学的事項を紹介する。

1. 独立変数と従属変数，変数のタイプ

帰結である結果を表す変数を従属変数，その結果を説明する変数（予測因子：予測するために使用する変数）を独立変数と呼ぶ。独立変数は説明変数，従属変数は目的変数とも呼ばれる。たとえば，「脳卒中の病巣，合併症などを独立変数とし，退院時のFIM を従属変数として，それらの関係を検討する」などと表現する。

これらの独立変数と従属変数のタイプにより使用できる統計手法が決定される。変数の種類としては大きく量的変数と質的変数の 2 つがある。量的変数には比例尺度と間隔尺度がある。比例尺度は身長や体重などのように，間隔が一定であり，かつ 0 という数値に意味がある。間隔尺度は温度のように，間隔は一定であるが，比例関係はない。しかし臨床の統計処理では間隔尺度と比例尺度は区別されていないことが多い。量的変数は情報量が多いために統計学的に有利であり，さらに利用できる統計処理方法も多い。質的変数には名義尺度と順序尺度がある。名義尺度は性別，血液型のように種類はあるが，順序は関係ない。順序尺度はジャパン・コーマ・スケール（Japan Coma Scale；JCS），徒手筋力検査（Manual Muscle Testing；MMT）などのように順序はあるが，間隔が一定でない。リハで扱う評価の多くは質的変数となる（第 I 部第 2 章「脳卒中の機能評価概論」も参照のこと⇒10〜19 頁）。表Ⅱ-6 に尺度の解釈の例を示した。これらの組み合わせにより，使用できる統計手法を選択することができる（表Ⅱ-7）。

表Ⅱ-6 評価方法と尺度の組み合わせ

変数のタイプ		説明	変数の例
質的変数 （カテゴリー変数）	名義尺度	順序関係のないもの	性別，脳梗塞/脳出血などの病型，合併症，退院先
	順序尺度	大・小などの順序関係のあるもの	JCS, GCS, MMT, SIAS, MMSE, HDS-R, WAIS-R, Barthel Index, FIM
量的変数 （数値変数）	間隔尺度	値と値の間隔に意味があるもの	体温
	比例尺度	比率に意味があるもの （0 に意味があるもの）	身長，体重，血圧，握力，入院期間

臨床の研究で使用される変数と尺度の組み合わせの例。実際には間隔尺度と比例尺度は同レベルで扱われることが多い。変数のタイプにより使用可能な統計手法が決定する。

表Ⅱ-7 尺度と統計手法の組み合わせ

		従属変数(目的変数)	
		量的変数	質的変数
独立変数(説明変数)	量的変数	単回帰分析 重回帰分析	ロジスティック回帰分析 決定分析
	質的変数		χ^2検定 決定分析

独立変数,従属変数のタイプ(量的変数か質的変数か)で利用可能な統計手法が決定する。ここでは本章で取り上げた代表的なもののみ記した。

2. オッズ比(odds ratio;OR)と相対リスク(relative risk;RR)

要因曝露の有無によりイベント発生の確率がいかに変化するかはORやRRで求めることができる。OR1.0は要因とイベントに関連がないことを意味する。この数値が大きいほど,その要因はイベント発生のリスクを向上するということを意味する。逆に数値が小さい場合はリスクを低下させる効果があるということを意味する。ORとRRは研究デザインにより使い分けられる。症例対照研究ではOR,コホート研究ではRRと呼ばれる。

3. 95%信頼区間(95% confidence interval;95% CI)

ほとんどの研究は母集団の一部を分析することから母集団の値を推定している。これにより求められた平均値,ORなどは点推定(point estimation)と呼ばれる。しかし母集団のすべてを分析しているわけではないので,偶然の影響でデータにばらつきを生じている可能性がある。このため可能性がある推定値を幅をもって計算する方法がある。これは区間推定(interval estimation)と呼ばれ,95% CIが使用されることが多い。これは同様の研究を100回繰り返した場合,点推定値が95回存在すると予測される範囲である。信頼区間はサンプル数やデータの分散から算出され,区間幅が狭いほど正確であると評価できる。

4. 単変量解析と多変量解析

統計手法としては大きく単変量解析と多変量解析に分類される。単変量解析は単一の予測因子と帰結との関係を調査するものである。デザインも統計手法もシンプルである反面,交絡因子の影響により帰結に直接影響がないものが統計学的に有意となってしまうことがある点に注意が必要である。多変量解析は複数の予測因子から帰結を予測するものであり,単変量解析よりも予測精度が向上することが多い。また予測因子間で帰結に与える影響の強さを比較することも可能である。ただし単変量解析と比較して多くのサンプル数が必要となる。また多変量解析の多くは扱える変数が量的変数である点も注意が必要である。

多変量解析として代表的なものはロジスティック回帰分析と重回帰分析がある。ロジスティック回帰分析は従属変数が0か1のような2値変数の際に用いられる。ここ

では独立変数に対してORが求められるが，これが1から遠いほど従属変数に与える影響が大きいと判断される．

重回帰分析は従属変数が量的変数の際に用いられ，独立変数に対して偏回帰係数が算出される．これを使用することで従属変数と独立変数を用いた数式が導かれる．この数式の独立変数に数値を代入することで従属変数の予測値を算出することが可能となる．独立変数はそれぞれ単位が異なることから直接影響の大小を比較することはできないが，標準化偏回帰係数はこれが調整されたものであり，独立変数が与える影響の大きさを直接比較することが可能となる．これにより得られた重回帰式の予測精度はR^2により求められる．R^2は0～1の値をとり，1に近いほど精度は良好と評価できる．

決定木分析（decision tree）ではフローチャート式の予測モデルを作成することが可能である．作成アルゴリズムとしては，Classification and Regression Tree（CART）とChi-squared Automatic Interaction Detection（CHAID）の2つが代表的である．ソフトウェアにより自動的に最良の分岐点を発見し，標本を分割する．分割の結果生じた各グループ内で同様の分岐を，あらかじめ設定した終了条件に到達するまで繰り返す．決定木分析では，量的変数のみならず，質的変数に対しても適用可能であり，その混在も可能である．ここで生成される結果はフローチャート式に表示されるため，直感的に理解しやすく，複雑な数式を必要としないので臨床の現場でも応用しやすいという利点がある．このためリハ医学分野における予後研究でも決定木分析を用いたものが複数報告されている．しかしフローチャート化するために間隔尺度があるところで分割され，2値変数化されるため，失われる情報がある．これにより予測精度が低下することがある点がデメリットである．またソフトウェアにより機械的に処理が行われるため，重要とは考えにくい因子が最初の決定項目になっている場合もあり，臨床応用にあたっては注意が必要である．

[引用文献]
1) 篠原幸人，小川 彰，鈴木則宏，他（編）：脳卒中治療ガイドライン2009．p281, 289, 共和企画，2009
2) 千野直一（編）：脳卒中患者の機能評価―SIASとFIMの実際．pp99-111, シュプリンガーフェアラーク東京，1997
3) Task Force on Stroke Impairment, Task Force on Stroke Disability, Task Force on Stroke Handicap：Symposium recommendations for methodology in stroke outcome research. *Stroke* 21：68-73, 1990
4) 日本リハビリテーション医学会 臨床研究・調査のためのガイドライン策定委員会：「脳卒中に関する臨床研究・調査のためのガイドライン」について．(http://www.jarm.or.jp/member/member_news_20090210-1.html)
5) Hendricks HT, Limbeek J, Geurts AC, et al：Motor recovery after stroke：a systematic review of the literature. *Arch Phys Med Rehabil* 83：1629-1637, 2002

（宮越浩一）

第2章 従来の予後予測法

1 代表的な帰結研究とその適用方法

　脳卒中の帰結研究は従来から数多くなされてきている。大規模な脳卒中帰結研究としてはCopenhagen Stroke Studyがある。コペンハーゲン市のコミュニティ内で発症したほぼすべての脳卒中患者に対して，単独の病院で統一された基準により急性期治療とリハビリテーション（以下リハ）が実施された。この症例を1年間にわたり定期的に機能障害や能力障害の評価を前向きに実施した調査である。コペンハーゲン市は当時約24万人の住民が在住しており，市民の大部分がこの病院で急性期加療を行った。このため症例の偏りは少なく，信頼性の高いコホート研究であるとされている。この調査から日常生活活動（activities of daily living；ADL），上肢機能などの回復過程に関する詳細な報告がいくつかなされている。

　わが国では久山町研究が有名である。久山町は福岡県にある人口8,000人ほどの町であり，年齢構成が全国平均と類似しているという特徴がある。この町で長期間の前向きコホート調査が行われ，脳卒中発生や再発についてなど数々の報告がなされている。

　その他に脳卒中予測モデルとしてリハの現場で長年にわたって利用されてきたものに二木の予測がある。これら予測モデルの多くは単独の予測因子と帰結との関係を調査した単変量解析の結果である。

　近年では統計ソフトの普及とともに種々の多変量解析を用いた予後予測方法が増えてきている。ここでは代表的な脳卒中帰結研究について紹介する。

2 予後に影響を与える因子

　予後予測をするにあたり，その予測因子を何にするかは大変重要である。帰結に与える影響の大きいものが当然重要な因子であるが，臨床現場で容易に評価をできるものでなくては実用的ではない。

　予測因子としては大きく，疾患の重症度と患者の予備能力の2つに大別できると考

表Ⅱ-8　脳卒中の帰結に影響を与える予測因子

疾患の重症度	脳卒中の病型(脳梗塞，脳出血，くも膜下出血)
	損傷部位・大きさ
	脳卒中に伴う合併症(痙攣，水頭症，脳血管攣縮など)
	その他，発症後の状況(意識障害の程度，持続期間など)
予備能力	年齢
	併存疾患(認知症，心疾患，糖尿病など)
	機能障害(MMT，関節可動域など)
	能力障害(ADL，日常生活の状態)
	日常生活状態
その他	回復過程(早期から随意運動の回復はあったか，痙性亢進はいつからか)
	急性期リハの状況
	リハに対する意欲，協力

えられる(表Ⅱ-8)。疾患の重症度としては脳卒中病型，病巣の大きさや部位が挙げられる。患者の予備能力としては年齢，併存疾患の有無や重症度，発症前の機能障害・能力障害の有無が挙げられる。

年齢は併存疾患の有無や発症前の機能障害・能力障害とも関連する重要な因子であり，患者と接する前からカルテなどより情報収集できる有力な予測因子である。年齢と機能回復の調査をした研究は数多く，そのいずれもが強い関連を報告している(図Ⅱ-4, 5)[1,2]。

脳卒中を起こす前のADL以上の能力を機能訓練で獲得することは困難である。このため発症前の移動能力は自立歩行を規制する非常に重要な因子である。また，繰り返される脳卒中により両片麻痺となった場合は，歩行自立が著しく障害される。変形性関節症による疼痛，糖尿病による末梢神経障害，認知症，心疾患などは加齢とともに頻度が高くなり，これらの併存疾患がリハ阻害因子となり，予測を誤らせる原因となることがある。これらの併存疾患，病前のADLなどを問診にて聴取し，疾患の重症度と合わせて総合的に判断することが必要となる。

1. 画像所見と機能改善の関係

脳にはある程度の機能分布が存在するとされている。機能分布がある以上，脳の損傷部位と障害の有無，程度に関連があることは自明のことである。しかし脳の画像所見が機能予後に与える影響については報告により意見が分かれ，関連が小さいとする報告と，予測精度が大幅に向上するという報告とがある。

Schiemanckら[3]は中大脳動脈の梗塞症例75例について，MRI所見がADLに与える影響の調査をしている。ここでは年齢・急性期Barthel Indexの臨床所見から予測するモデル(clinical model)と，年齢・急性期Barthel IndexにMRI所見(発症から撮影までの日数・病変の左右，病変の大きさ)を加えたモデル(clinical model/imaging model)の2つを比較している。帰結評価はADL自立の可否とし，比較はROC

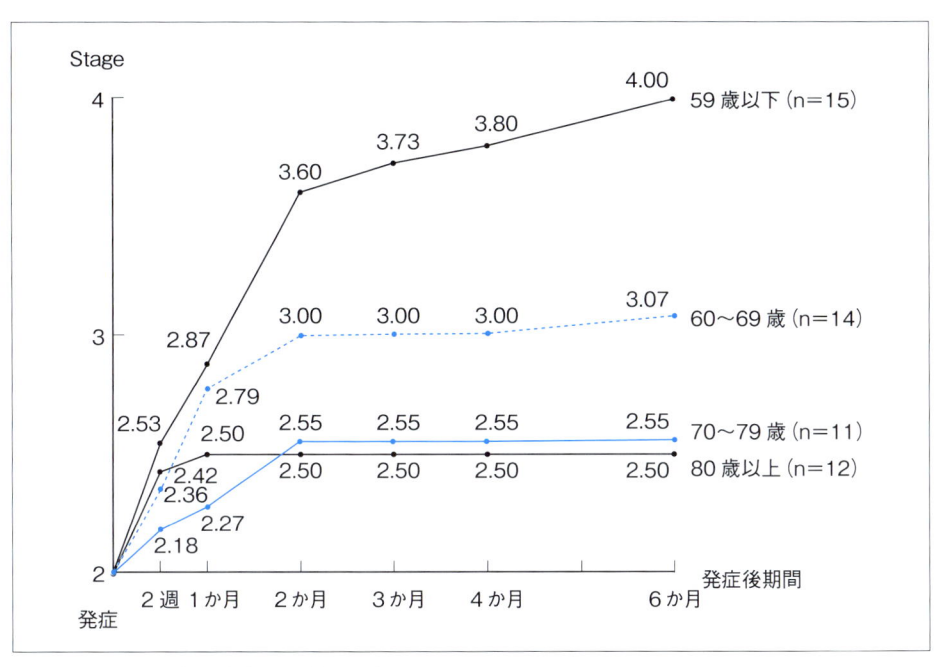

図Ⅱ-4 年齢と機能障害の改善の関係
縦軸に Brunnstrom Stage，横軸に時間（月）として回復過程が示されている。若年者ほど良好な機能回復が得られている。
（二木　立：脳卒中患者の障害の構造の研究．総合リハ 11：465-476, 1983 より）

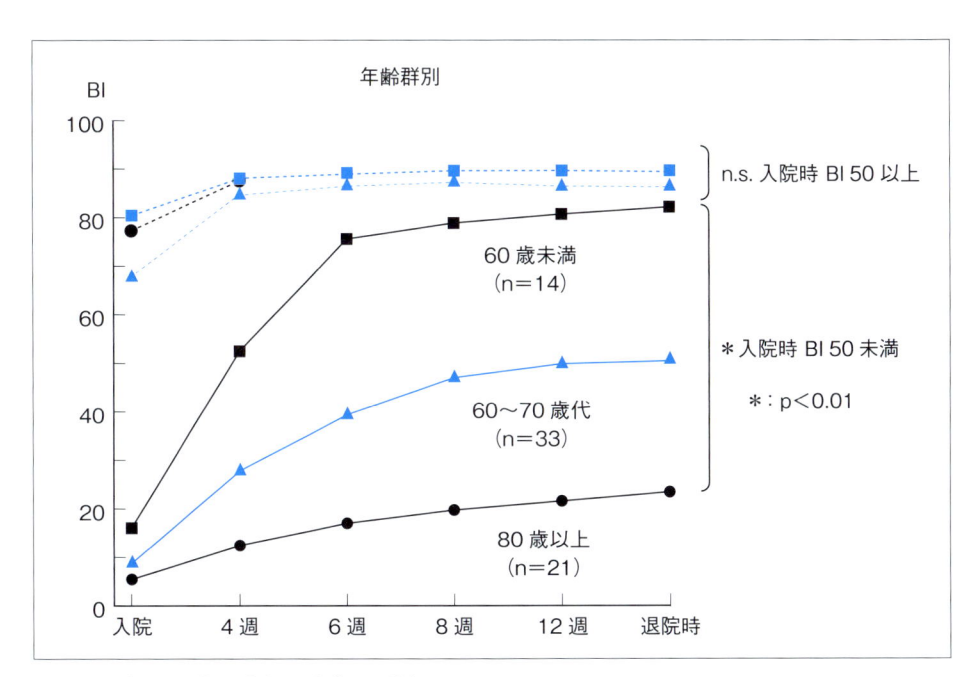

図Ⅱ-5 年齢と機能障害の改善の関係
縦軸に Barthel Index（BI），横軸に時間（週）として回復過程が示されている。入院時の BI 50 以上の症例では有意差はみられないが，BI 50 未満の症例では，年齢による影響が大きい。
（近藤克則，太田　正：脳卒中リハビリテーション患者の Barthel Index の経時的変化．臨床リハ 4：986-989, 1995 より）

表Ⅱ-9　病巣と運動予後との関係

1. 小さい病巣でも運動予後の不良な部位	放線冠（中大脳動脈穿通枝領域）の梗塞 内包後脚 脳幹（中脳・橋・延髄前方病巣） 視床（後外側の病巣で深部関節位置覚脱失のもの）
2. 病巣の大きさと比例して運動予後がおおよそ決まるもの	被殻出血 視床出血 前頭葉皮質下出血 中大脳動脈前方枝を含む梗塞 前大脳動脈領域の梗塞
3. 大きい病巣でも運動予後が良好なもの	前頭葉前方の梗塞・皮質下出血 中大脳動脈後方の梗塞 後大脳動脈領域の梗塞 頭頂葉後方〜後頭葉，側頭葉の皮質下出血 小脳半球に限局した片側性の梗塞・出血

（前田真治：我々が用いている脳卒中の予後予測Ⅳ．臨床リハ 10：320-325, 2001 より）

(Receiver Operating Characteristic，受信者動作特性）曲線にてなされている。結果としては clinical model で曲線下面積 0.84〔95% 信頼区間（95% confidence interval；95% CI）：0.75〜0.94〕，clinical model/imaging model で曲線下面積 0.87（95% CI：0.79〜0.95）で予測精度に有意差はなかったとしている。

　その一方で，Baird ら[4]は 66 例の脳卒中急性期症例において National Institute of Health Stroke Scale（NIHSS）のみと，NIHSS に発症 36 時間以内に撮影された MRI 拡散強調画像での病巣の大きさ，発症から MRI 撮影までの時間の 3 つの予測因子で発症 1 か月時，3 か月時の ADL 自立度を予測する研究を行った。ADL 自立度は Barthel Index が 90 以上を ADL 自立としてロジスティック回帰分析を行った。NIHSS のみでは感度 0.60，特異度が 0.69 であったものが，MRI 所見などを加えることで感度 0.71，特異度 0.77 まで向上したとしている。

　Chen ら[5]は画像所見の部位と病巣の占める割合とを組み合わせた Brain Lesion Profile を使用することにより ADL との関係がより明確となるとしている。ここでは画像所見より大脳の病変を皮質，放線冠，内包，被殻，視床の 5 つに分類している。そしてさらに精度を増すために，皮質は前頭葉・側頭葉・頭頂葉・後頭葉に，放線冠は前方・中央・後方に，内包は前脚・膝部・後脚に分類している。これらの部位ごとに病巣の占める割合で，病巣なし，50% 以下，50% 以上の 3 段階に分類し，帰結評価を機能的自立度評価法（Functional Independence Measure；FIM）としてこれらの画像所見との関係を求めている。その結果，単純に病巣の大きさを比較した場合と比べて帰結の予測精度が大幅に改善したとしている。

　これらより，予後予測にあたっては脳の損傷の大きさではなく，損傷された部位が与える影響が大きいことが予想される。前田[6]は病巣部位別に小さい病巣でも運動予後の不良な部位，病巣の大きさと比例して運動予後がおおよそ決まるもの，大きい病巣でも運動予後が良好なものと 3 項目に分類してまとめている（表Ⅱ-9）。これによると放線冠，内包後脚などの錐体路を含む病巣では小さい病巣でも運動機能の予後は

不良であることが多い。後頭葉や側頭葉下部を栄養する後大脳動脈領域の梗塞では，視覚的認知の障害や記憶障害は生じるが運動機能の予後はよいものが多い。被殻や視床では大きさにより予後が異なる。ただし視床の損傷で関節位置覚を障害されたものでは歩行予後は悪い。脳幹の梗塞・出血では損傷部位によって，腹側の損傷では運動機能予後が悪く，背側の損傷では知覚機能予後が悪い。小脳出血・梗塞では良好な改善が得られることが多く，初期の症状からは判断困難であると述べられている。

上述したように運動機能の予後を予測するためには，病巣の錐体路障害の有無が重要な情報である。しかし研究としてデザインする場合，画像所見から錐体路障害の有無を高い再現性をもって評価することは容易ではない。このため画像情報は病巣の大きさという大まかな評価方法にとどまっているものと思われる。今後は拡散テンソル画像などの新しい検査法の普及とともに予後予測における画像所見の果たす役割は向上すると考えられる。

2. 併存疾患が与える影響

脳卒中は高齢者に生じることが多く，さまざまな併存疾患をもっていることが多い。併存疾患がある患者はそうでない患者と比較して基礎体力は不良であることが多く，訓練による機能向上が得られにくいことが多い。また併存疾患が重度である場合，リスク管理のために積極的な訓練が実施困難となる場合もあり，リハの効果が得られにくい結果となることも多い。

Liuら[7]はリハ病院入院中の脳卒中症例（n＝106）の退院時FIM・入院期間を予測する重回帰式を作成し，予測式に併存疾患の数と重症度を含めることで予測精度が向上したとしている。ここで併存疾患は脳卒中に合併しうる38の併存疾患（表Ⅱ-10）をその重症度に応じて0～5点の6段階で評価（表Ⅱ-11）している。この合計点（weighted comorbidity index）を退院時FIMを予測する重回帰式に組み込むことで予測精度が向上したとしている。脳卒中の予後予測にあたり，これらの合併症の有無と重症度はADLを予測する因子であるとともに，後述する合併症の予測にも関連すると考えられる。

二木[8]は運動障害以外の機能障害と最終的ADLの関係を調査している（図Ⅱ-6）。最も予後不良なものは3桁の意識障害であり，最終的歩行自立は5％にとどまる。認知症やせん妄症例の歩行予後も不良である。その他，筋骨格・関節障害や高度心疾患の与える影響も大きいとしている。また，その他のリハの阻害因子となるものを挙げている（表Ⅱ-12）[9]。

3. 発症前の生活状況

疾病により障害を生じた場合，発症前のADLを超える能力を獲得できる可能性は非常に低い。このため，発症前のADLを聴取することは非常に重要である。

Counsellら[10]は入院前のADLを予測因子に含めた調査で，入院前のADLは有意な予測因子であるとし，そのオッズ比は15.55（95％ CI：5.68～42.58）で最大であったとしている（表Ⅱ-13）。

表Ⅱ-10 Comorbidity Index において評価対象となる疾患

循環器系	高血圧 心房細動 心室性期外収縮 狭心症 心筋梗塞 弁膜症 心不全 心電図異常	精神/神経系	抑うつ 認知症 てんかん
		視聴覚系	視力障害 聴力障害
		泌尿器系	神経因性膀胱 尿路感染 尿路結石
呼吸器系	肺炎 慢性呼吸不全	血液	貧血
骨関節系	肩関節痛 その他の痛み		
内分泌/代謝系	脂質異常症 肥満 るい痩 糖尿病 電解質異常	感染	その他の感染症
		新生物	新生物
消化器系	肝機能障害 膵炎 潰瘍 胃炎 胆石 便秘 痔	皮膚	湿疹 白癬
		歯科	歯科的問題

38疾患がリストに含まれている。
(Liu M, Domen K, Chino N : Comorbidity measures for stroke outcome research : a preliminary study. *Arch Phys Med Rehabil* 78 : 166-172, 1997 より)

表Ⅱ-11 併存疾患の重症度とスコア

点数	重症度
0	その状態は存在しない場合
1	治療は必要としない状態で日常生活や訓練に制限はない場合
2	薬剤や治療食などの治療を必要とする状態であるが日常生活や訓練に制限はない場合
3	日常生活や訓練においてある程度の制限が必要な状態
4	日常生活や訓練に注意が必要な状態。厳格な呼吸循環状態のモニタリングや医師の待機が必要な状態
5	積極的なリハは適応でない。他動での関節可動域訓練やポジショニングのみが許可される状態

表Ⅱ-10の38疾患につき、疾患の重症度を0～5までの6段階評価する。
(Liu M, Domen K, Chino N : Comorbidity measures for stroke outcome research : a preliminary study. *Arch Phys Med Rehabil* 78 : 166-172, 1997 より)

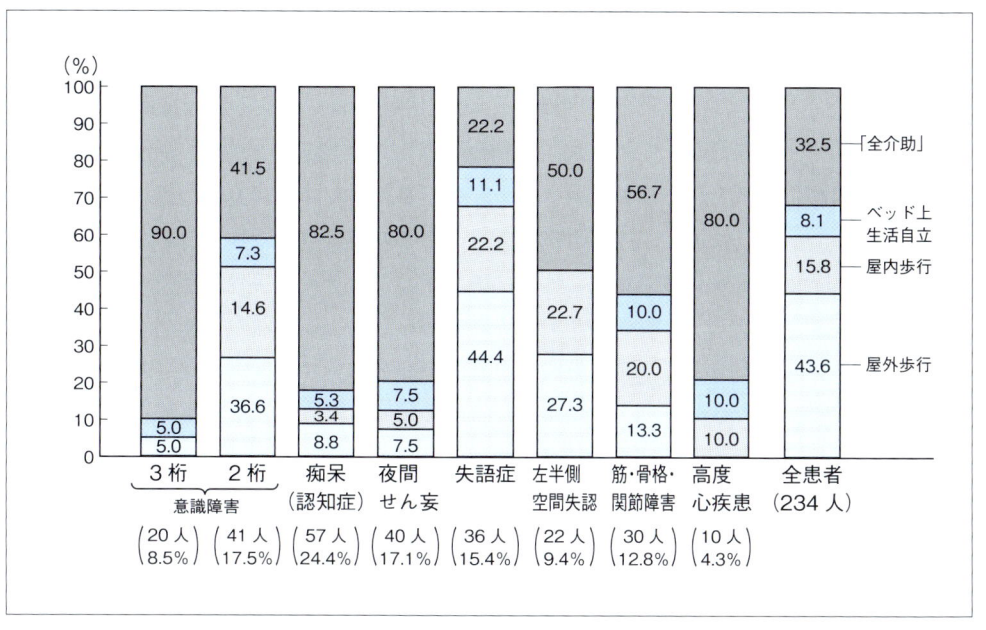

図Ⅱ-6　運動障害以外の機能障害と最終的 ADL の関係

最も予後不良なのは 3 桁の意識障害であり，最終的歩行自立は 5％にとどまる。
認知症やせん妄症例の歩行予後も不良である。その他筋骨格・関節障害や高度心疾患の与える影響も大きいとしている。
(二木　立：脳卒中の予後予測．理・作・療法 21：710-715, 1987 より)

表Ⅱ-12　リハの阻害因子

- 意識障害
- 痴呆(認知症)
- 両側障害
- 高度心疾患
- 再発作
- 夜間せん妄
- 深部感覚検査不能
- 筋・骨格・関節障害
- 意欲の欠如

(二木　立：脳卒中リハビリテーション患者の早期自立度予測．リハ医学 19：201-223, 1982 より)

表Ⅱ-13　6 か月後に自立して生活していることを予測する因子

年齢	OR：0.95/1 歳	(95％ CI：0.93～0.97)
独居	OR：0.52	(95％ CI：0.31～0.86)
入院前 ADL 自立	OR：15.55	(95％ CI：5.68～42.58)
言語機能	OR：8.67	(95％ CI：3.43～21.91)
上肢挙上可能	OR：8.22	(95％ CI：3.25～20.76)
歩行可能	OR：3.71	(95％ CI：1.77～7.77)

入院前に ADL が自立していたことが最大の予測因子となっている。
(Counsell C, Dennis M, McDowall M, et al：Predicting outcome after acute and subacute stroke. *Stroke* 33：1041-1047, 2002 より)

このように発症前のADLは予後を予測するにあたり重要な情報であり，その情報量は多いほうが好ましい．たとえば歩行能力の情報収集にあたっても，歩けていたか/歩けていなかったか，という情報のみでなく，歩行補助具が必要であったか，屋外歩行できていたか，歩行距離はどの程度であったか，階段昇降は可能であったか，転倒をしたことはあったか，などを詳しく聴取することで患者の予備能力を詳細に知ることができ，予測精度が向上するものと考えられる．また就労状態やスポーツ活動なども重要である．それらができていなかった場合，どのくらいの期間，その状態が続いていたかも調査する必要がある．そして病前のそれらの状態の原因として，腰痛や膝痛などの運動器疾患の有無，心不全や呼吸器疾患などの疾病によるものか，肥満によるものか，認知症などの精神機能によるものかも追加情報として参考とする必要がある．

3 ADLの予後予測

　脳卒中後の機能回復は発症早期ほど回復状況は良好であり，時間の経過とともにそれは緩徐なものとなることが多い．これをグラフ化すると特徴的なカーブが作成される．この回復過程を知っておくことで発症からの時間と，その時点の機能障害の程度から将来の機能予後を予測することが可能となる．以下にいくつか機能回復過程をフォローした調査を紹介する．

　Jorgensenら[11]はCopenhagen Stroke Studyにて947名の脳卒中症例を前向きコホート調査した．調査項目としては機能障害の評価としてScandinavian Stroke Scale（SSS：表I-14参照⇒49頁），能力障害としてBarthel Indexを毎週評価した．結果は図II-7のとおりであり，発症から1か月程度は比較的良好な回復を示すが，次第に回復は緩徐となり，発症から3か月でほぼプラトーとなっている．80％の回復に必要な期間は4.5週間（95% CI：4.0〜5.0），95％の回復に必要な期間は11週間（95% CI：10.1〜11.9）であったとしている．グラフは重症度別に示されているが，重症例ほど回復に長期間を要している．また能力障害の回復は，機能障害の回復よりも若干長期間を要していることが特徴的である（図II-8）．

　Skidmoreら[12]はChi-squared Automatic Interaction Detection（CHAID）による決定分析を用いて，発症5日目のNIHSS, Stroke Impact Scaleなどで3か月後のADLを予測するモデルを作成した．移動能力の予測因子として失禁失便の有無，麻痺側下肢機能が，セルフケアに関する因子として上肢機能，うつ，注意障害が抽出され，それぞれの誤分岐率は24.1％，11.0％であったとしている．

　Duncanら[13]は40歳以上の初発脳塞栓急性期症例104例に対してFugl-Meyer AssessmentとBarhtel Indexの評価を行った．ここでは椎骨・脳底動脈病変の症例は除外されている．

　発症24時間，5日目，30日目のFugl-Meyer AssessmentとBarthel Indexから180日目のFugl-Meyer Assessmentがどの程度予測できるかを評価した．発症24時

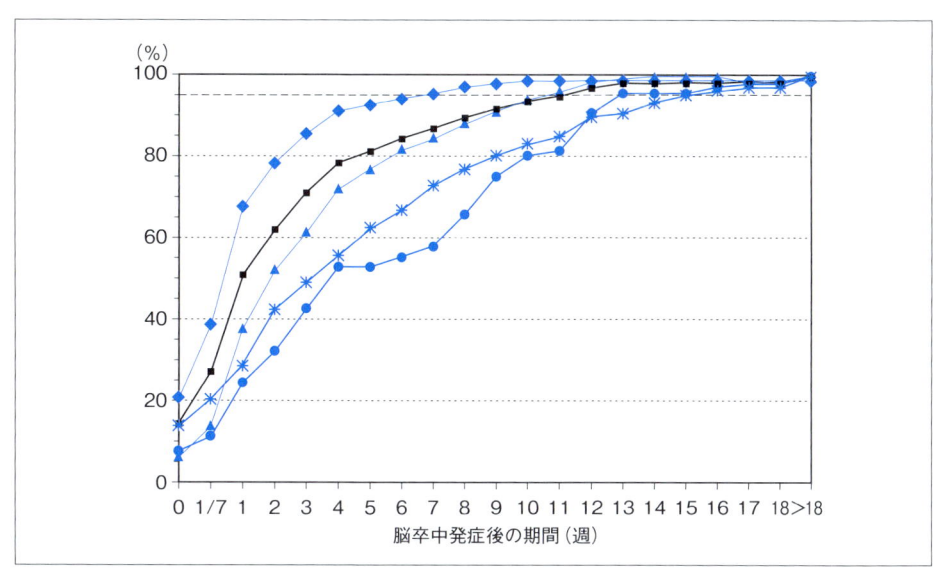

図Ⅱ-7　機能障害の回復過程

縦軸：Scandinavian Stroke Scale が最大レベルに到達した患者の割合を示している。
機能回復の特徴的なカーブを示している。
80%の回復に必要な期間は 4.5 週間（95% CI：4.0〜5.0），95%の回復に必要な期間は 11 週間（95% CI：10.1〜11.9）となっている。
小さい■は全症例の平均，◆は初期に軽症であった症例，▲は初期に中等症であった症例，✻は初期に重症であった症例，●は初期に最重症であった症例を示す。
(Jorgensen HS, Nakayama H, Raaschou HO, et al：Outcome and time course of recovery. The Copenhagen Stroke Study. *Arch Phys Med Rehabil* 76：406-412, 1995 より)

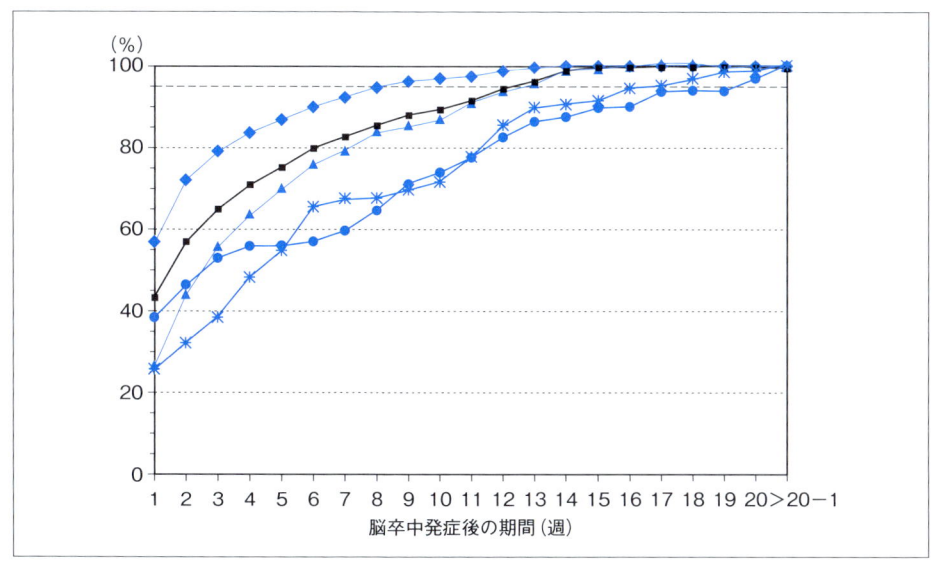

図Ⅱ-8　能力障害の回復過程

縦軸：Barthel Index が最大レベル（プラトー）に到達した患者の割合を示している。
80%の回復に必要な期間は 6 週間（95% CI：5.3〜6.7），95%の回復に必要な期間は 12.5 週間（95% CI：11.6〜13.4）となっている。機能障害の回復に比して若干長期間を要している。
小さい■は全症例の平均，◆は初期に軽症であった症例，▲は初期に中等症であった症例，✻は初期に重症であった症例，●は初期に最重症であった症例を示す。
(Jorgensen HS, Nakayama H, Raaschou HO, et al：Outcome and time course of recovery. The Copenhagen Stroke Study. *Arch Phys Med Rehabil* 76：406-412, 1995 より)

間時の情報から42.4％，発症5日目の情報から71.2％，発症30日目の情報から88.6％が予測可能であったとしている。このことより，予後予測は発症5日目程度からある程度正確な予測ができるものと考えられる。

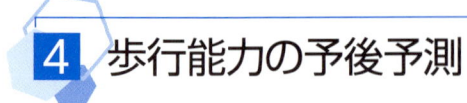

4 歩行能力の予後予測

　脳卒中により下肢麻痺を生じた場合，ADLに最大の影響を与えるものは移動能力である。自宅退院の可否を判定するにあたっても，歩行可能か否かは重要な因子となる。このため将来の歩行能力を早期から予測することは重要である。歩行能力の予測にあたって着目される予測因子は下肢機能であろう。

　Jorgensenら[14]はCopenhagen Stroke Studyにおいて804例の患者の歩行能力の回復過程を報告している。ここではSSSの下肢機能により5群に重症度を層別化し，Barthel Indexの歩行能力で帰結評価を行っている。完全麻痺症例で独歩が可能になる可能性は6％，重度の麻痺で21％，中等度の麻痺で28％，軽度の麻痺で66％，麻痺なしの症例で78％であった。最大の機能回復レベルに到達した患者の割合は95％の患者が完全な回復レベルに到達するまでの期間は完全麻痺群で11週間であったとしている。この研究においても機能回復を示すグラフが作成されているが，前述の機能障害や能力障害の回復過程と類似した回復曲線が得られている。

　歩行能力を予測する因子としては下肢機能以外にも多くの因子が挙げられる。近藤ら[15]は歩行自立に影響を与える因子として背景因子，障害の重症度，回復過程で生じる問題，医療的管理に関わる問題の4つに分類し，関連しうる問題を挙げている（表Ⅱ-14）。

　下肢機能以外の複数の予測因子を用いて将来の歩行能力を予測する多変量解析がいくつか報告されている。道免ら[16]は重回帰分析を用いた多変量解析にて，発症1か月時点で退院時の歩行能力を予測する因子を求めている。標準化偏回帰係数が算出されており，影響が大きい順に下肢近位機能，年齢，腹筋，非麻痺側四頭筋機能などが抽出されている（表Ⅱ-15）。道免ら[17]は同様にClassification and Regression Trees（CART）による決定分析を使用した多変量解析も実施している。ここでも退院時の移動能力を予測する因子として下肢近位機能，体幹機能，年齢は重要な予測因子として抽出されている（図Ⅱ-9）。

　石神ら[18]は初診時の座位保持能力という体幹機能のみで将来の歩行能力を予測する試みをしている。これは初診時にベッド上で他動にて足を床につけた状態で端座位姿勢をとらせ，この状態で両手を膝の上において15秒以上座位保持が可能であれば，座位保持良好，姿勢の保持が困難であれば座位保持不良とする。座位保持良好群は4週間以内の入院期間で歩行が可能となり，ADLが自立すると予測する。不良群では6週間の入院期間で歩行やADLに一部介助や見守りが必要となることが多いと予測する。座位保持不良例は多発性脳梗塞や半側無視症例に多かったとしている。脳卒中急性期患者93名を対象に調査したところ，9割弱の確率で予後予測可能であったと

表Ⅱ-14 歩行自立に影響を与える因子

背景因子	年齢
	既存疾患
	認知症
	変形性関節症
	心疾患
	脳卒中
	小刻み歩行
	パーキンソン歩行
障害の重症度	運動麻痺
	体幹機能障害
	感覚障害
	失調症状
	不随意運動
	意識障害
	高次脳障害
	半側空間無視
	病態失認
	Pusher症候群
	無為
	歩行失行
回復過程で起こってくる問題	廃用による障害
	体力低下
	筋力低下
	知的障害
	精神症状
	疼痛
	視床症候群
	脳卒中後疼痛
	足趾屈曲反射による痛み
	正常圧水頭症
	転倒・骨折
医療的管理に関わる問題	訓練法
	合併・付随疾患の治療
	装具・補助具の処方

(近藤和泉, 橋本賀乃子, 相馬正始:自立歩行を阻害する要因はなにか. 総合リハ 27:1117-1121, 1999 より)

表Ⅱ-15 発症1か月の機能障害と退院時の移動・移乗能力の関係

変数	標準化偏回帰係数
下肢近位・膝	0.464
年齢	− 0.326
腹筋	0.170
非麻痺側四頭筋	0.154
上肢筋緊張	− 0.152
MMSE	0.125

重回帰分析を用いた多変量解析
自由度調整済み R^2 : 0.561
(道免和久, 園田 茂, 才藤栄一, 他:脳血管障害患者のSIAS. リハ医学 31:771, 1994 より)

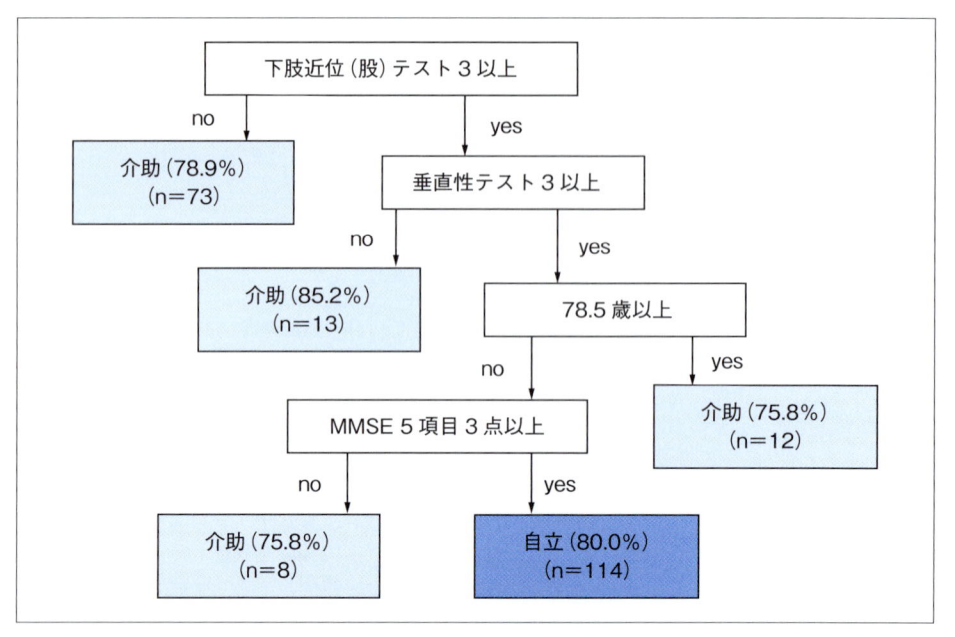

```
                    ┌─────────────────────┐
                    │ 下肢近位(股)テスト3以上 │
                    └──────────┬──────────┘
                   no          │          yes
          ┌────────────────┐   │   ┌─────────────────┐
          │ 介助(78.9%)     │   │   │ 垂直性テスト3以上 │
          │ (n=73)          │   │   └────────┬────────┘
          └────────────────┘       no        │        yes
                           ┌────────────┐   │   ┌──────────┐
                           │ 介助(85.2%)│   │   │ 78.5歳以上│
                           │ (n=13)     │   │   └─────┬────┘
                           └────────────┘      no     │    yes
                                       ┌──────────────┐  ┌────────────┐
                                       │MMSE 5項目3点以上│  │介助(75.8%)│
                                       └──────┬────────┘  │(n=12)     │
                                         no   │   yes     └────────────┘
                                 ┌────────────┐  ┌────────────┐
                                 │介助(75.8%)│  │自立(80.0%) │
                                 │(n=8)      │  │(n=114)     │
                                 └────────────┘  └────────────┘
```

図Ⅱ-9 歩行能力を予測する決定分析
歩行能力を予測するにあたり，下肢近位機能，体幹機能，年齢が重要な因子となっている。
〔道免和久，里宇明元，近藤国嗣，他：Classification and Regression Trees (CART) による脳卒中患者の退院時 ADL 予測．リハ医学 32：920-921，1995 より〕

報告している。

前田[6]も同様に座位保持能力・立位能力，下肢機能から歩行能力を予測する方法を提唱している（表Ⅱ-16）。

このようにエキスパートオピニオンとしても，コホート研究から得られたエビデンスからも下肢機能のみでなく，体幹機能は歩行能力の予測にあたって重要な予測因子であることが理解できる。この他に年齢などを含めた総合的判断が必要である。

1. 二木の予後予測

二木[9]は急性期病院に入院した脳卒中症例を詳細に調査し，その回復過程を報告している。下肢の Brunnstrom Stage を経時的に調査したところ，図Ⅱ-10 のように発症から早期ほど回復は良好であり，時間の経過とともに回復は緩徐なものとなっている。そして重症例ほど回復には長期間を要している。

またこの調査結果をもとにして入院6か月時の歩行能力の予測方法を提唱している。これは患者の年齢，各時期の自立度・基礎的 ADL（能力障害）および臨床的諸因子（機能障害など）を組み合わせ，最終自立度（能力障害）との関連を後方視的に検討したものである。自立度は屋外歩行，屋内歩行，ベッド上生活自立，全介助の4段階に分類され，評価は入院時，入院2週後，1か月時，2か月時，3か月時，6か月時に行われた。予測因子としては運動障害（下肢・体幹）と，その他のリハ阻害因子として再発，意識障害，認知症，夜間せん妄，失語症，左半側空間無視，運動維持困難，下肢

表Ⅱ-16 座位保持能力・立位能力，下肢機能からの歩行能力予測

症状が安定したとき（初日～3日）に	
背もたれがなければ座れない	車椅子レベル
背もたれなしで座れる	立位，つかまり歩行（装具＋杖）以上可能
手すりを持って立てる	装具＋杖歩行可能
手すりを持たないで立てる	杖歩行あるいは無杖歩行
発症7日後で下肢のBrunnstrom Stageを指標にして	
Stage 1	車椅子レベル
Stage 2	立位，つかまり歩行（装具＋杖）以上可能
Stage 3	装具＋杖歩行可能
Stage 4	杖歩行あるいは無杖歩行

（前田真治：我々が用いている脳卒中の予後予測 IV．臨床リハ 10：320-325, 2001 より）

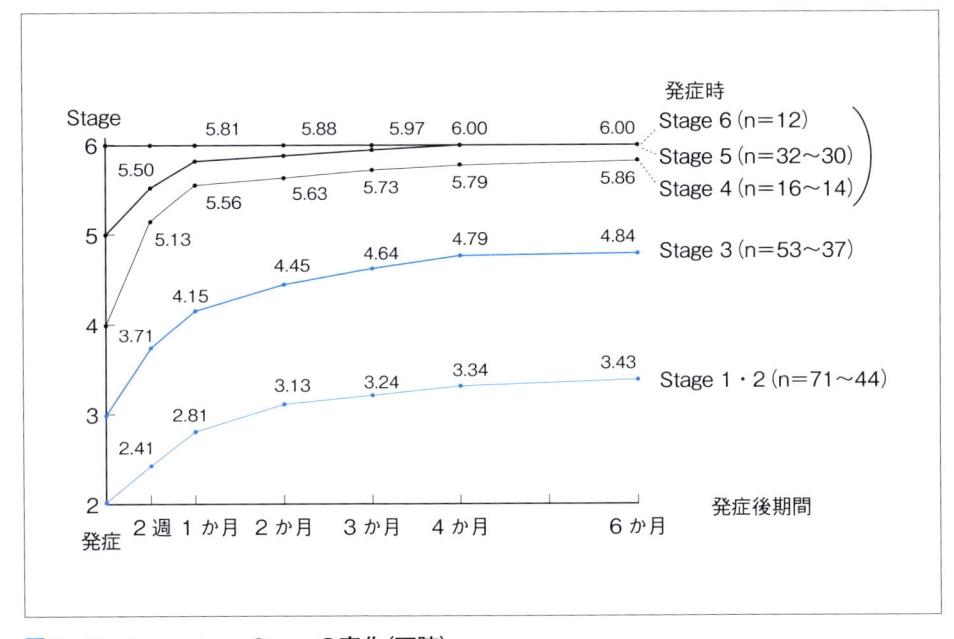

図Ⅱ-10 Brunnstrom Stage の変化（下肢）
Stage の重症度別に回復過程が示されている．重症例ほど回復には長期間を要している．
入院時，入院2週後，入院1か月の時点で評価
基礎的 ADL：食事，尿意の訴え，寝返り
運動障害軽度：Brunnstrom Stage 4 以上
運動障害重度：Brunnstrom Stage 3 以下
（二木　立：脳卒中リハビリテーション患者の早期自立度予測．リハ医学 19：201-223, 1982 より）

深部感覚障害，筋・骨関節障害，心疾患，その他の精神症状，高血圧症，糖尿病が調査された．その結果，歩行能力の予後予測に影響を与えるのは年齢，病前の歩行能力，麻痺の程度，各時期における基礎的 ADL（食事，尿意の訴え，寝返り），意識障害，認知症，両側障害（体幹バランス障害を含む），高度の心疾患の各項目であった．これをフローチャート式にまとめると図Ⅱ-11～13のようになる．この方法により入院時自立歩行不能患者のうち入院時に67％，入院2週時に82％，1か月時に88％の予測が可能であったとしている．ただし入院後1か月の時点で，59歳以下で全介助の

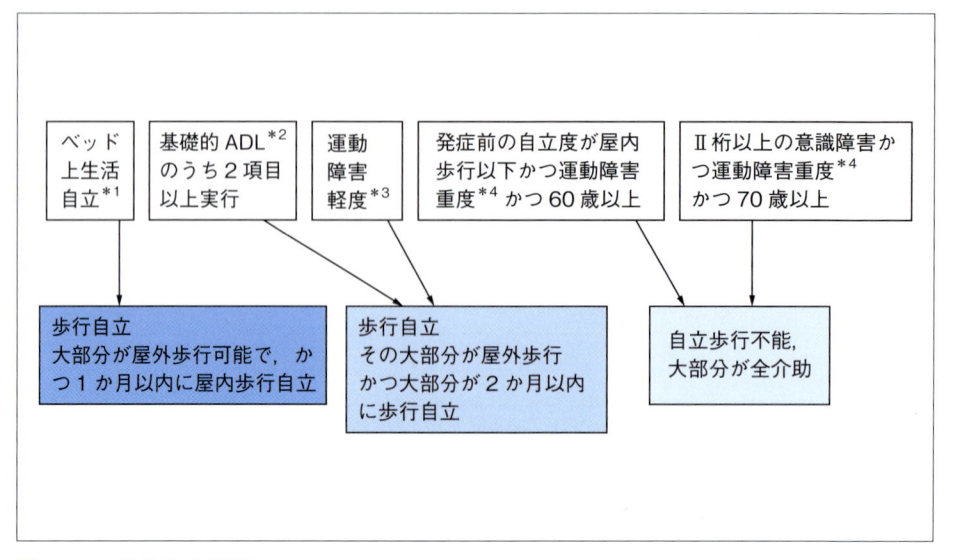

図Ⅱ-11 入院時の予測
＊1 介助なしでベッド上の起座・座位保持が可能
＊2 基礎的 ADL：食事，尿意の訴え，寝返り
＊3 Brunnstrom Stage 4 以上（麻痺側下肢伸展挙上可能）
＊4 Brunnstrom Stage 3 以下（麻痺側下肢伸展挙上不能）
（二木　立：脳卒中リハビリテーション患者の早期自立度予測．リハ医学 19：201-223, 1982 より）

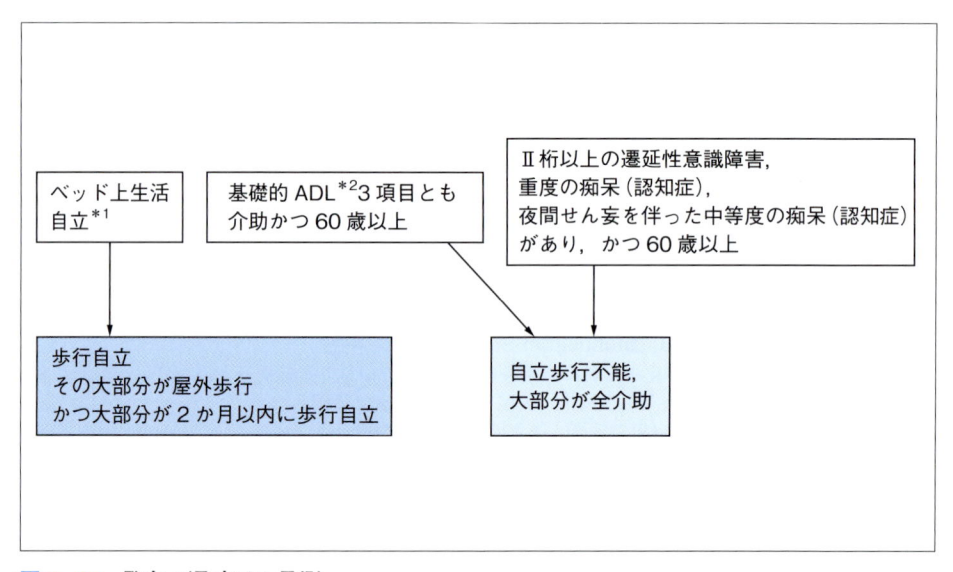

図Ⅱ-12 発症 2 週時での予測
＊1 介助なしでベッド上の起座・座位保持が可能
＊2 基礎的 ADL：食事，尿意の訴え，寝返り
（二木　立：脳卒中リハビリテーション患者の早期自立度予測．リハ医学 19：201-223, 1982 より）

患者，および 60 歳以上であるが遷延性意識障害・認知症・両側障害・高度の心疾患を有さず，しかも基礎的 ADL を 2 項目以上実行している患者では明確な予測は困難であったとしている（表Ⅱ-17）。

```
┌─────────────────────────────────────────────────────────────────────┐
│  ┌──────────────┐   ┌──────────────────┐   ┌──────────────────┐     │
│  │ベッド上生活自立*1│   │基礎的ADL*2の実行が1項目│   │Ⅱ桁以上の遷延性意識障害,│     │
│  └──────┬───────┘   │以下かつ60歳以上     │   │中等度以上の痴呆(認知症),│     │
│         │            └────────┬─────────┘   │両側障害,          │     │
│         │                     │             │高度の心疾患などがあり │     │
│         ▼                     ▼             │かつ60歳以上        │     │
│  ┌──────────────┐        ┌──────────────┐   └────────┬─────────┘     │
│  │歩行自立        │        │自立歩行不能,   │            │              │
│  │その半数が屋外歩行│        │大部分が全介助  │◄───────────┘              │
│  │かつ大部分が3か月以内に歩行自立│└──────────────┘                            │
│  └──────────────┘                                                    │
└─────────────────────────────────────────────────────────────────────┘
```

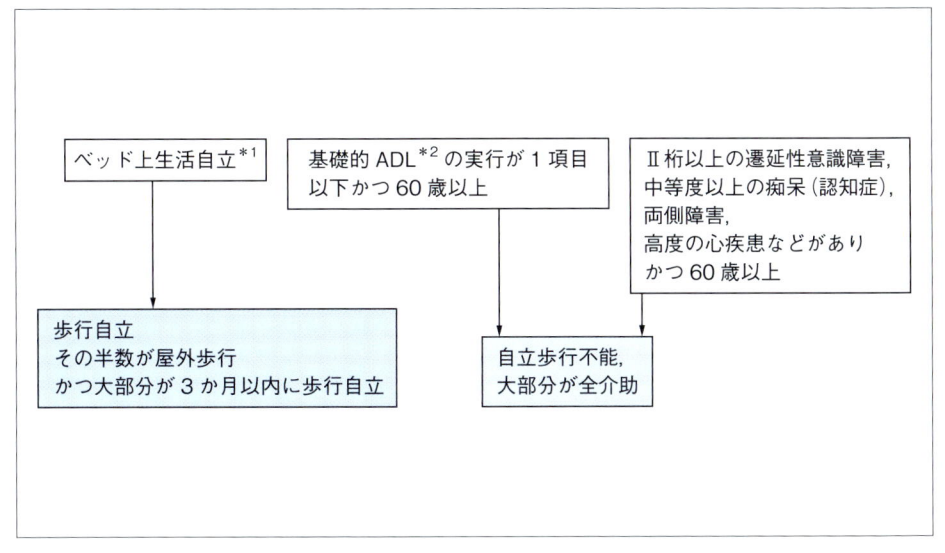

図Ⅱ-13 発症1か月時の予測
＊1 介助なしでベッド上の起座・座位保持が可能
＊2 基礎的ADL：食事，尿意の訴え，寝返り
（二木　立：脳卒中リハビリテーション患者の早期自立度予測．リハ医学 19：201-223, 1982 より）

表Ⅱ-17 入院後1か月時に予測不能の患者

全介助で59歳以下
60歳以上で，遷延性意識障害・痴呆(認知症)・両側障害・高度の心疾患を有さず，しかも「基礎的ADL」を3項目中2項目以上実行

これらに該当する症例は入院後1か月の時点でも予後予測は困難であるとしている。
（二木　立：脳卒中リハビリテーション患者の早期自立度予測．リハ医学 19：201-223, 1982 より）

　この予測方法はフローチャート式で理解しやすく，臨床現場でも使用しやすいことから現在でも多くの臨床家が参考にしている。予測精度の検証もいくつか実施されているが，いずれも良好な結果を報告している。

5　上肢機能の予後予測

　上肢が関与する動作はより複雑で巧緻性を要するものが多い。上肢機能が実用的レベルに達したといえるのは利き手であれば箸が巧みに使えて，書字に支障がなく，非利き手であればボタンをとめたりするなどの補助的な動作に支障がないことが要求される。このように利き手か非利き手かで機能予後の評価が異なり，評価方法も下肢より複雑なため，歩行能力の帰結研究と比較して上肢の帰結研究の数は少ないものとなっている。

　Nakayamaら[19]はCopenhagen Stroke Studyにおいて421名の脳卒中患者を対象に発症直後から1週ごとに手指機能を評価し，上肢機能の回復過程を報告している。入院時の上肢および手指の機能をSSS（表Ⅰ-14参照⇒49頁）の上肢および手指機能で評価し，点数によりsevere（上肢または手指2点以下），mild（上肢または手指が

表Ⅱ-18 入院時の麻痺の程度と上肢の実用性の関係

帰結 入院時の麻痺	実用的	準実用的	実用性なし	死亡
重度の麻痺	11%	24%	20%	45%
軽度の麻痺	77%	10%	5%	8%
麻痺なし	80%	14%	1%	5%

(Nakayama H, Jorgensen HS, Raaschou HO, et al：Recovery of upper extremity function in stroke patients：the Copenhagen Stroke Study. *Arch Phys Med Rehabil* 75：394-398, 1994 より)

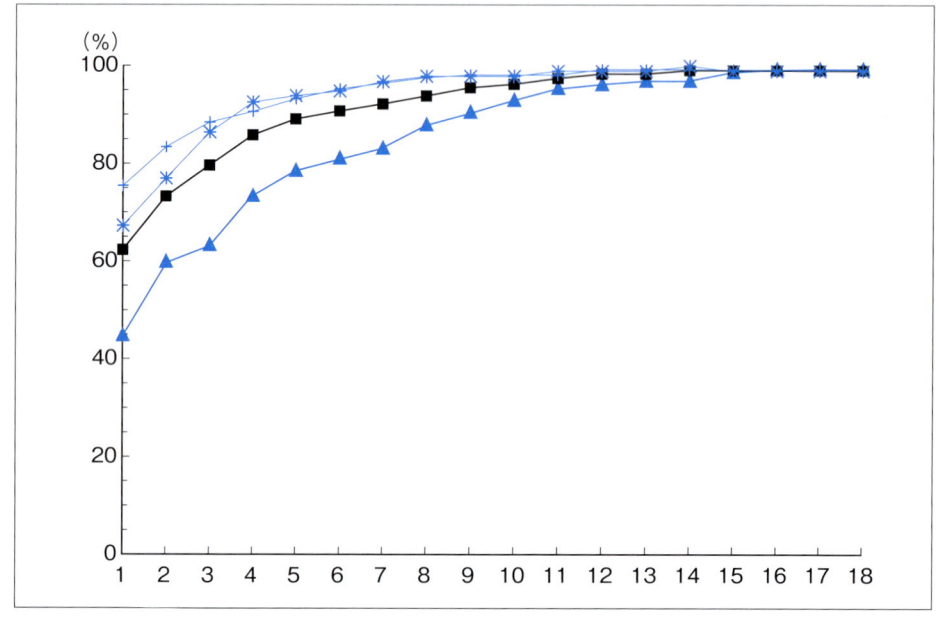

図Ⅱ-14 上肢機能の改善過程
横軸に時間(週)，縦軸に最大の機能回復レベルに到達した患者の割合を示している。
軽症症例ほど早期にプラトーに到達し，重症症例ほど長期間を要している。
■：全症例，▲：重症症例，＊：軽症症例，＋：入院時に麻痺のなかった症例
(Nakayama H, Jorgensen HS, Raaschou HO, et al：Recovery of upper extremity function in stroke patients：the Copenhagen Stroke Study. *Arch Phys Med Rehabil* 75：394-398, 1994 より)

3～5点)，no paresis (上肢および手指6点)の3群に分類して評価を行っている。そこでは4週間後に実用的なまでに回復したのは入院時重度麻痺では11%，軽度麻痺では77%であり，実用性をもたなかったのは入院時重度麻痺では20%，軽度麻痺では5%であったとしている(表Ⅱ-18)。また，最大の機能回復レベル(プラトー)に達した症例の割合は，重度麻痺では6週で80%，11週で95%であり，軽度麻痺では2週で80%，6週で95%と，重度麻痺の患者がプラトーに至るまでの期間が長かったとしている(図Ⅱ-14)。

上肢機能の回復を予測する因子の検討については報告は多くない。三好[20]は上肢の麻痺は，深部反射亢進や筋緊張亢進，連合反応や共同運動の段階を経て段階的に回復するのではなく，発症後1～3週前後から随意運動が改善して，筋緊張があまり亢進しない場合は回復良好で，随意運動の回復よりも連合反応，深部反射亢進や筋緊張亢

進が顕著となる場合は回復不良と述べている。また，実用手となるための条件として発症当日に完全麻痺でないこと，数日以内に随意運動の回復が始まること，上肢各関節で同時に随意運動が出現すること，1か月以内に準実用手レベルに達することを挙げている。

道免[21]は発症後1か月の時点で手指のStroke Impairment Assessment Set (SIAS)が3（全指の分離運動が可能）であれば5割の確率で，4（分離運動を軽度のぎこちなさで可能）以上であれば8割が実用手となるが，手指SIASが0（随意運動なし）の場合その7割は全廃という予測を提唱している。

Smaniaら[22]は急性期脳卒中症例48例の上肢機能の回復過程を調査している。予測因子してとしては，全指の自動伸展（0～5の6段階評価），肩をすくめる（可能or不可能の2段階評価），肩関節外転（30°以上or以下），Hand Movement Scale（6段階評価）を調査している。帰結評価をNine Hole Peg Test, Fugl-Meyer Arm Subtest, Motricity Indexを用いてこれらの関係を調査している。この結果，手指伸展能力が最も予後をよく予測したとしている。

6 その他の機能の予測

1. 痙縮の予測

痙縮は脳卒中後に生じる頻度が高い障害であり，上肢であればリーチ動作や手指での作業に支障を生じ，下肢であれば尖足による反張膝や装具の適合などに支障を生じることとなる。このため麻痺の予後と同様に痙縮の予測も必要である。

Urbanら[23]は211例の急性期脳梗塞症例の前向きコホート調査において，6か月後の痙性をModified Ashworth Scaleで評価している。ここでは42.6％で痙性が観察されたとしており，15.6％でModified Ashworth Scale 3以上の重度の痙性が観察されたとしている。重度の痙性亢進は上肢で18.9％，下肢で5.5％であり，上肢に多くみられたとしている。そして，痙性亢進を予測する因子としては麻痺の重症度と感覚障害であった。上肢の中等度の麻痺は重度の麻痺と比較してオッズ比（odds raito；OR）0.23（95％ CI：0.10～0.54），上肢の軽度の麻痺は重度の麻痺と比較してOR 0.15（95％ CI：0.07～0.35）であり，麻痺が軽度であるほど，痙性亢進のリスクは低いものとなっていた。また感覚障害のある症例は感覚障害のない症例に比して痙性亢進のリスクがOR 2.27（95％ CI：1.21～4.28）で上昇していた。年齢や性別，障害半球の影響は検出できなかったとしている。

2. 嚥下障害の予測

脳卒中後の嚥下障害は比較的頻度が高く，経管栄養が必要となる症例も少なくない。長期間経管栄養が必要とされる場合は胃瘻造設の検討も必要となる。このため早期に経口摂取能力の予測を立てる必要がある。また，脳卒中後の合併症としては肺炎など

の感染症が多くみられる。肺炎は重症化した場合死に至ることもある合併症であり，予防が重要である。肺炎の原因としては嚥下障害が重要な要因であり，合併症管理の面からも将来の嚥下障害の予測は重要である。

Martinoら[24]は脳卒中後の嚥下障害の頻度はスクリーニングテストで判定すると40％前後，嚥下造影検査や嚥下内視鏡検査で併用して判定すると60％前後としている。嚥下障害のある場合の肺炎の相対危険度は3.17，誤嚥のある場合の相対危険度は11.56としている。

また両側脳卒中では片側性の2倍，両側に神経症状を呈する患者の2/3で嚥下障害があるとしている報告[25]もあり，多発病巣を呈する症例にも注意が必要である。

Mannら[26]は128例の初発脳卒中症例の前向き調査を行っている。嚥下能力を臨床的に，あるいは嚥下造影検査で3日目と10日目（中央値）に調査し，6か月間フォローアップを行っている。初期には臨床的評価で65例（51％；95％ CI：42〜60％），嚥下造影検査で82例（64％；95％ CI：55〜72％）で嚥下能力の異常を認めた。112例の生存者のうち97例（87％；95％ CI：79〜92％）が脳卒中発症前の食形態摂取が可能となっていた。臨床的評価による嚥下障害は56例（50％；95％ CI：40〜60％）で残存していたとしている。

寺岡ら[27]はくも膜下出血を除く脳卒中220例を分析し，ロジスティック回帰分析を用いて退院時の経口摂取の可能性を予測している。退院時の経口摂取能力を予測する因子は嚥下造影検査での誤嚥，画像上の両側病変，分離していない片麻痺の3つであったとしている（表Ⅱ-19）。これら3つの予測因子のうち1つでも該当する場合は90％以上，2つなら75〜80％，3つともあるならば約50％の症例が経口摂取可能となると予想している。

Otoらの予後予測については第Ⅱ部第4章-4『嚥下障害の予後予測』⇒141〜146頁に詳しく解説されているので参照されたい。

3. 失語症の予測

失語症の回復は麻痺の回復と比較して長期間持続することが知られている。しかしその予測は困難であり，実用的な予測方法は確立されていない。

Sarnoら[28]は34例の失語症症例の回復過程を全失語，流暢型，非流暢型に分類して調査している。流暢型は初期の6か月間に良好な回復を示すが，その後の回復は緩徐なものとなっていた。非流暢型の回復は比較的長期間を必要とした。全失語の回復は不良であるが，6か月以降も回復傾向は持続していた（図Ⅱ-15）。

佐野ら[29]は126名の右利き失語症例の調査において，失語症の回復を予測する因子を検討している。ここでは年齢と病巣が失語症の回復と関連がみられたとしている。特に40歳未満は回復がよいとしている。病巣との関係としては，前方限局型は良好な回復が得られるが，後方限局型は若年者と高齢者で回復程度が異なるとしている。また穿通枝型や視床型では失語はほぼ消失するとしている。

道免[30]は失語症の予後良好な因子は若年，左利き，聴理解良好，小病巣，発症時の

表Ⅱ-19 退院時の経口摂取能力を予測する因子

予測因子	OR
嚥下造影検査での誤嚥の有無（検査中に1回でも誤嚥があれば「あり」）	3.992（95% CI：1.45〜10.96）
画像上の両側病変の有無	3.124（95% CI：1.49〜6.53）
分離していない片麻痺の存在	3.068（95% CI：1.45〜6.48）

(寺岡史人, 西 眞歩, 吉澤忠博, 他：脳卒中に伴う嚥下障害の予後予測—経口摂取の可否に関する検討. リハ医学 41：421-428, 2004 より)

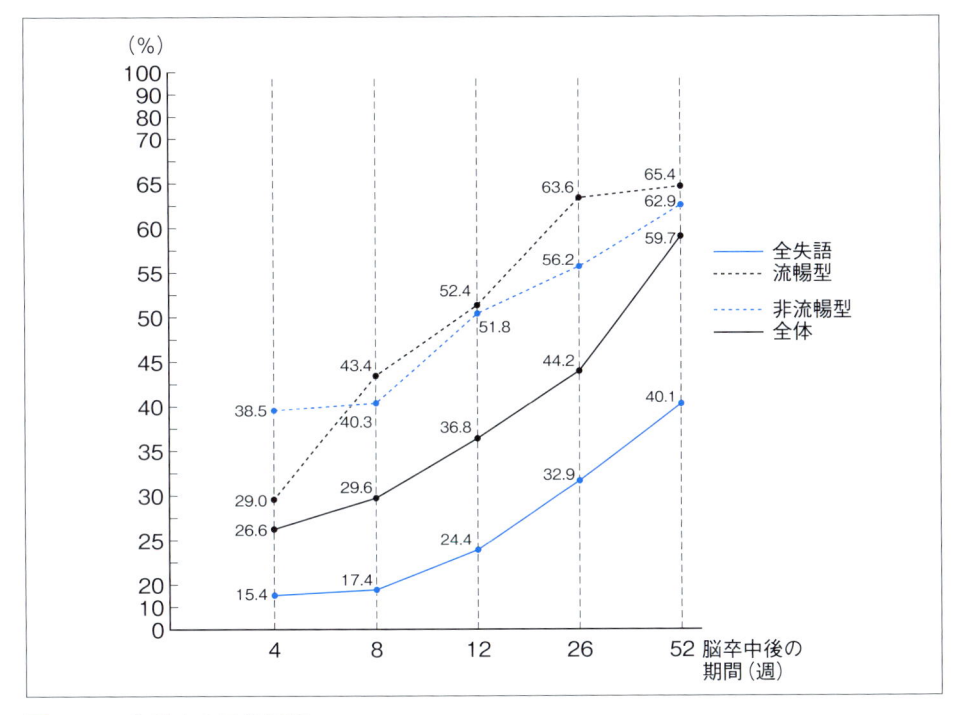

図Ⅱ-15 失語症の回復過程
全失語, 流暢型, 非流暢型に分類して調査している. 回復には長期間を要している.
(Sarno MT, Levita EL：Recovery in treated aphasia in the first year post-stroke. *Stroke* 10：663-670, 1979 より)

　重症度が軽度, 発症後の期間が短いこと, 健忘失語, 交叉性失語であるとしている. 一方で全失語や感覚性失語は回復が不良としている.
　これらをまとめると, 失語症の回復には半年以上の期間を要することが多く, 回復は若年者で良好である. 全失語や後方病巣で聴理解が障害されている場合の回復は不良であるが, 病巣が小さい場合や穿通枝や視床の病巣では回復が良好であると予測することが可能である.

[引用文献]

1) 二木　立：脳卒中患者の障害の構造の研究．総合リハ 11：465-476, 1983
2) 近藤克則，太田　正：脳卒中リハビリテーション患者の Barthel Index の経時的変化．臨床リハ 4：986-989, 1995
3) Schiemanck SK, Kwakkel G, Post MW, et al：Predicting long-term independency in activities of daily living after middle cerebral artery stroke：does information from MRI have added predictive value compared with clinical information? *Stroke* 37：1050-1054, 2006
4) Baird AE, Dambrosia J, Janket S, et al：A three-item scale for the early prediction of stroke recovery. *Lancet* 357：2095-2099, 2001
5) Chen CL, Tang FT, Chen HC, et al：Brain lesion size and location：effects on motor recovery and functional outcome in stroke patients. *Arch Phys Med Rehabil* 81：447-452, 2000
6) 前田真治：我々が用いている脳卒中の予後予測 IV．臨床リハ 10：320-325, 2001
7) Liu M, Domen K, Chino N：Comorbidity measures for stroke outcome research：a preliminary study. *Arch Phys Med Rehabil* 78：166-172, 1997
8) 二木　立：脳卒中の予後予測．理・作・療法 21：710-715, 1987
9) 二木　立：脳卒中リハビリテーション患者の早期自立度予測．リハ医学 19：201-223, 1982
10) Counsell C, Dennis M, McDowall M, et al：Predicting outcome after acute and subacute stroke. *Stroke* 33：1041-1047, 2002
11) Jorgensen HS, Nakayama H, Raaschou HO, et al：Outcome and time course of recovery. the Copenhagen Stroke Study. *Arch Phys Med Rehabil* 76：406-412, 1995
12) Skidmore ER, Rogers JC, Chandler LS, et al：Dynamic interactions between impairment and activity after stroke：examining the utility of decision tree analysis method. *Clin Rehabil* 20：523-535, 2006
13) Duncan PW, Goldstein LB, Matchar D, et al：Measurement of motor recovery after stroke：outcome measure and sample size requirement. *Stroke* 23：1084-1089, 1992
14) Jorgensen HS, Nakayama H, Raaschou HO, et al：Recovery of walking function in stroke patients：the Copenhagen Stroke Study. *Arch Phys Med Rehabil* 76：27-32, 1995
15) 近藤和泉，橋本賀乃子，相馬正始：自立歩行を阻害する要因はなにか．総合リハ 27：1117-1121, 1999
16) 道免和久，園田　茂，才藤栄一，他：脳血管障害患者の SIAS．リハ医学 31：771, 1994
17) 道免和久，里宇明元，近藤国嗣，他：Classification and Regression Trees（CART）による脳卒中患者の退院時 ADL 予測．リハ医学 32：920-921, 1995
18) 石神重信，岡田恒夫：我々が用いている脳卒中の予後予測 V．臨床リハ 10：326-330, 2001
19) Nakayama H, Jorgensen HS, Raaschou HO, et al：Recovery of upper extremity function in stroke patients：the Copenhagen Stroke Study. *Arch Phys Med Rehabil* 75：394-398, 1994
20) 三好正堂：脳卒中片麻痺からの回復．岩倉博光，岩谷　力，土肥信之（編）：臨床リハビリテーション脳卒中 I 脳卒中のみかた，医歯薬出版，1990
21) 道免和久：脳卒中のリハビリテーション．大橋正洋，木村彰男，蜂須賀研二（編）：脳卒中のリハビリテーション，リハビリテーション MOOK2, pp102-109, 金原出版，2001
22) Smania N, Paolucci S, Tinazzi M, et al：Active finger extension：a simple movement predicting recovery of arm function in patients with acute stroke. *Stroke* 38：1088-1090, 2007
23) Urban PP, Wolf T, Uebele M, et al：Occurrence and clinical predictors of spasticity after ischemic stroke. *Stroke* 41：2016-2020, 2010
24) Martino R, Foley N, Bhogal S, et al：Dysphagia after stroke：incidence, diagnosis, and

pulmonary complications. *Stroke* 36：2756-2763, 2005
25) Veis SL, Logemann JA：Swallowing disorders in persons with cerebrovascular accident. *Arch Phys Med Rehabil* 66：372-375, 1985
26) Mann G, Hankey GJ, Cameran D：Swallowing function after stroke. *Stroke* 30：744-748, 1999
27) 寺岡史人, 西 眞歩, 吉澤忠博, 他：脳卒中に伴う嚥下障害の予後予測―経口摂取の可否に関する検討. リハ医学 41：421-428, 2004
28) Sarno MT, Levita EL：Recovery in treated aphasia in the first year post-stroke. *Stroke* 10：663-670, 1979
29) 佐野洋子, 小嶋友幸, 加藤正弘：失語症のリハビリテーションと長期予後. リハ医学 37：161-164, 2000
30) 道免和久：脳卒中における予後予測. 臨床リハ 7：347-356, 1998

〔宮越浩一〕

第3章 合併症の予測

1 脳卒中後の合併症と予測の必要性

　脳卒中は基本的に予後が良好な疾患とはいえず，死亡率や後遺障害残存率は低くはない。またその経過中にはさまざまな合併症も生じる。合併症の発生は生命予後に直接影響するのみではなく，機能障害や能力障害に対しても悪影響を与えることがあり，可能な限り回避する必要がある。このため合併症を生じる可能性のある症例を適切にスクリーニングし，事前に可能な範囲で予防策をとる必要がある。

　また機能障害の帰結を調査した研究では死亡症例は除外されていることもある。急性期病院では死に至る可能性がある重症例でもリハビリテーション（以下リハ）処方されることは多い。これらの重症例では死亡が最終的な帰結となる可能性も予測しておく必要がある。ここでは脳卒中による合併症発生のリスクと生命予後に関する研究について記述する。

2 脳卒中後の生命予後

　リハを計画するうえでは生命予後の予測も重要である。生命予後不良な症例は合併症の頻度も高いと予想され，リハに伴うリスクはより高いものとなる。リハによって向上した日常生活活動（activities of daily living：ADL）がどの程度の期間メリットを保ち続けるかということを考慮したうえで長期的に患者および家族の満足度を予測する必要がある。さらに，これらのバランスを考えたうえでリハのゴール設定と具体的なリハメニューを検討することが求められる。

　Johnstonら[1]は279例の急性期脳卒中症例の合併症発生率を調査している。ここでは95％の症例で少なくとも1回の合併症を発生し，32％では重大な合併症を発症していた。3か月の時点で死亡していた症例は14％であったとしている。

　久山町研究では初回脳卒中症例の生命予後について追跡調査が行われている[2]。そこでは333例の脳卒中の生存率は5年間で約30％，10年間で約20％であった。発症後10年間の死亡の41％は初回の脳卒中が原因であり，22％は脳卒中再発，6％が他

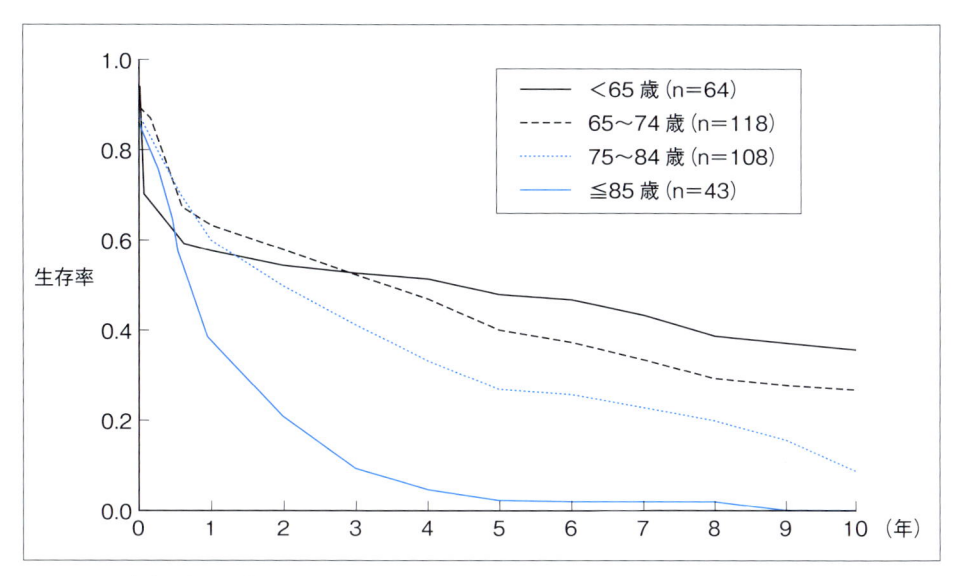

図Ⅱ-16　年齢ごとの生命予後を示す生存曲線
高齢者ほど生命予後は不良である。また発症早期ほど死亡者数は多くみられる。
(Kiyohara Y, Kubo M, Kato I, et al：Ten-year prognosis of stroke and risk factors for death in a Japanese community：The Hisayama study. *Stroke* 34：2343-2347, 2003 より)

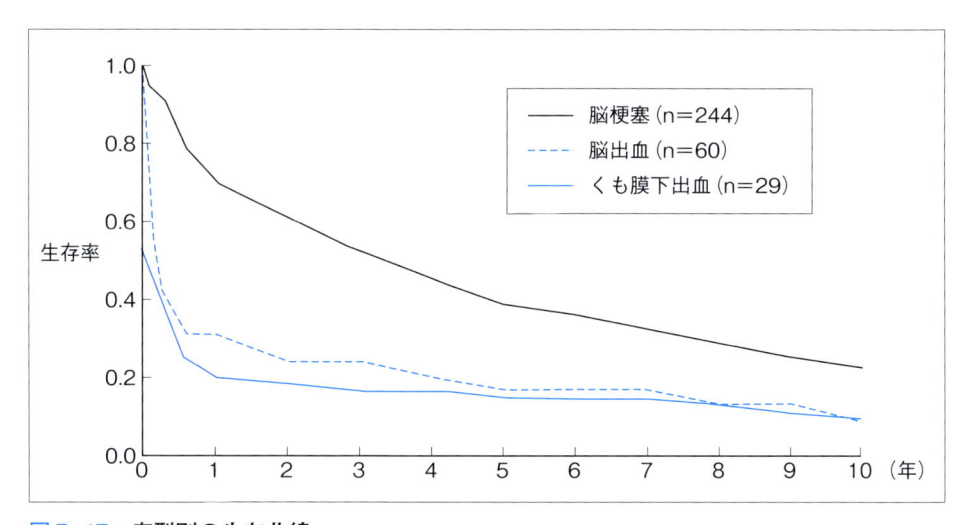

図Ⅱ-17　病型別の生存曲線
脳出血とくも膜下出血の生命予後が不良である。
(Kiyohara Y, Kubo M, Kato I, et al：Ten-year prognosis of stroke and risk factors for death in a Japanese community：The Hisayama study. *Stroke* 34：2343-2347, 2003 より)

の心血管系病変であった。脳卒中における死亡の危険因子としては年齢，肥満，脳出血・くも膜下出血が挙げられた(図Ⅱ-16, 17)。

　Sacco ら[3]は脳梗塞患者の5年生存率は55％としている。そして生命予後を予測する因子としては，うっ血性心不全(相対危険度2.6)，入院時血糖値140mg/dl以上(相対危険度1.7)，脳底動脈系を含む主要血管病変(相対危険度2.0)としている。

3 合併症の内容

前述したように脳卒中は生命予後が不良であることも少なくない。その他にもさまざまな合併症を生じることがある。これらのリハ中に生じる合併症により治療成績を悪化させることがないよう，頻度の高い合併症や重篤な合併症に関する知識が必要である。脳卒中治療ガイドライン2009では，呼吸器感染症，尿路感染，転倒，皮膚損傷などが高頻度であるとされている。

Johnstonら[1]は279例の急性期脳卒中症例において合併症の発生率を調査している。頻度が高いものとしては，悪心・嘔吐や発熱，便秘などの比較的軽度な合併症が多く発生していた（表Ⅱ-20）。

Langhorneら[4]も同様に急性期病院における脳卒中症例に発生した合併症を調査（n=311）している。脳卒中発症からの時期ごとに合併症の頻度が調査されており，尿路感染や肺炎などの感染症が高頻度にみられていた（表Ⅱ-21）。

表Ⅱ-20 虚血性脳卒中における合併症（N=279）

悪心・嘔吐	19%
発熱	16%
便秘	16%
低カリウム血症	11%
高血糖	11%
徐脈	6%
嚥下障害	5%
発疹	5%
失禁	5%
下痢	3%
貧血	3%
消化不良	3%

数値（%）は全症例（n=279）に対する発生頻度を示す。
（Johnston KC, Li JY, Lyden PD：Medical and neurological complications of ischemic stroke. *Stroke* 29：447-453, 1998 より）

表Ⅱ-21 脳卒中後の時期別の合併症

		観察期間			
		入院中	退院〜6か月	6〜18か月	18〜30か月
観察症例数		311	220	181	155
神経学的	脳卒中再発	9	6	9	12
	痙攣	3	1	5	5
	失神		9	19	13
感染症	尿路感染	23	16	23	22
	肺炎	22	13	23	29
	その他の感染	19	8	25	21
移動	褥瘡	21	8	8	11
	転倒	25	36	49	45
血栓症	深部静脈血栓症	2	0	1	0
	肺塞栓	1	0	0	0
疼痛	肩痛	9	15	11	12
	その他の疼痛	34	41	35	37
心理	うつ	16	50	43	54
	不安	14	34	44	49

（Langhorne P, Robertson SL, MacDonald J, et al：Medical complications after stroke. *Stroke* 31：1223-1229, 2000 より）

表Ⅱ-22 合併症の頻度の比較（数値は％）

報告	宮越 2012	Indredavic 2008	Tong 2010	Langhorne 2000	Johnston 1998
サンプル数	3,509	489	218,985	311	279
フォローアップ期間	32.1日（平均）	3か月	4.8日（平均）	30か月	3か月
誤嚥性肺炎・肺炎	27.9	17.2	3.1	22	肺炎10 誤嚥性肺炎6
虚血性心疾患		7.0	1.5（心筋梗塞）		6
尿路感染症	15.1	27.9	10.1	23	11
うつ状態	11.9			16	1
転倒	11.1	25.0		25	
消化管出血	7.8				5
肩手症候群	6.7				
肩痛		10.7		9	
褥瘡	5.7	2.9		21	
痙攣	5.4	2.5		3	3
深部静脈血栓症	3.6	2.5	0.8	2	2
脳卒中再発	2.6	5.3		9	18（再発および増悪）

脳卒中急性期症例における合併症の頻度を報告した文献のデータの比較である。
（宮越浩一：データベースを活用した研究の可能性と課題─リハビリテーション対象症例における合併症調査．リハ医学 49：82-85, 2012 より）

宮越[5]は日本リハビリテーション医学会のデータベースから合併症の発生率を調査している。結果としては上記と同様に尿路感染や肺炎などの感染症が高頻度にみられていた（表Ⅱ-22）。脳卒中の臨床にあたっては，頻度の高い合併症と，頻度は必ずしも高くはないが緊急性の高い合併症を知っておく必要がある。

4 合併症を予測する因子

合併症対策をとるにあたりどのような症例が合併症を生じるかが事前に予測できれば対策も効率よくとることができる。このためこれらの危険因子は重要な知識である。

Indredavic ら[6]は489例の急性期脳卒中症例の調査を行い，発症3か月以内の合併症を予測する因子を求めている。ここで有意差が得られた因子は年齢，入院時の意識障害，SSS（表Ⅰ-14 参照⇒49頁）であった。高血圧，脳卒中の既往，心房細動，糖尿病，心筋梗塞，脳卒中の病型（脳梗塞/脳出血）では有意差が得られなかったとしている。

Roth ら[7]は1029例のリハ目的にて入院した脳卒中症例の調査を行った。75％の症例で少なくとも1つの合併症を生じていた。その中で頻度が高いものは尿路感染症 30.5％，関節や軟部組織の疼痛 14.2％，うつ 13.0％，転倒 10.5％，脱水 10.0％であった。合併症の予測因子としては神経学的問題が重度であること（OR［オッズ比］4.10, 95％ CI［信頼区間］；1.88〜8.91），低アルブミン血症（OR 1.71, 95％ CI；1.15〜2.52），

表Ⅱ-23　リハ目的にて入院した脳卒中症例の合併症を予測する因子

予測因子	オッズ比	95%信頼区間
低アルブミン血症	1.71	1.15〜2.52
高血圧の既往	1.81	1.27〜2.59
NIHSS		
重症(16〜27)	4.10	1.88〜8.91
中等症から重症(11〜15)	2.42	1.48〜3.97
中等症(6〜10)	1.57	1.10〜2.24
軽症(0〜5)	1.00	

(Roth EJ, Lovell L, Harvey RL, et al：Incidence of and risk factors for medical complications during stroke rehabilitation. *Stroke* 32：523-529, 2001 より)

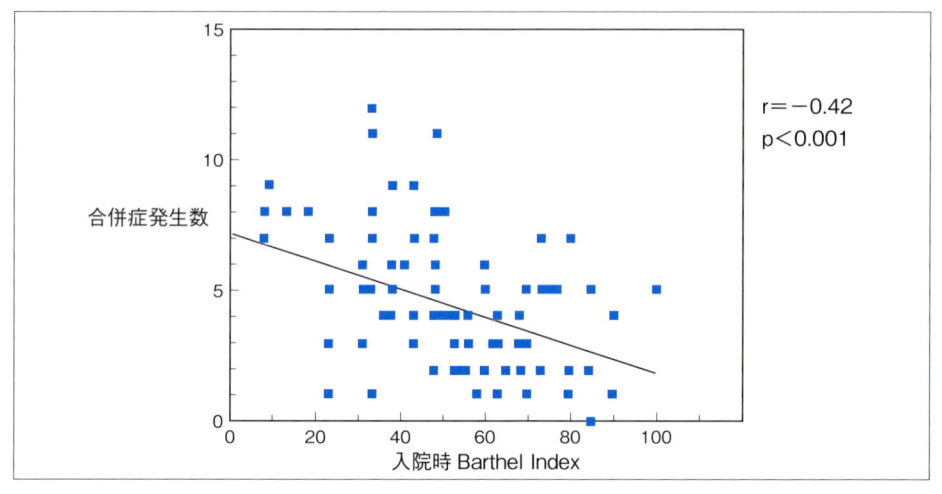

図Ⅱ-18　入院時 Barthel Index と合併症発生の関係
横軸に ADL(Barthel Index)，縦軸に合併症を生じた症例の数が示されている散布図である。
ADL が低いほど合併症を生じやすいことが示されている。
(Dromerick A, Reding M：Medical and neurological complications during inpatient stroke rehabilitation. *Stroke* 25：358-361, 1994 より)

高血圧の既往(OR 1.81, 95% CI；1.27〜2.59)であった(表Ⅱ-23)。
　ADL と合併症発生との関係を単変量解析にて調査した報告がある[8]。ここでは Barthel Index と合併症発生の有無との関係を相関係数で求めている。r＝－0.42(p＜0.001)となっており，相関は弱いものの，ADL が低いほど合併症が多いこととなる(図Ⅱ-18)。
　低栄養状態は機能改善の阻害因子となるものであるが，合併症を増やす因子であるともされている。このため入院時の栄養評価が重要である。栄養状態不良の症例では肺炎などの感染症や褥瘡，消化管出血といった合併症が多くみられたとする報告がある(図Ⅱ-19)[9]。
　Tatemichi ら[10] は 60 歳以上の 251 例の脳梗塞症例の前向きコホート調査を行い，脳卒中症例における認知症の報告を行っている。3 か月の時点で認知症を有していたのは 66 例 (26.3%) であった。発症 3 か月後に認知症を有している場合，5 年生存率は 38.9%であり，認知症がない場合の 5 年生存率 74.5%よりも生命予後は不良であっ

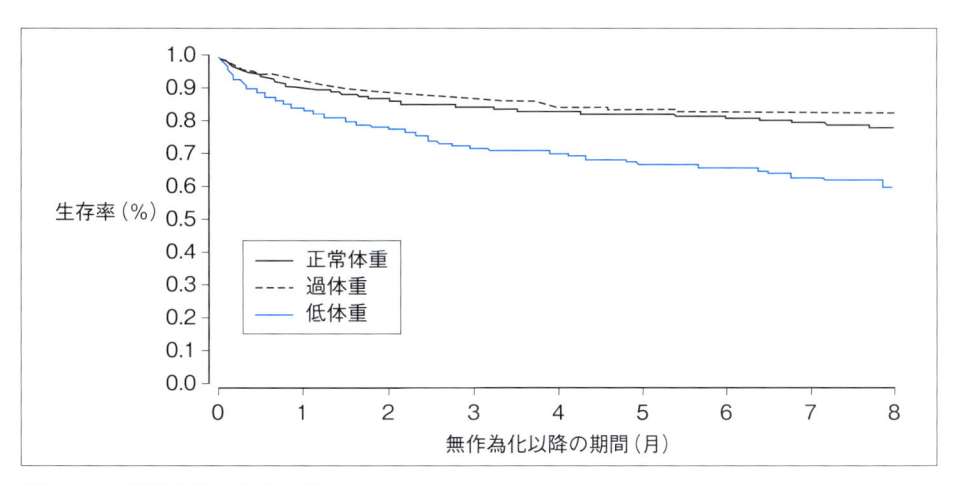

図Ⅱ-19 栄養状態と生命予後
低体重は正常体重や過体重と比較して生命予後が不良である。
(FOOD Trial Collaboration: Poor nutritional status on admission predicts poor outcomes after stroke: observational data from the FOOD trial. *Stroke* 34:1450-1456, 2003 より)

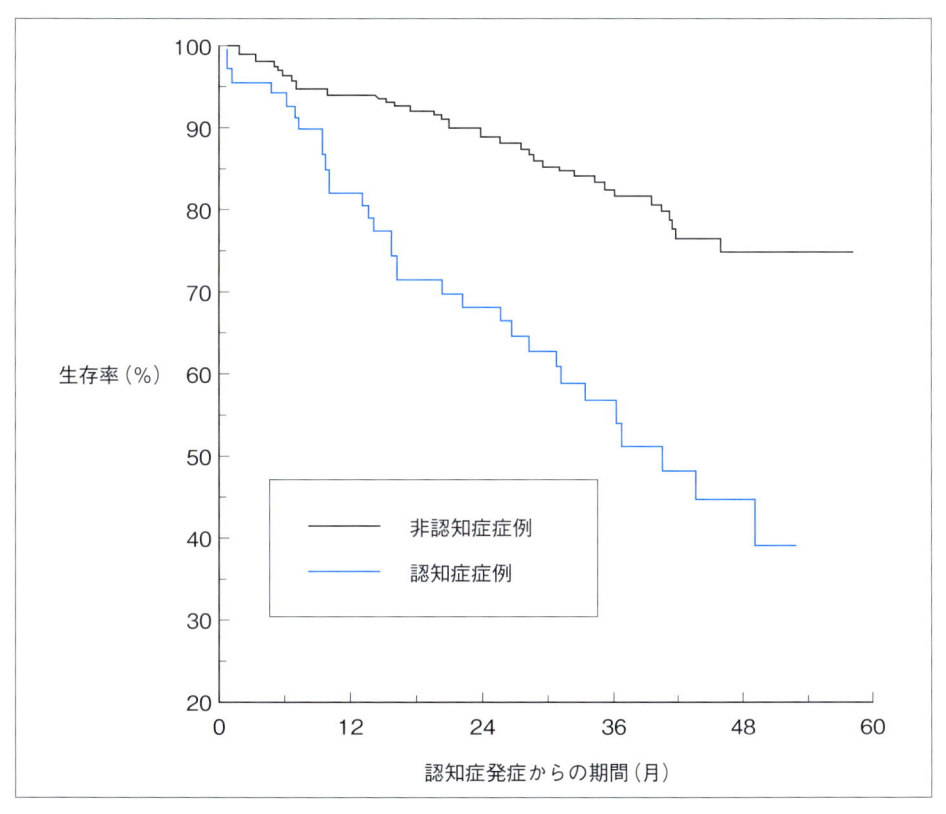

図Ⅱ-20 認知症が生命予後に与える影響
認知症症例で有意に生命予後は不良であった($p < 0.001$)。
(Tatemichi TK, Paik, Bagiella E, et al: Dementia after stroke is a predictor of long-term survival. *Stroke* 25:1915-1919, 1994 より)

た。その相対危険度は3.11(95% CI;1.79〜5.41)であった(図Ⅱ-20)。
　一般的に疾病発症早期の症例には合併症が多くみられる。脳卒中においても同様で

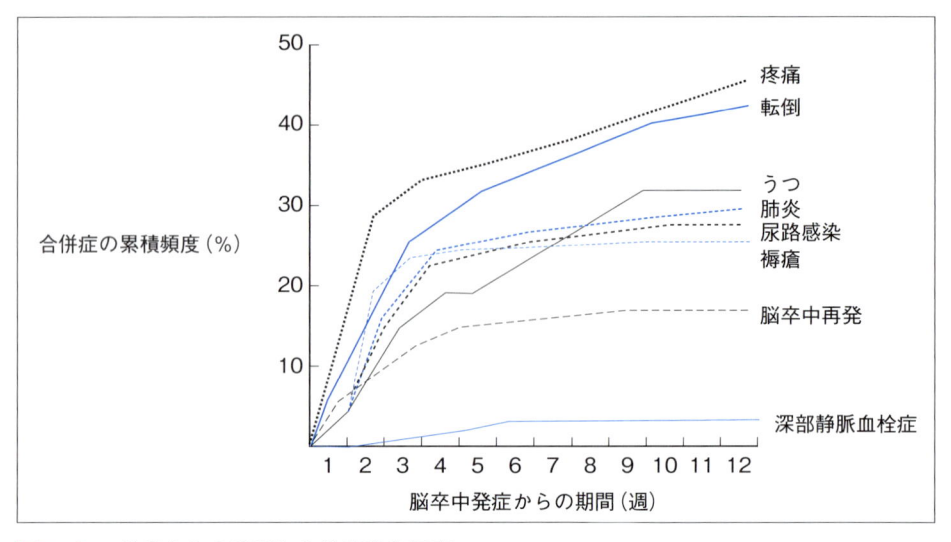

図Ⅱ-21 発症からの時間と合併症発生頻度

横軸に時間（週），縦軸に合併症の累積頻度が示されている。曲線が急峻に立ち上がっているほど，その時期の合併症が多いことを示している。
肺炎，脳卒中再発などの重大な合併症は発症後4週間程度までの期間に発生が多くみられている。
(Langhorne P, Robertson SL, MacDonald J, et al：Medical complications after stroke. *Stroke* 31：1223-1229, 2000 より)

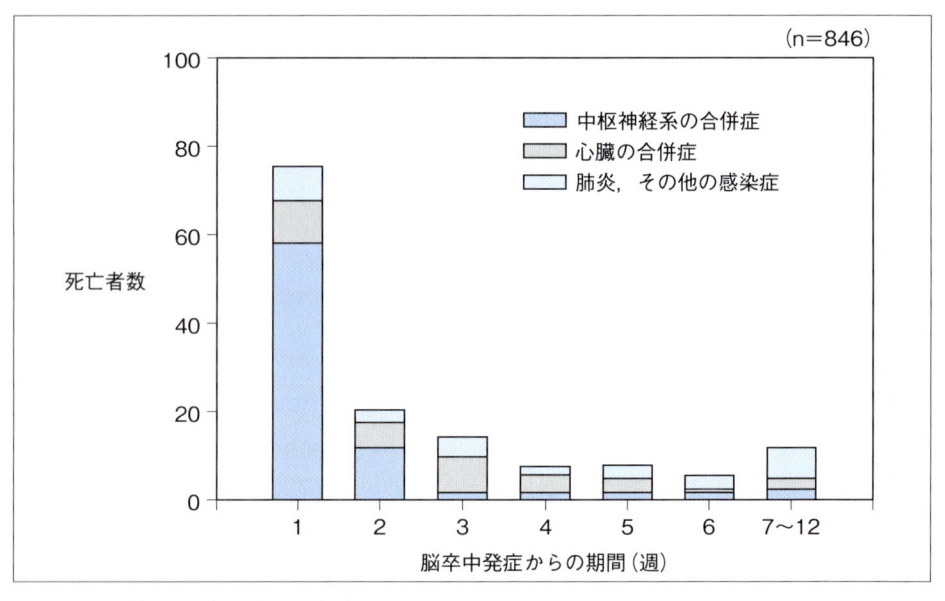

図Ⅱ-22 時期別の合併症発生頻度

発症から2週間程度は神経系の合併症が多いが，その後は感染や心原性の合併症の割合が増加する。
(Prosser J, MacGregor L, Lass KR, et al：Predictors of early cardiac morbidity and mortality after ischemic stroke. *Stroke* 38：2295-2302, 2007 より)

あり，発症早期の症例は脳卒中再発が多くみられ，その他の合併症の発生頻度も高い。Langhorne ら[4]は発症からの期間と合併症発生の関係を示している（図Ⅱ-21）。肺炎，脳卒中再発などの重大な合併症は発症後4週間程度までの期間に発生が多くみられている。

　また発症からの時間の経過とともに発生する合併症の特徴も変化する。Prosser

ら[11]は脳卒中発症からの時期別に合併症の分析をしている。ここでは発症 1〜3 週間までは中枢神経系の問題が多く、発症 3 週間以降は心原性や感染症による死亡が上位を占めるとされている（図Ⅱ-22）。

5 脳卒中後に多くみられる合併症

1．脳卒中再発

脳卒中は動脈硬化を基礎とする疾患であり、今回病巣を生じた部位以外の頭蓋内の動脈も硬化を生じていることが多い。このため再発しやすい疾患であることを知っておく必要がある。

Mohan ら[12]は脳卒中後の再発率を時期別に調査している。発症から 30 日以内の再発率は 3.1％、1 年以内は 11.1％であるとしている。発症早期ほど再発率が高く時間の経過とともに次第に低下している（表Ⅱ-24）。

Sacco ら[3]は脳卒中再発を予測する予測因子の調査を行っている。再発率は発症から 30 日までで 6％、1 年で 12％、5 年で 25％であった。急性期ほど再発が多くみられている（図Ⅱ-23）。再発のリスクファクターとしては、アルコール乱用が RR（リスク比）2.5、退院時に降圧剤が必要な初例は RR1.6、発症 48 時間以内の高血糖は 50mg/dl 上昇するごとに RR 1.2 であったとしている。

Ay ら[13]は 1,458 例の虚血性脳卒中の調査で 60 例（4.1％）で 90 日以内に再発したとしている。その再発を予測する因子として大血管のアテローム、時期の異なる多発病巣、1 か月以内の TIA（一過性脳虚血発作）や脳卒中の既往、多発する新鮮病巣、異なる血管支配領域の同時発症、単発性皮質梗塞が脳卒中再発の危険を増大する危険因子であるとしている（表Ⅱ-25）。このうちでオッズ比が最大のものは大血管のアテロームであった。また、多発病巣や脳卒中の既往が予測因子として挙げられており、脳の血管の変性が重度であることが脳卒中再発を予測する因子となっているものと解釈できる。脳卒中のリハにおいては MRA 検査の結果も参照して動脈の障害の程度も評価する必要がある（図Ⅱ-24）。

2．虚血性心疾患

脳卒中は動脈硬化や心房細動などに続発することが多くみられ、心疾患と関連が強い疾患である。動脈硬化の進行している症例では脳卒中を生じやすいと同時に虚血性心疾患の危険も同時に持っていると予想される。

自覚症状や心電図変化のない症例でも 28％に運動負荷試験で虚血性変化がみられたとする報告がある[14]。また同様に、脳梗塞後遺症によりリハを施行している 60 例にジピリダモール負荷心電図を施行したところ、35.5％（95％ CI；7.3〜26.1％）に心筋虚血の可能性があるとする報告[15]がある。

Prosser ら[11]は 864 例の虚血性脳卒中症例の調査を行い、心血管系イベント発生と

表Ⅱ-24 時期別の脳卒中再発頻度

	再発率（％）	1か月あたり（％）
30日	3.1	*3.1*
1年	11.1	*0.9*
5年	26.4	*0.4*
10年	39.2	*0.3*

斜字の部分は時期別の頻度が理解しやすいよう，1か月あたりの再発頻度を筆者が追加した。発症早期ほど再発が多くみられている。
(Mohan KM, Wolfe CD, Heuschmann PU, et al：Risk and cumulative risk of stroke recurrence：a Systematic Review and Meta-Analysis. *Stroke* 42：1489-1494, 2011 より改変)

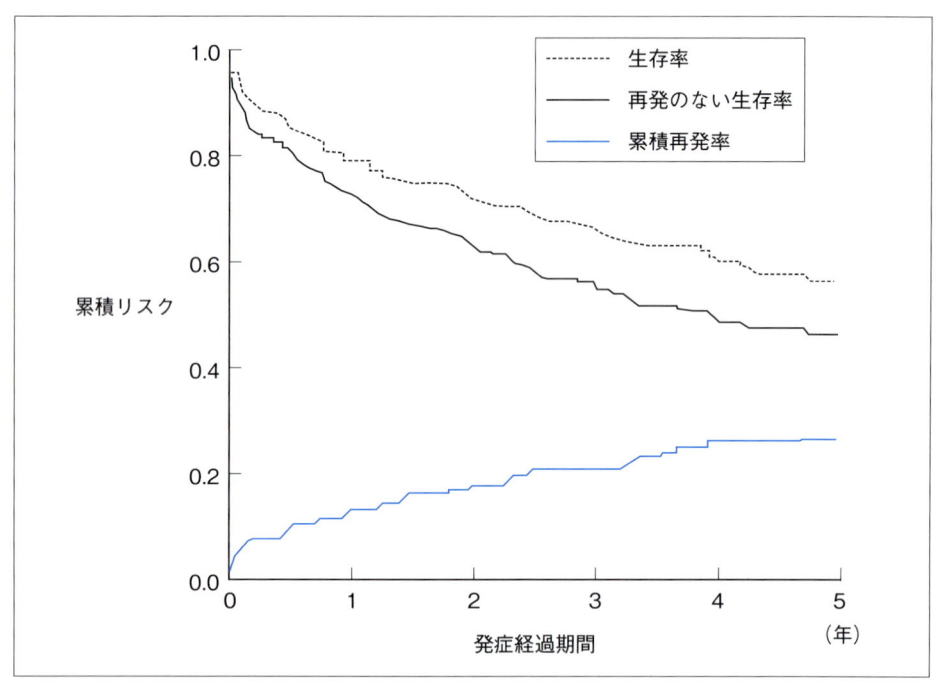

図Ⅱ-23 脳卒中後の生存率および再発を示す生存曲線
5年生存率は 55%，5年間での脳卒中再発は 25% となっている。
(Sacco RL, Shi T, Zammanillo MC, et al：Predictors of mortality and recurrence after hospitalized cerebral infarction in an urban community：the Northern Manhattan Stroke Study. *Neurology* 44：626-634, 1994 より)

表Ⅱ-25 脳卒中再発の予測因子

	OR	95% CI
大血管のアテローム	10.65	1.44〜78.90
時期の異なる多発病巣	4.27	2.46〜7.43
1か月以内のTIAや脳卒中の既往	3.86	2.12〜7.02
多発する新鮮病巣	3.65	1.96〜6.82
異なる血管支配領域の同時発症	3.16	1.74〜5.74
単発性皮質梗塞	2.07	1.09〜3.93
単発性ラクナ梗塞	0.21	0.05〜0.86

(Ay H, Gungor L, Arsava EM, et al：A score to predict early risk of recurrence after ischemic stroke. *Neurology* 74：128-135, 2010 より)

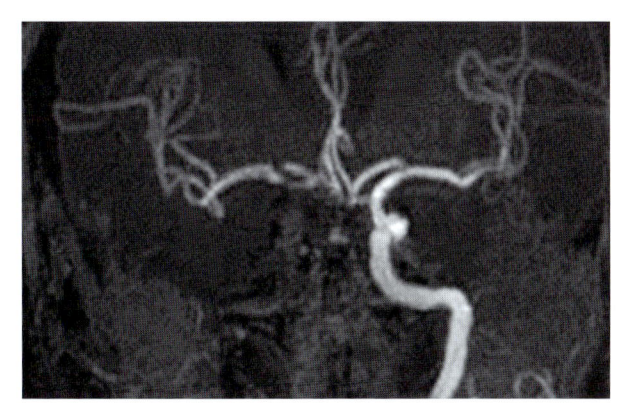

図Ⅱ-24　脳梗塞症例の MRA
左内頸動脈の閉塞により脳梗塞を生じた症例。
大血管のアテローム変化であり，再発のリスクが大きいと評価できる。

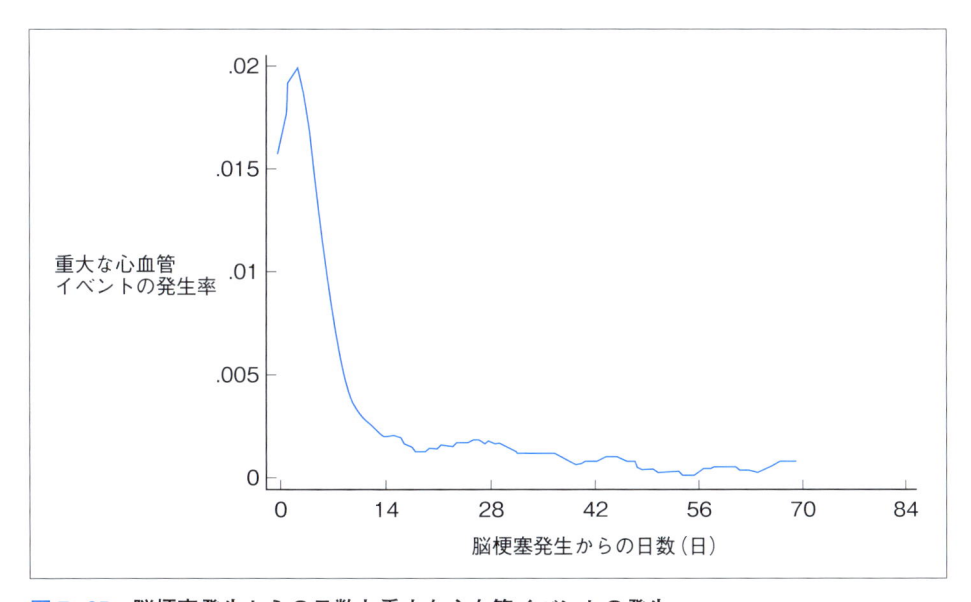

図Ⅱ-25　脳梗塞発生からの日数と重大な心血管イベントの発生
脳梗塞急性期に心血管イベントが多くみられている。
(Prosser J, MacGregor L, Lass KR, et al：Predictors of early cardiac morbidity and mortality after ischemic stroke. *Stroke* 38：2295-2302, 2007 より)

の関係を報告している。個々では 4.1％が心原性の死亡に至り，19.0％で少なくとも 1 回の心血管系イベントを経験したとしている。心血管系イベント発生のピークは発症 2〜3 日目であった（図Ⅱ-25）。心血管系イベントの予測因子は心不全，糖尿病，クレアチニン高値，重症脳卒中，QT 延長もしくは心室性期外収縮であった（表Ⅱ-26）。これら 5 つの予測因子の数と心血管系イベントの発生頻度との関係を表Ⅱ-27 に示す。予測因子が 4 つ以上存在する場合，心血管系イベントの発生頻度は 62.2％となっていた。

　頸動脈雑音の聴取により動脈硬化の有無や程度をある程度知ることが可能である。

表Ⅱ-26 脳卒中後の心血管系イベントを予測する因子

予測因子	オッズ比（95%CI）
心不全	3.33（2.28～4.89）
糖尿病	2.11（1.39～3.21）
クレアチニン高値	1.77（1.16～2.70）
重症脳卒中	1.98（1.34～2.91）
QT延長もしくは心室性期外収縮	1.93（1.31～2.85）

（Prosser J, MacGregor L, Lass KR, et al：Predictors of early cardiac morbidity and mortality after ischemic stroke. *Stroke* 38：2295-2302, 2007 より）

表Ⅱ-27 リスクスコアと重大な心血管イベントの発生頻度

リスクスコア	重大な心血管系のイベント（％）
0	6.3
1	10.1
2	21.8
3	36.4
4 or 5	62.2

表Ⅱ-26の予測因子の数と12週間以内に発生した心血管系イベントの頻度が示されている。4点以上の症例では62.2％に重大な心血管系イベントが発生している。
（Prosser J, MacGregor L, Lass KR, et al：Predictors of early cardiac morbidity and mortality after ischemic stroke. *Stroke* 38：2295-2302, 2007 より）

Pickett ら[16]は頸動脈雑音を予測因子とし，心筋梗塞や心原性の死亡を帰結評価とした22の研究からメタ解析を行っている。この結果，頸動脈雑音が観察された症例では心筋梗塞が OR 比 2.15（95％ CI；1.67～2.78），心原性の死亡は OR 比 2.27（95％ CI；1.49～3.49）であったとしている。

3. 肺炎

脳卒中後の合併症として感染症は多くみられ，尿路感染と肺炎が多い。肺炎は死亡の原因となることもあり，肺炎により入院が長期化し，廃用による ADL 低下の危険性もあるため，危険性の高い症例では十分な注意が必要である。

肺炎の原因としては脳卒中に伴う仮性球麻痺や球麻痺などによる嚥下障害，意識レベルの低下による先行期嚥下障害が考えられる。この他に脳卒中に伴う自律神経の障害による免疫機能の低下も指摘されている[17]。

Sellars ら[18]は412例の急性期脳卒中患者を3か月間にわたって前向きに調査した。そこでは18.9％が肺炎を発症していた。その危険因子としては，年齢（65歳以上），構音障害もしくは失語症，mRS（modified Rankin Scale）が4点以上，AMT*スコアが8点未満，水飲みテストでの異常の5項目を挙げている（表Ⅱ-28）。これらの合計点から肺炎のリスクを予測するものである。2点以上を肺炎のリスクありとしてスクリーニングをすると，感度90.9，特異度75.6となるとしている。

*AMT：Abbreviated Mental Test の略。年齢など10項目の質問から構成される精神機能評価である。6点以下はせん妄や認知症ありと判断される。

表Ⅱ-28 脳卒中症例において肺炎を予測する因子

予測因子	点数
65歳以上	1
構音障害もしくは失語症	1
mRSが4点以上	1
AMT*スコアが8点未満	1
水飲みテストでの異常	1

合計点により肺炎のリスクを予想する。5点満点であり，高得点ほど肺炎のリスクが高い。2点以上を肺炎のリスクありとしてスクリーニングをすると，感度90.9，特異度75.6であったとしている。
＊AMT：Abbreviated Mental Test
(Sellars C, Bowie L, Bagg J, et al：Risk factors for chest infection in acute stroke. A prospective cohort study. *Stroke* 38：2284-2291, 2007より)

Chumblerら[19]は後方視的調査からロジスティック回帰分析を使用して肺炎の予測因子を求めている。そこでオッズ比が大きいものとしては肺炎の既往，嚥下評価での異常所見，NIHSS(National Institute of Health Stroke Scale)が挙げられている。

Martinoら[20]はsystematic reviewにおいて肺炎の予測因子を調査している。24の文献が対象となり，肺炎の予測因子が吟味されている。嚥下障害のある場合の相対危険度は3.17倍(95% CI；2.07〜4.87)，誤嚥のある場合の相対危険度は11.56倍(95% CI；3.36〜39.77)としている。嚥下障害の評価方法としては多くの研究で水飲みテストが使用されていた。

Walterら[21]は急性期の脳梗塞症例236例を調査し，22%が肺炎を発症したとしている。その予測因子として，嚥下障害(相対危険度9.92, 95% CI；5.28〜18.7)，NIHSS 10点以上(相対危険度6.57, 95% CI；3.36〜12.9)，基底核の梗塞(ラクナ除く)(相対危険度3.10, 95% CI；1.17〜5.62)，入院時のその他の感染症(相対危険度3.78, 95% CI；2.45〜5.83)が挙げられている。

Mannら[22]は128例の初発脳卒中症例の前向き調査を行い，嚥下造影検査所見と肺炎発生の関係を調査した。6か月間で26例(20%，95% CI；14〜28%)で肺炎を発症した。嚥下造影にて嚥下反射の遅延や欠如を認めた症例が肺炎を発生する危険性はOR 11.8(95% CI；3.3〜49.6)であった。

嚥下造影検査で誤嚥を認めた場合の誤嚥性肺炎の相対危険度は6.95倍，不顕性誤嚥を認めた場合の相対危険度は5.57倍(誤嚥なし，あるいはむせを生じた症例と比較して)であったとする報告[23]もある。

画像所見としては5cm以上の病巣，またはMCA(中大脳動脈)の1/3以上の病巣は肺炎を発症するリスクが3.5倍とされている[24]。

以上のように脳卒中後の肺炎の調査は数多くみられる。それらの予測因子について表Ⅱ-29にまとめた。肺炎が予想される場合は詳細な嚥下評価に基づいた食事形態の調整や摂食指導を行い，誤嚥性肺炎の発症を予防する必要がある。

表Ⅱ-29 脳卒中後の肺炎の予測因子とオッズ比

	Chumbler[19]	Mann[22]	Holas[23]	Minnerup[24]
年齢	1.8（70歳以上）			
嚥下テスト	3.5			
NIHSS	3.1			
発症時倒れて動けなかった	2.8			
肺炎の既往	4.0			
嚥下造影における異常		11.8	6.95	
5 cm 以上，あるいは MCA 領域の 1/3 異常の病巣				3.5

4. 痙攣

リハ中の急変として生じる痙攣は，脳血管障害に伴う症候性のものが多くみられる。痙攣そのものは死に至る事態に至ることは少ないが，転倒や転落などの事故の危険があり，リスクは事前に予測しておく必要がある。また痙攣は入院中の死亡に関する独立した予測因子であるとしている報告[25]もあり，痙攣を発生する症例は重症であり，全身状態に注意してリハを実施する必要がある。

Bladin ら[26]は 2,021 例の脳卒中症例において痙攣の発生状況を調査した。平均フォローアップ期間 9 か月において脳出血の 10.6％，脳梗塞の 8.6％で痙攣を発生したとしている。脳出血は脳梗塞よりも痙攣発生の頻度が高い。また，急性期ほど発生のリスクが高いことが示されている。脳梗塞における予測因子としては皮質病変（ハザード比 2.09, 95％ CI；1.19〜3.68），重症例（ハザード比 2.10, 95％ CI；1.16〜3.82）であったとしている。また脳出血における予測因子は皮質病変であった（ハザード比 3.16, 95％ CI；1.35〜7.40）。

5. 尿路感染

尿路感染は入院中の症例や高齢者に多くみられる合併症である。症状としては頻尿，血尿・尿混濁，排尿時痛などが挙げられる。多くは軽症であるが，腎盂腎炎となることで重症化することがあり，敗血症に至ることもある。

Stott ら[27]は急性期脳卒中症例 412 例を調査し，尿路感染は 3 か月間に 15.8％で発生したとしている。その予測因子としては，modified Rankin Scale，尿道カテーテル留置，年齢を挙げている（表Ⅱ-30）。予測因子として OR 比が最大のものは尿道カテーテル留置であった。これはリハ的に抜去の誘導をすることも可能であり，バルンカテーテルが留置されている症例では早期に抜去を試みる必要がある。

表Ⅱ-30　尿路感染の予測因子

予測因子	OR(95%CI)
mRS	1.85(1.29〜2.64)
尿道カテーテル	3.03(1.41〜6.52)
年齢(10歳ごとに)	1.51(1.13〜2.00)

(Stott DJ, Falconer A, Miller H, et al：Urinary tract infection after stroke. *QJ Med* 102：243-249, 2009 より)

　Kongら[28)]はリハセンターに入院した80例の脳卒中症例の残尿状態を調査している。残尿は29%にみられ，尿路感染は19%にみられたとしている。残尿と尿路感染との間には有意な関係($p = 0.001$)がみられたとしている。

　Minerrupら[24)]は脳卒中症例の画像所見と感染症の関係を調査している。そこでは尿路感染は11.0%で発生していた（平均フォローアップ期間14.2日）。小さい病巣では尿路感染の発生頻度は低いものとなっていた。

6. 深部静脈血栓症

　深部静脈血栓症(deep vein thrombosis：DVT)はリハビリテーションの対象症例に多くみられる。WellsはDVTのスクリーニング方法[29)]（表Ⅱ-31）として9項目の所見を挙げているが，この中に麻痺や3日間以上の臥床が含まれており，脳卒中はDVTの危険因子となる可能性が高い。DVTは肺塞栓に至る危険性があり，肺塞栓は死に至ることもある重篤な合併症である。十分な対策が必要である。

　Kellyら[30)]は102例の急性期脳卒中症例において発症1〜2週，3〜4週でMRV(MR venography)施行を施行してDVTの検索を実施した。そこでDVTを40.2%に認め，下肢近位に至るDVTも17.7%に認めた。そして肺塞栓は12%に認めたとしている。その中でDVTを予測する因子は年齢(70歳以上はOR比2.9, 95%CI；1.1〜7.8)，低ADL(OR 8.3, 95%CI；2.7〜25.2)であったとしている。

　このように脳卒中においてDVTは高頻度に発生していると考えられる。しかしDVTは臨床所見が明らかでない場合もあり，複数の危険因子をもつ症例では十分な注意をする必要がある。

7. 肩関節痛

　脳卒中後の関節痛は比較的高頻度にみられる。その疼痛はリハの阻害因子となることもあり，リハにあたっては十分管理するべき合併症である。特に肩手症候群は強い疼痛や関節拘縮を残し，ADLの大きな障害となる。脳卒中の治療に当たっては特に注意するべき合併症である。治療はNSAIDs投与やステロイド投与が必要となるが，

表Ⅱ-31 WellsによるDVTのスクリーニング

臨床所見	点数
活動性のある悪性腫瘍 治療中もしくは6か月以内に治療されていた，もしくはターミナル	1
下肢の麻痺もしくはギプス固定	1
最近3日間以上臥床していた，もしくは大手術後4週以内	1
深部静脈の分布に沿った圧痛	1
下肢全体の腫脹	1
対側と比較して3cm以上の腫脹	1
圧痕のできる浮腫(pitting edema)	1
表層の側副静脈	1
DVT以外のより疑わしい疾患	−2

下記の項目の加算によりDVTの発生リスクが評価可能である。高得点ほどDVTのリスクが高いと判断される。
0点：low risk
1〜2点：medium risk
3点以上：high risk
(Wells PS, Anderson DR, Bormanis J, et al：Value of assessment of pretest probability of deep vein thrombosis in clinical management. *Lancet* 350：1795-1798, 1997 より)

早期の診断が必要である。発生頻度としては2〜70％まで大きな開きがあるが，これは明確な診断基準が整備されていないことにも原因があると考えられる。

Lindgrenら[31]は416例の初発脳卒中患者を1年間にわたってフォローした。4か月の時点で22％の症例に肩痛を認めた。VAS（Visual Analogue Sale）にて79％で中等度〜重度の疼痛を訴えていた。肩関節痛の予測因子として上肢機能の障害やNIHSSでの高点数を挙げている。

[引用文献]

1) Johnston KC, Li JY, Lyden PD：Medical and neurological complications of ischemic stroke. *Stroke* 29：447-453, 1998
2) Kiyohara Y, Kubo M, Kato I, et al：Ten-year prognosis of stroke and risk factors for death in a Japanese community：The Hisayama study. *Stroke* 34：2343-2347, 2003
3) Sacco RL, Shi T, Zammanillo MC, et al：Predictors of mortality and recurrence after hospitalized cerebral infarction in an urban community：the Northern Manhattan Stroke Study. *Neurology* 44：626-634, 1994
4) Langhorne P, Robertson SL, MacDonald J, et al：Medical complications after stroke. *Stroke* 31：1223-1229, 2000
5) 宮越浩一：データベースを活用した研究の可能性と課題—リハビリテーション対象症例における合併症調査．リハ医学 49：82-85, 2012

6) Indredavic B, Rohweder G, Naalsund E, et al：Medical complications in a comprehensive stroke unit and an early supported discharge service. *Stroke* 39：414-420, 2008
7) Roth EJ, Lovell L, Harvey RL, et al：Incidence of and risk factors for medical complications during stroke rehabilitation. *Stroke* 32：523-529, 2001
8) Dromerick A, Reding M：Medical and neurological complications during inpatient stroke rehabilitation. *Stroke* 25：358-361, 1994
9) FOOD Trial Collaboration：Poor nutritional status on admission predicts poor outcomes after stroke：observational data from the FOOD trial. *Stroke* 34：1450-1456, 2003
10) Tatemichi TK, Paik, Bagiella E, et al：Dementia after stroke is a predictor of long-term survival. *Stroke* 25：1915-1919, 1994
11) Prosser J, MacGregor L, Lass KR, et al：Predictors of early cardiac morbidity and mortality after ischemic stroke. *Stroke* 38：2295-2302, 2007
12) Mohan KM, Wolfe CD, Heuschmann PU, et al：Risk and cumulative risk of stroke recurrence：a systematic review and meta-analysis. *Stroke* 42：1489-1494, 2011
13) Ay H, Gungor L, Arsava EM, et al：A score to predict early risk of recurrence after ischemic stroke. *Neurology* 74：128-135, 2010
14) Pasquale GD, Andreoli A, Pinelli G, et al：Cerebral ischemia and asymptomatic coronary artery disease：a prospective study of 83 patients. *Stroke* 17：1098-1101, 1986
15) 関口麻理子, 増田道男, 近藤克則：脳梗塞リハビリテーション患者に対する薬剤負荷心電図による虚血性心疾患合併頻度の推定. リハ医学 43：752-755, 2006
16) Pickett CA, Jackson PJL, Hemann BA, et al：Carotid bruits as a prognostic indicator of cardiovascular death and myocardial infarction：a meta-analysis. *Lancet* 371：1587-1594, 2008
17) Chamorro A, Urra X, Planas AM：Infection after acute ischemic stroke. *Stroke* 38：1097-1103, 2007
18) Sellars C, Bowie L, Bagg J, et al：Risk factors for Chest Infection in acute stroke. A prospective cohort study. *Stroke* 38：2284-2291, 2007
19) Chumbler NR, Williams LS, Wells CK, et al：Derivation and validation of a clinical system for predicting pneumonia in acute stroke. *Neuroepidemiology* 34：193-199, 2010
20) Martino R, Foley N, Bhogal S, et al：Dysphagia after stroke：incidence, diagnosis, and pulmonary complications. *Stroke* 36：2756-2763, 2005
21) Walter U, Knoblich R, Steinhagen V, et al：Predictors of pneumonia in acute stroke patients admitted to a neurological intensive care unit. *J Neurol* 254：1323-1329, 2007
22) Mann G, Hankey GJ, Cameron D：Swallowing function after stroke：prognosis and prognostic factors at 6 months. *Stroke* 30：744-748, 1999
23) Holas MA, DePippo KL, Reding ML：Aspiration and relative risk of medical complications following stroke. *Arch Neurol* 51：1051-1053, 1994
24) Minnerup J, Wersching H, Brokinkel B, et al：The impact of lesion location and lesion size on poststroke infection frequency. *J Neurol Neurosurg Psychiatry* 81：198-202, 2010
25) Arboix A, Comes E, Massons J, et al：Relevance of early seizures for in hospital mortality in acute cerebrovascular disease. *Neurology* 47：1429-1435, 1996
26) Bladin AF, Alexandrov AV, Bellavance A, et al：Seizures after stroke. a prospective multicenter study. *Arch Neurol* 57：1617-1622, 2000
27) Stott DJ, Falconer A, Miller H, et al：Urinary tract infection after stroke. *QJ Med* 102：

243-249, 2009
28) Kong KH, Young S : Incidence and outcome of poststroke urinary retention : A prospective study. *Arch Phys Med Rehabil* 81 : 1464-1467, 2000
29) Wells PS, Anderson DR, Bormanis J, et al : Value of assessment of pretest probability of deep vein thrombosis in clinical management. *Lancet* 350 : 1795-1798, 1997
30) Kelly J, Rudd A, Lewis RR, et al : Venous thromboembolism after acute ischemic stroke. *Stroke* 35 ; 2320-2325, 2004
31) Lindgren I, Jönsson AC, Norrving B, et al : Shoulder pain after stroke. A prospective population-based study. *Stroke* 38 : 343-348, 2007

（宮越浩一）

第4章 最新の予後予測法

1 はじめに

　本章では，実際の臨床現場に即して使用できるような，比較的新しい予後予測法を筆者が厳選して紹介する。近年の予後予測研究の特徴としては，脳卒中の回復の過程において，従来より早期の段階で長期的な予後を予測しようとするもの，予後に影響すると考えられるさまざまな要因から多変量解析を行うもの，新たな脳画像の分析から機能予後を予測しようとするもの，などの特徴がある。帰結評価法としては，機能的自立度評価法（Functional Independence Measure；FIM）を使用しているものが多い。昨今の脳卒中医療においては急性期治療，リハビリテーション（以下リハ）の発達により，脳卒中患者の機能予後も年々多様に変化しており，既存のデータをもとにした従来の予後予測が現在も通用するという保証はどこにもない。より早期の治療が可能になったため，予後予測もより早期の段階から行われる必要があるし，また脳卒中患者も高齢化しているため，長期的な予後を知ることも求められている。日進月歩で変わりゆく脳卒中医療の状況に応じて，脳卒中の予後予測法も変わっていくべきであり，その研究に最終到達地点はないものと考えられる。その時々の時代に即し，より早期に，より精度が高く，そして多忙な臨床現場においてより簡便に用いることができるような予後予測法が求められている。

　脳卒中医療において，予後予測の目的はその段階によりさまざまである。急性期脳卒中においては，早期離床したほうが長期的な予後がよい[1-4]ことから早期離床の促し，回復期転院までに達すべき目標の設定，手術や合併症による予後への影響，新たな治療法〔組織型プラスミノーゲン活性化因子（tissue-type plasminogen activator；t-PA）静注療法など〕の使用による予後の変化，などに予後予測の概念が非常に重要である。回復期では特に日常生活活動（activities of daily living；ADL）の具体的な改善予測や自宅復帰率の予測を目的とし，5章で述べるような予後予測が用いられる。維持期（在宅期）はさらに長期的な予後予測が重要であり，高齢による機能低下も含めた機能予後や，障害を負った脳卒中患者自体の生命予後の予測などが目的となる。

　ここでは，まず脳卒中急性期（発症してから約2週間以内）にも使用可能な予後予測

を中心に，最近の文献から抜粋して紹介する．さらに，近年再び議論になっている胃瘻の意義に関連し，脳卒中患者の嚥下障害の予後を知っておくことは重要であることから，それらに着目した研究も紹介する．今回筆者が取り上げる予後予測研究は，評価法や予測する帰結が多岐にわたる．そこで，予後予測において重要なのは，①何から何を予測しているのか，②予後予測を行ううえでの適応条件は何か，③一つの予後予測の細部にこだわるより，大まかな予後予測を多く知っているほうが将来のビジョンがみえやすい，ということである．一つひとつの予後予測は外れることがあっても，複数の予測法を積み重ねればその精度は増す，あるいは帰結の確率的な広がりをイメージすることができる．以上のことを意識して，さまざまな予後予測法を利用していただきたい．

2 急性期の脳卒中の予後予測

　脳卒中回復期の機能改善に関しては，5章の小山らの研究を中心に紹介している（第Ⅱ部第5章-③『FIMによる脳卒中ADL予後予測法』⇒149〜157頁）が，小山らの"FIMによる脳卒中ADL予後予測法"は急性期においても使えないのか，という質問を受けることが多い．この予測法の原則からいうと，基本的には回復期リハ病院に入院中の脳卒中患者を対象にした研究なので，初期治療が完了していない急性期脳卒中患者に用いることはできない．もし適応条件に沿うような評価間隔の日数を空けたFIMを得ることができたとしても，意識障害や合併症，病状の急激な変化がみられる急性期での回復度をベースに行う予後予測は，誤差や外れ値が大きくなるであろう．急性期脳卒中において求められる予後予測とは，可能な限り早期に適用可能な方法であるべきである．さらに，回復期リハ病院と円滑に連携するためには，発症時の状態から考えて将来的にどの程度の障害が残りそうなのか，大体の予測ができれば十分であると考えられる．詳細な予後予測の検討は，回復期リハ病院においてなされるべきである．その意味で，以下に紹介する予後予測研究は，比較的発症後早期から使用可能であるが，かなり大まかな予後予測が中心になることを理解していただきたい．

1. 発症後3日以内の予後予測

　回復期における脳卒中予後予測法では，FIMが帰結評価として用いられるが，特に急性期においては細かな下位項目の点数をつけることが困難な場合が多い．その理由としては第一に，急性期では患者の症状変化が大きいことが問題となる．日々刻々と変化する症状に応じて，詳細かつ頻回のADL評価は困難である．第二に，病棟の設計が問題となる．設計の古い急性期病院では，FIMの評価項目であるトイレや風呂などが片麻痺患者に不向きである場合が少なくない．第三に，医療スタッフの負担の問題である．急な入退院や処置などが多い急性期病院では，FIM評価に十分な時間を割くことができない場合がある．そこで急性期医療の分野では，最も簡便なADL評価法の一つであるmodified Rankin Scale（mRS）[5]（表Ⅱ-32）[6]が用いられることが多

表Ⅱ-32 modified Rankin Scale（mRS）

Grade 0	全く症状なし
Grade 1	症状はあるが特に問題となる障害なし （通常の日常活動および活動は可能）
Grade 2	軽度の障害 （以前の活動はできないが，介助なしに自分のことができる）
Grade 3	中等度の障害 （何らかの介助を必要とするが，介助なしに歩行可能）
Grade 4	比較的高度の障害 （介助なしに歩行や日常生活を行うことが困難）
Grade 5	高度の障害 （寝たきり，失禁，常に看護や注意が必要）
Grade 6	死亡

（Bohannon RW, Smith MB：Interrater reliability of a modified Ashworth scale of muscle spaciticity. *Phys Ther* 67：206-207, 1987 より）

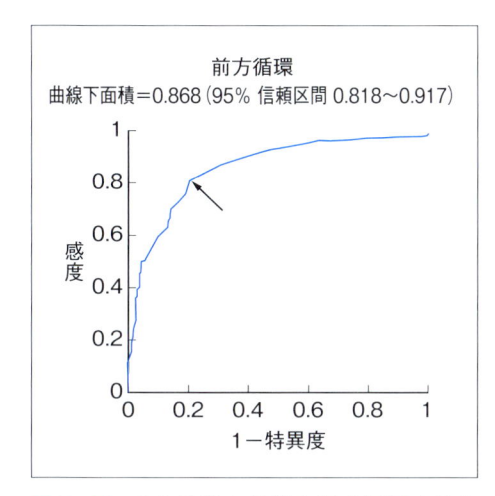

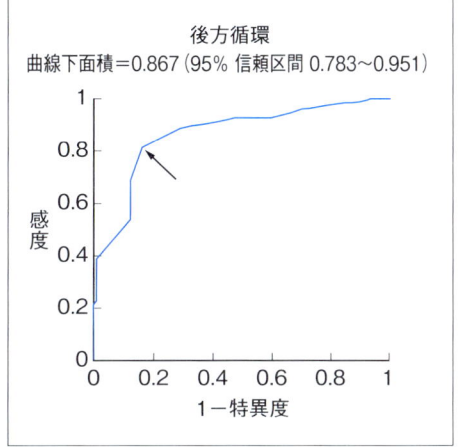

図Ⅱ-26 3か月後の予後良好を予測するための脳卒中発症時 NIHSS のカットオフポイントを示した ROC 曲線（Receiver Operatorating Characteristic curve；受信者動作特性曲線）：前方循環部の場合

（Sato S, Toyoda K, Uehara T, et al：Baseline NIH Stroke Scale Score predicting outcome in anterior and posterior circulation strokes. *Neurology* 70：2371-2377, 2008 より）

図Ⅱ-27 3か月後の予後良好を予測するための脳卒中発症時 NIHSS のカットオフポイントを示した ROC 曲線：後方循環部の場合

（Sato S, Toyoda K, Uehara T, et al：Baseline NIH Stroke Scale Score predicting outcome in anterior and posterior circulation strokes. *Neurology* 70：2371-2377, 2008 より）

い。mRS は，単純な 7 段階評価であり，大まかな予後予測に利用することができる。

Sato らは発症時 National Inctitue of Health Stroke Scale（NIHSS）を用いて発症後 3 か月の mRS を予測できると報告している[7]。対象は 310 例の脳卒中患者で，発症から 3 日以内に医療機関に入院した患者の発症時 NIHSS と，発症後 3 か月の予後（mRS 0～2 を良好とする）との関連を調査している。そのなかで，前方循環（前頭葉・頭頂葉・側頭葉を中心とした灌流領域）と後方循環（後頭葉・小脳・脳幹を中心とした灌流領域）に分けて損傷部位を比較すると，3 か月後の予後良好を予測するための発症時 NIHSS のカットオフ点はそれぞれ 8 点（感度 80％，特異度 82％，図Ⅱ-26）と 5 点（感度

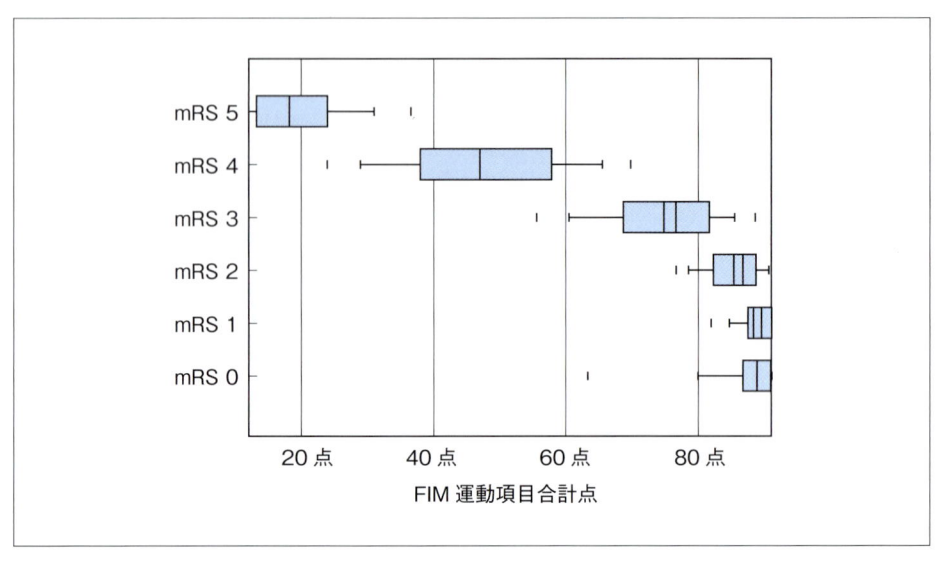

図Ⅱ-28　mRS と FIM の相関
(Kwon S, Hartzema AG, Duncan PW, et al：Disability measures in stroke：relationship among the Barthel Index, the Functional Independence Measure, and the Modified Rankin Scale. *Stroke* 35：918-923, 2004 より)

84％，特異度81％，図Ⅱ-27）であった。一般的に，回復期リハ病棟などの主要な対象は軽度の障害～重度の障害（mRS 2～5）の患者であり，近年の文献で，この範囲ではmRSとFIM運動項目合計点はおおむね相関することが報告されている（図Ⅱ-28)[8]。したがって，回復期リハと連携するための急性期のADL評価法として，可能ならFIMが望ましいが，mRSを用いることも可能である。

2. 発症後2週間以内の予後予測

1) 上肢機能と歩行能力の予後予測

　急性期における機能的な予後予測研究として，オランダにおけるThe Early Prediction of Functional Outcome after Stroke（EPOS）Studyがある。これはオランダの複数の急性期医療機関において，同時期の2年間のうちに入院した脳卒中患者を対象に，発症後2週間以内（具体的には発症後72時間以内，第5病日，第9病日の計3回）にさまざまな評価を行い，将来的な機能予後に対し，どのような急性期の因子が影響しているかを調査した前向きコホート研究ある。この研究においては，上肢機能と歩行能力の2つを帰結として，具体的な予後予測が報告されている[9,10]。

　上肢機能に関する研究では，対象は188例の脳卒中患者で，発症後6か月の上肢機能（Action Research Arm Test；ARAT）を目的変数とし，発症後72時間以内のさまざまな因子を説明変数として，ロジスティック回帰分析を行っている。その結果，麻痺側上肢における①MI（Motricity Index）の肩外転が9点以上〔徒手筋力検査（Manual Muscle Testing；MMT）が1以上に相当〕，②Fugl-Meyer Assessment（FMA）の手指伸展が1点以上（MMTが1以上に相当），の2つが発症6か月後の上肢機能予後を最も反映していた。さらに多変量ロジスティック回帰分析を行い，発症後72時間以

表Ⅱ-33 ①MI 肩外転≧9,②FMA 手指伸展≧1 を満たす時期と発症後 6 か月の上肢機能（ARAT が 10 点以上）の関係（多変量ロジスティック回帰分析）

FE（手指伸展）	SA（肩外転）	真陰性	偽陰性	偽陽性	真陽性	p（確率）
発症後 72 時間以内						
$p=1/\{1+1\times[\exp(-1.119+2.807\times FE+2.149\times SA)]\}$						
FM FE≧1　MI SA≧9						
＋	＋	38	12	8	98	0.98
＋	－					0.89
－	＋					0.71
－	－					0.25
発症後 5 日目						
$p=1/\{1+1\times[\exp(-1.874+3.070\times FE+3.075\times SA)]\}$						
FM FE≧1　MI SA≧9						
＋	＋	38	6	8	104	0.98
＋	－					0.78
－	＋					0.78
－	－					0.14
発症後 9 日目						
$p=1/\{1+1\times[\exp(-1.815+3.224\times FE+2.449\times SA)]\}$						
FM FE≧1　MI SA≧9						
＋	＋	38	6	8	104	0.98
＋	－					0.80
－	＋					0.65
－	－					0.14

FE；finger extension（手指伸展），SA；shoulder abduction（肩外転）.
（Nijland RH, van Wegen EE, Harmeling-van der Wel BC, et al：EPOS Investigators. Presence of finger extension and shoulder abduction within 72 hours after stroke predicts functional recovery：early prediction of functional outcome after stroke：the EPOS cohort study. *Stroke* 41：745-750, 2010 より）

内に両者を満たせば，発症後 6 か月の上肢機能が比較的良好（ARAT が 10 点以上）である確率が 98％と報告されている（表Ⅱ-33）[9]。一方，発症後 72 時間以内に両者を満たさない場合，ARAT が 10 点以上である確率は 25％で，発症後 5 日目で満たさない場合は 14％，発症後 9 日目で満たさない場合でも 14％と低下していた。この予後予測において，予後良好の指標を「ARAT が 10 点以上」とした理由は，ARAT は 9 点以下だと大まかな上肢の動きしか反映していないのに対し，10 点以上は grasp, grip, pinch などの手指の機能を反映しており，より良好な上肢機能を示すという特徴があるからである。本研究の結果を簡単にまとめると，「発症後 72 時間以内に①肩が少し開いて，②指が少し開くと 6 か月後の上肢機能予後は比較的良好である」と言い換えることができる。

　歩行能力に関しては，同様の 188 例の対象患者のうち，歩行困難な 154 例の脳卒中患者を対象としている。研究デザインは上肢機能の場合と同様で，目的変数として歩行機能分類（Functional Ambulation Categories Classification；FAC）が 4 以上（介助なし歩行見守り），予後決定因子の説明変数として発症後 72 時間以内の①体幹機能 Trunk Control Test-sitting（TCT-s）が 25 点以上（座位保持時間が 30 秒以上に相当），

表Ⅱ-34 ①TCT-s（体幹機能）≧25，②MI leg（下肢3項目）≧25 を満たす時期と発症後6か月の歩行能力（FAC が 4 以上）の関係（多変量ロジスティック回帰分析）

	TCT-s（体幹機能）	MI leg（下肢3項目）	真陰性	偽陰性	偽陽性	真陽性	p（確率）
	25	≧25					
発症後72時間以内			$p = 1/(1+(\exp^{(-0.982+2.691 \times TCT\text{-}s+2.083 \times MI\,leg)}))$				
	+	+	24	9	8	112	.98
	+	−					.85
	−	+					.75
	−	−					.27
発症後5日目			$p = 1/(1+(\exp^{(-1.236+2.815 \times TCT\text{-}s+1.609 \times MI\,leg)}))$				
	+	+	20	7	12	115	.96
	+	−					.83
	−	+					.59
	−	−					.23
発症後9日目			$p = 1/(1+(\exp^{(-2.226+3.629 \times TCT\text{-}s+1.854 \times MI\,leg)}))$				
	+	+	24	5	8	117	.96
	+	−					.80
	−	+					.40
	−	−					.10

（Veerbeek JM, Van Wegen EE, Harmeling-Van der Wel BC, et al：EPOS Investigators. Is accurate prediction of gait in nonambulatory stroke patients possible within 72 hours poststroke？：The EPOS study. *Neurorehabil Neural Repair* 25：268-274, 2011 より）

②麻痺側下肢の MI の下肢3項目が25点以上（下肢の3関節の MMT が1以上，または下肢のいずれか1関節が MMT 4 以上に相当）が用いられている．さらに発症後72時間以内に両者を満たせば，発症後6か月の歩行機能が比較的良好（FAC が 4 以上）である確率が98％と報告されている（表Ⅱ-34）[10]。一方，発症後72時間以内に両者を満たさない場合，その確率は27％で，発症後5日目で満たさない場合は23％，発症後9日目でも満たさない場合は10％と低下していた．本研究の結果を簡単にまとめると，「発症後72時間以内に30秒以上の座位保持ができて，下肢の3関節がすべて少し動く，もしくは下肢の1関節でも比較的強い筋力があれば歩行予後は良好である」と言い換えることができる．以上の上肢機能および歩行能力に関する2つの予後予測は，ベッドサイドでそれぞれ単純な2動作の確認だけで大まかな機能的予後が推定できるため，特に多忙な脳卒中急性期の臨床現場でも比較的容易に用いることができると考えられる．

2）ADL の予後予測

FIM を用いた急性期の脳卒中患者の予後予測には，寺坂ら[11]の研究がある．対象は急性期脳卒中患者（くも膜下出血は除外）で，発症して入院後2週間経過時の FIM 運動項目合計点が80点未満の123例を対象とし，FIM 運動合計と FIM 認知項目合計点，自宅復帰率，歩行獲得率，在院日数を比較している．その結果，入院後2週の

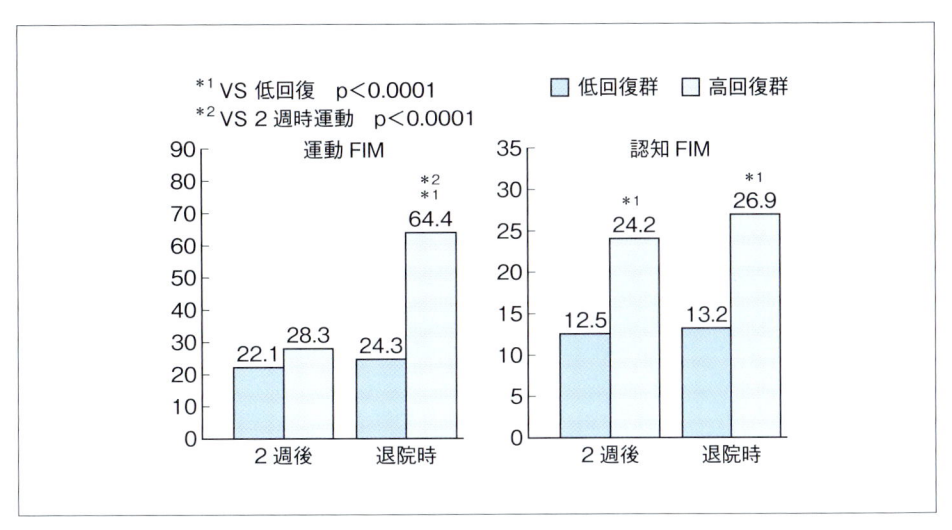

図Ⅱ-29　2週時FIM運動合計点50未満の回復群別の比較
高回復群：2週後から退院までのFIM利得15以上，低回復群：14以下。
まず，運動FIMは発症2週後で両群間に有意差がなかったが，退院時は高回復群で大きく回復したのに対し，低回復群では大きな変化なし。
一方，認知FIMについては，2週後から高回復群では低回復群の認知FIMの2倍あり，その差は退院時まで大きな変化がなかった。
退院時の歩行獲得率については，高回復群で73％，低回復群は15％にとどまっていた。
〔寺坂晋作，竹原康浩，高畠靖志，他：急性期脳卒中患者のfunctional independence measure（FIM）を用いた予後予測．脳卒中 29：735-739, 2007 より〕

　FIM運動合計50点以上の患者は，退院までに高いADL獲得が可能であった。一方，入院後2週のFIM運動合計50点未満の患者は，高回復群（FIM利得15以上）と低回復群（FIM利得14以下）に分かれた（図Ⅱ-29）。FIM認知合計点については，入院後2週時点で高回復群は低回復群に比べ有意に高く，その差は退院時まで大きな変化がなかった。以上より，入院後2週のFIM運動合計が50点以上であればより高いADL獲得が可能であり，入院後2週のFIM運動合計が50点未満であっても，FIM認知合計点が比較的高ければ，その後高いADL獲得の可能性が示唆される。本研究は，FIM運動合計の50点を境界として入院後早期にADL予後を推定できるという点で，簡便かつ有用と考えられる。また，初期のFIM運動合計が低くても，認知機能が高ければその後の回復が良好と予測されるという点も，臨床的には妥当と考えられ，急性期であっても認知面を含めたADL予後の検討が重要であることが示唆される。

　その他の2週以内の予後予測としては，初期の坐位能力がADL予後に関連するという報告[12]がある。The Postural Assessment Scale for Stroke Patients（PASS）[13]という脳卒中患者の姿勢評価（指示された臥位，座位，立位の保持や動作を12項目で各々0〜3点で評価）のなかの5項目（①支持なしでの端座位の保持，②仰臥位から麻痺側への側臥位に移る動作，③臥位から非麻痺側への側臥位に移る動作，④臥位からテーブルの角を持って座位に移る動作，⑤テーブルの角を持って座位から臥位を移る動作）を the trunk control items of the PASS（PASS-TC）と呼び，体幹機能の評価として用いている。この報告によると，PASS-TCは検者間信頼性も優れており，

表Ⅱ-35 脳卒中発症後2週の年齢とその他5つの臨床的変数と発症後6か月の包括的ADL指標（comprehensive ADL）との相関

変数	ピアソンの相関係数
年齢	−0.42†
PASS-TC	0.68†
BI	0.68†
FM	0.58†
FM-B	0.66†
失禁	0.45†

(Hsieh CL, Sheu CF, Hsueh IP, et al：Trunk control as an early predictor of comprehensive activities of daily living function in stroke patients. *Stroke* 33：2626-2630, 2002 より)

表Ⅱ-36 発症後6か月の包括的ADL指標（comprehensive ADL）と相関をもつ発症後2週の臨床的変数のステップワイズ重回帰分析

変数	回帰係数	自由度調整済み決定係数	p
PASS-TC	0.29	0.45	0.001
年齢	−0.34	0.55	<0.001
FM	0.23	0.59	0.006
BI	0.2	0.60	0.024

(Hsieh CL, Sheu CF, Hsueh IP, et al：Trunk control as an early predictor of comprehensive activities of daily living function in stroke patients. *Stroke* 33：2626-2630, 2002 より)

Barthel Index（BI）[14]やFugl-Meyer balance test（FM-B）[15]との相関も高く，妥当性も高いことが示されている．また，発症後2週のPASS-TCは，同じ時期の年齢やBI, Fugl-Meyer Motor Test（FM），FM-B, 失禁の有無などの他の臨床的変数に比べ，標準化BIとFrenchay Activities Index（FAI）[16]より新たに得られた包括的なADL指標（comprehensive ADL）との相関が高いことが示されている（表Ⅱ-35）[12]．また，発症後6か月のcomprehensive ADLと相関をもつ，発症後2週の臨床的変数のステップワイズ重回帰分析を行ったところ，最も有用な独立変数はPASS-TCである，としている（表Ⅱ-36）[12]．石神[17]が過去に報告しているように，脳卒中初期の体幹機能や座位能力は，その後獲得されるADLとの相関が示唆されている．入院時の体幹機能が良好なほどその後の回復が大きいことは臨床的に妥当であり，本研究は矛盾していないと考える．本研究はここまで引用した他の研究とは異なり，定量的な予測ではないが，臨床的な直観を科学的に証明できた重要な研究と考える．

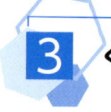

3 くも膜下出血の予後予測

ここまで，脳卒中の予後予測に関し，近年における研究を紹介してきた．しかしながら，ほとんどの脳卒中の予後予測研究において見受けられることであるが，対象としてくも膜下出血を除外している場合が多い．その理由は，FIM予測法の項（第Ⅱ部第5章-③「FIMによる脳卒中ADL予後予測法」⇒149〜158頁）でも述べたように，意識障害が遷延し手術や合併症（水頭症など）により回復が遅れる場合が多く，また逆

表Ⅱ-37　くも膜下出血のFisher分類

Fisher の分類（CT 上の血腫の状態）	
Group 1	くも膜下出血の認められないもの
Group 2	びまん性にくも膜下出血が存在するか，大脳半球間裂，島回槽および迂回槽に1mm以下の薄い層を認めるもの
Group 3	局所的に血塊を認めるか，1mm以上のくも膜下出血の層を認めるもの，もしくはこの両方を認めるもの
Group 4	びまん性にくも膜下出血を認めるもの，あるいはくも膜下出血がなくても脳内あるいは脳室内に血腫を認めるもの

(Fisher CM, Kistler JP, Davis JM：Relation of cerebral vasospasm to subarachnoid hemorrhage visualized by computerized tomographic scanning. *Neurosurgery* 6：1-9, 1980 より)

表Ⅱ-38　くも膜下出血のADL自立群（退院時FIM116点以上）と非自立群（退院時FIM115点以下）の比較

		ADL自立(n=16)		ADL非自立(n=30)		p
年齢	平均±標準偏差	54.6±9.2		68.0±12.8		0.0006
Fisher 分類	1.2	n=7	43.8%	n=6	20.0%	0.0884
	3.4	n=9	56.3%	n=24	80.0%	
脳室内血腫	あり	n=14	87.5%	n=23	76.7%	0.3777
	なし	n=2	12.5%	n=7	23.3%	
正常圧水頭症	あり	n=2	12.5%	n=16	53.3%	0.0069
	なし	n=14	87.5%	n=14	46.7%	
初診時の意識障害 JCSの桁数	0	n=5	31.3%	n=3	10.0%	0.0371
	1	n=5	31.3%	n=8	26.7%	
	2	n=2	12.5%	n=10	33.3%	
	3	n=4	25.0%	n=9	30.0%	
意識障害の期間（日）	平均±標準偏差	3.8±5.1		17.6±24.8		0.0171
退院先	自宅	n=16	100.0%	n=9	30.0%	<0.0001
	病院・施設	n=0	0.0%	n=21	70.0%	
在院日数（日）	平均±標準偏差	29.4±9.8		65.6±33.4		<0.0001

〔宮越浩一，井合茂夫，波出石弘：くも膜下出血において退院時ADLに影響を与える因子の検討―Classification and regression trees（CART）を用いた予後予測の試み．脳卒中 30：69-71, 2008 より〕

に意識障害が改善すると急激に回復する例もあり，一般的に予後予測は困難とされているためである．本項では，一般的な脳卒中に対する予後予測法とは異なり，予後予測が困難とされるくも膜下出血例を対象とし，ADLの予後予測を論じた研究を紹介する．

　宮越らにより，急性期くも膜下出血症例において退院時ADLに影響を与える因子が検討された[18]．対象は急性期くも膜下出血46例で，発症時の年齢，Fisher分類（表Ⅱ-37）[19]，脳室内血腫の有無，初診時のジャパン・コーマ・スケール（Japan Coma Scale；JCS），JCS 2桁以上の意識障害の持続した期間を説明変数とし，退院時のFIMを目的変数として検討を行っている．退院時FIMに関し，FIM 116点以上をADL自立群，FIM 115点以下を非自立群として分類し群間比較を行ったところ，年齢，退院先，在院日数，初診時JCSの桁数，JCS 2桁以上の意識障害の持続した期間に有意差を認めた（表Ⅱ-38）[18]．また，Fisher分類に関しては2以下と3以上の2群に分

```
                    ┌─────────────────────┐
                    │  SAH 急性期症例      │
                    │ 学習サンプル：46 例   │
                    │ 検証サンプル：31 例   │
                    └──────────┬──────────┘
                  ┌────────────┴────────────┐
          ┌───────┴───────┐      ┌──────────┴──────────┐
          │  年齢 62 歳以下 │      │ 年齢 63 歳以上：ADL 非自立 │
          │                │      │    22/24 (91.7%)     │
          │                │      │    12/14 (85.7%)     │
          └───────┬────────┘      └─────────────────────┘
        ┌────────┴─────────┐
┌───────┴────────────┐  ┌──┴──────────────┐
│Fisher 分類 2 以下： │  │ Fisher 分類 3 以上 │
│       ADL 自立       │  │                  │
│    6/7 (85.7%)       │  │                  │
│    5/6 (83.3%)       │  │                  │
└─────────────────────┘  └────┬─────────────┘
              ┌───────────────┴───────────────┐
   ┌──────────┴──────────┐         ┌──────────┴──────────┐
   │意識障害 6 日間以下：  │         │意識障害 7 日間以上：  │
   │       ADL 自立        │         │      ADL 非自立       │
   │     6/9 (66.7%)       │         │     4/6 (66.7%)       │
   │     4/6 (66.7%)       │         │     3/5 (60.0%)       │
   └─────────────────────┘         └─────────────────────┘
```

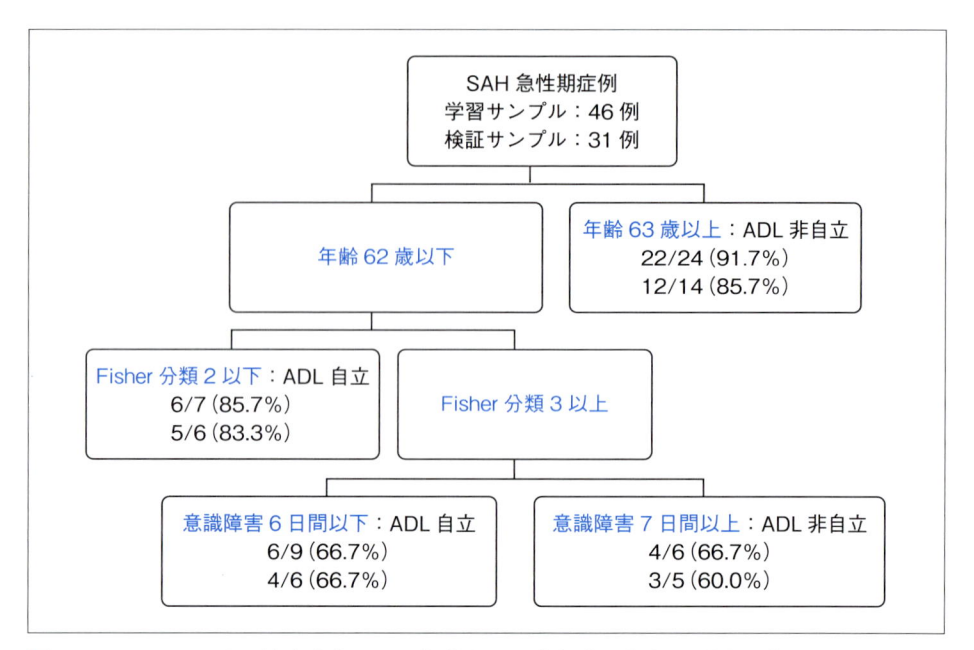

図Ⅱ-30　CART による決定木を用いて作成されたくも膜下出血の予測モデル
上段は決定木作成のための学習サンプル，下段は検証サンプルの症例数を示す．括弧内は予測的中率を示す．
〔宮越浩一，井合茂夫，波出石弘：くも膜下出血において退院時 ADL に影響を与える因子の検討—Classification and regression trees(CART)を用いた予後予測の試み．脳卒中 30：69-71, 2008 より〕

類したところ統計学的な有意差は認めなかったが，ADL 非自立群に Fisher 分類 3 以上の症例が多い傾向がみられた．さらに Classification and Regression Trees(CART)による決定木分析の結果，最初の分岐として年齢(62 歳以下と 63 歳以上)が採用され，63 歳以上では ADL 非自立になるものがほとんどであった（図Ⅱ-30）[18]．次いで Fisher 分類(2 以下と 3 以上)と JCS 2 桁以上の意識障害が持続した期間(6 日以下と 7 日以上)が選択された．Fisher 分類 2 以下の場合はほぼ ADL 自立し，Fisher 分類 3 以上で意識障害が 7 日以上長期に持続する場合は ADL 自立は困難なことが示唆された．予測的中率としては，63 歳以上の ADL 非自立予想群では 85.7％，62 歳以下 Fisher 分類 2 以下の ADL 自立予想群では 83.3％で，全体としても 77.4％であったとされている．

　CART はフローチャート式に表示され，直観的に理解しやすく，臨床の場面でも応用しやすいという利点がある．本研究においては CART により 3 つの変数，①年齢，② Fisher 分類，③ JCS 2 桁以上の意識障害が持続した期間が挙げられている．対象とした症例数がやや少ないため妥当性の検証という点で課題が残ると考えられるが，予後予測困難とされるくも膜下出血に関して CART という統計手法で予後予測を行っている点が非常に興味深く，今後さらなる研究の進行により実用性の確立が期待される．

　2 つ目は，対象となる症例数が比較的多いものとして，2010 年の European Stroke Conference において発表された研究[20]を紹介する．内容は上記の研究と同様，急性

表Ⅱ-39 Hunt & Kosnikのくも膜下出血の重症度分類

Hunt & Kosnik くも膜下出血の重症度分類	
Grade 0	非破裂性脳動脈症例
Grade 1	無症状または軽い頭痛と項部硬直を示す症例
Grade 1a	固定した神経症候を有する慢性期の症例
Grade 2	中等度ないし高度の頭痛，項部硬直を示すが，脳神経障害以外の神経症候を有しない症例
Grade 3	傾眠，錯乱状態あるいは軽度局所神経症候を有する症例
Grade 4	昏迷，中等～高度片麻痺，時に初期の除脳硬直，自律神経障害を有する症例
Grade 5	昏迷，除脳硬直，瀕死の状態の症例

(Hunt WE, Kosnik EJ：Timing and perioperative care in intracranial aneurysm surgery. *Clin Neurosurg* 21：79-89, 1974 より)

期くも膜下出血症例において予後に影響を与える因子を検討したものである。対象は188例の急性期くも膜下出血例で，入院時の年齢，Fisher分類，Hunt & Kosnikの重症度分類（以下H&K分類）（表Ⅱ-39）[21]，WFNS (World Federation of Neurosurgical Society Grading)[22]，動脈瘤の位置，脳室内血腫や脳内血腫の有無，高血圧症や糖尿病，脂質異常症の合併の有無を変数として退院時FIMに与える影響が検討されている。それによると，Fisher分類，H&K分類，WFNSともにそれぞれの分類ごとの群分けで退院時FIMに有意差を認め，脳室内血腫と脳内血腫の有無による分類でもそれぞれ有意差を認めた（表Ⅱ-40）。さらにこれらの変数のステップワイズ重回帰分析を行ったところ，年齢，H&K分類，Fisher分類の順に退院時FIMと強い相関を認め，退院時FIM＝226.05－1.33×年齢－8.02×H&K分類－9.11×Fisher分類という式で表される予測式が得られた（自由度調整済み決定係数：0.431）（表Ⅱ-41）。決定係数はけっして高くはないが，FIMを用いて定量的にくも膜下出血の予後を予測できることは，具体的な目標設定にも大変有用である。

上記の研究でいえることは，年齢や頭部CT上のFisher分類は，意識障害の期間はくも膜下出血の予後予測にとって非常に重要である，ということである。特に年齢は二木の予後予測[23]をはじめとして多数の先行研究においても重要視されているように，くも膜下出血においても重要な予後予測因子である。Fisher分類は発症時点の頭部CTにより医師が判断するが，診療録を参照することでそのグレードはすぐに判明すると考えられるため，急性期くも膜下出血の予後予測に用いるのに何ら支障はないと考える。意識障害の期間も同様で，これら3つの予後予測因子に共通するのは，その情報の収集が簡便である，という点である。特に多忙な急性期くも膜下出血の治療の過程で，これら3つの因子だけでも大まかな予後予測ができるため，非常に有用な研究であると考えられる。

4 嚥下障害の予後予測

本項では，ここまでの機能面，ADL面と並び，リハを行っていくうえで非常に重

表Ⅱ-40 くも膜下出血の各変数の分類による群間比較

		n	FIM（平均）	p
Fisher 分類	Group 1	12	118.8	<0.001
	Group 2	42	113.8	
	Group 3	78	97.7	
	Group 4	56	68.5	
Hunt and Kosnik の重症度分類	Grade 1	27	115.7	<0.001
	Grade 2	78	101.5	
	Grade 3	32	92.7	
	Grade 4	32	83.0	
	Grade 5	19	52.5	
WFNS	Grade 1	61	111.2	<0.001
	Grade 2	52	99.8	
	Grade 3	13	83.2	
	Grade 4	32	82.8	
	Grade 5	30	65.3	
脳動脈瘤の位置	前方	165	95.0	0.413
	後方	23	86.6	
脳室内血腫	なし	152	99.0	0.001
	あり	36	72.5	
脳内血腫	なし	162	98.0	0.003
	あり	26	68.9	
高血圧	なし	105	97.3	0.197
	あり	83	89.7	
糖尿病	なし	180	94.2	0.723
	あり	8	89.0	
脂質異常症	なし	165	92.9	0.260
	あり	23	101.5	

表Ⅱ-41 3つの予後予測因子の退院時FIMを目的変数としたステップワイズ多変量回帰分析

	標準化係数	非標準化係数	p
年齢	−0.467	−1.330	<0.001*
Hunt and Kosnik 重症度分類	−0.251	−8.021	<0.001*
Fisher 分類	−0.205	−9.112	0.004*
定数		226.051	<0.001*

退院時 FIM＝226.05−1.33×年齢−8.02×H＆K分類−9.11×Fisher分類という予測式が得られる（自由度調整済決定係数＝0.431）。

要な位置を占める嚥下障害についての予後予測研究を取り扱う。嚥下機能は，人類が進化してきたなかで獲得してきた最も基本的な生理機能であり，FIMを用いた脳卒中患者のADL構造解析の項（第Ⅱ部第5章-④「脳卒中患者のADL構造」⇒158〜162頁）でも述べたように，食事は他のADL項目に比べ最も早期に改善すると予測される。しかしながら，脳卒中患者のなかでも重度でADL全介助の例にとっては，他の

ADLどころか嚥下機能さえ回復が困難な場合もある。そこで、そのような例においては、まずは嚥下機能そのものが改善するかどうか予後予測を立てることが重要である。ただし、予後予測因子として、特にADLの予後予測に用いられるFIMは、全介助例においてはその床効果のため、ADLの改善に結びつく以前の嚥下機能などの機能改善自体を反映する有用な評価とはいえない。嚥下障害の予後を決定する予後予測因子が何なのかを明らかにし、そのうえである程度明確に経口栄養もしくは非経口栄養という二者択一の予後予測が立てられなければならない。

しかし、重度の意識障害の合併例など、嚥下障害の予後予測が到底困難であると考えられる場合も臨床場面では容易に想像がつく。嚥下障害の予後予測は、嚥下が可能か否か、の二者択一であるので、完全に予測のみを信頼することは患者自身の生命予後を左右することにつながりかねない。そのように具体的な予後予測が困難な場合は、一般的に嚥下障害を呈した脳卒中患者が経口栄養に改善する割合はどの程度なのか、また改善するとしたらどれくらいの時間がかかるのか、ということを知っておおよその見通しを立てておくのもリハの医療従事者としては大切なことである。特に昨今では胃瘻の是非が問われていることから、最終的には致死的となる誤嚥の合併や、栄養手段の決定に大きく影響する嚥下機能の良し悪しが患者の生命を左右しているといっても過言ではない。胃瘻の必要性が出てきた際に、それが嚥下機能の改善が期待され積極的に訓練を行うためなのか、それとも単に栄養手段として恒久的に造設するだけなのか、目的により胃瘻の意義は全く異なるものになってしまう。

嚥下障害の予後予測をテーマにした文献は少ないが、ここからは筆者が有用と考えた予後予測研究を2編紹介する。嚥下障害の予後予測を行う目的は、栄養法（経口 or 非経口）の決定、誤嚥性肺炎のリスク管理、訓練法の選択、胃瘻造設の適応判断などさまざまであるが、まずは何が嚥下障害の予後予測因子となり、最終的に帰結として経口栄養可能なのか、もしくは確率としてどの程度経口栄養が期待できるのか、ということを焦点に当てた研究を引用する。

1. 回帰式を用いた予後予測

Otoら[24]は、回復期リハ病院の入院時に非経口栄養（経鼻経管栄養または胃瘻栄養）であった脳卒中患者30例を対象とし、最終帰結として経口栄養もしくは非経口栄養を予測できるモデルを提唱している。それによると、入院時に得られる①年齢、②発症からのリハ入院までの期間、③入院時FIM運動項目合計点、④入院時FIM認知項目合計点を説明変数とし、退院時帰結（経口栄養または非経口栄養）を目的変数としてロジスティック回帰分析を行ったところ、年齢が最も嚥下障害の帰結に影響を及ぼしていた（$R^2=0.262$）（図Ⅱ-31）。また、この4変数を用いて同様に多変量ロジスティック回帰分析を行ったところ、各変数に対応する係数および切片が決定され、回帰式（Logit＝0.770×FIM運動項目合計点＋0.089×FIM認知項目合計点－0.070×発症からリハ入院までの日数－0.255×年齢＋10.222）なる線形回帰モデルを得ることができた（$R^2=0.518$）（図Ⅱ-32）。この曲線はLogit値により得られる栄養方法の帰結の確率

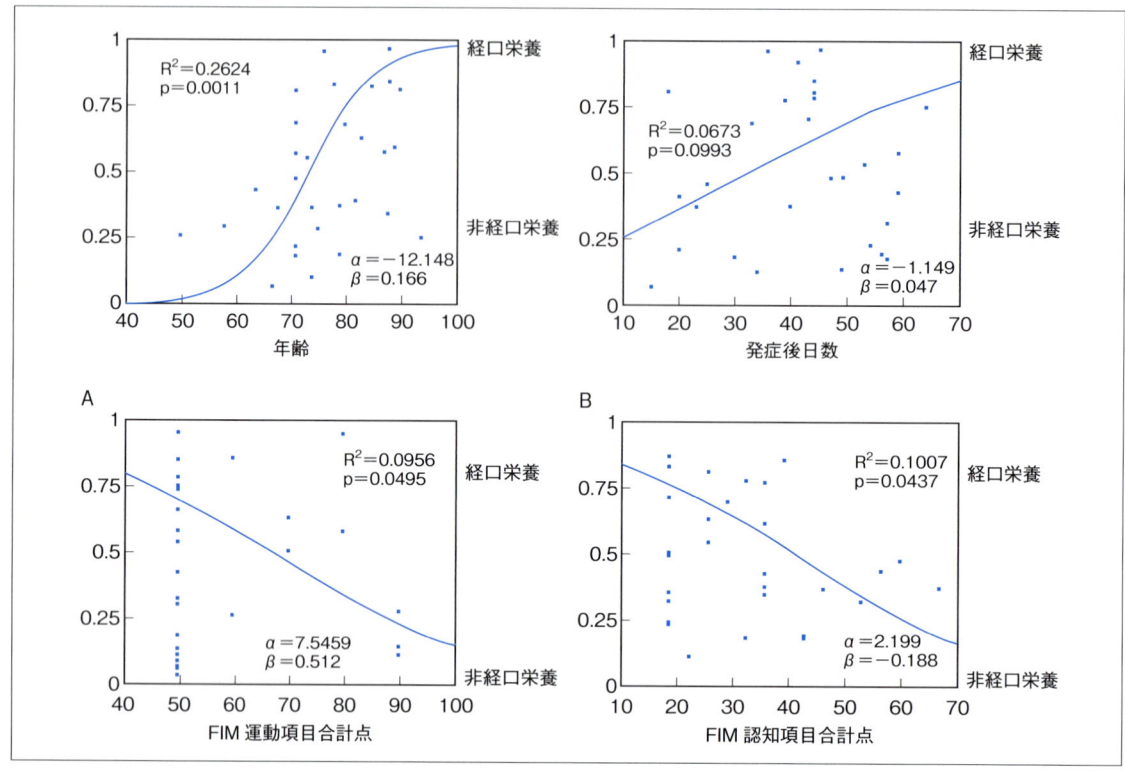

図Ⅱ-31　栄養方法の帰結を目的変数とした各変数のロジスティック回帰分析の結果
縦軸は栄養方法の帰結の確率を示し，横軸は各変数の値を示す．曲線より下部の領域は非経口栄養，曲線より上部の領域は経口栄養となる帰結の確率を示す．
(Oto T, Kandori Y, Ohta T, et al：Predicting the chance of weaning dysphagic stroke patients from enteral nutrition：a multivariate logistic modelling study. Eur J Phys Rehabil Med 45：355-362, 2009 より)

を示すもので，縦軸の曲線より上部の領域が経口栄養，下部の領域が非経口栄養となる帰結の確率を示す．たとえば，Logit値が－2であれば経口栄養になる確率は約10％，0であれば約50％，2であれば約90％というように，入院時に得られる4変数から回帰式を用いて栄養方法の帰結の確率を求めることができる．

本研究から，嚥下障害の予後予測には年齢が最も重要な要素であるが，回復期リハ入院までの急性期病院での入院期間と入院時の身体・認知機能も，嚥下障害の予後に大きく影響していることが示唆される．急性期病院での初期治療は重要であるが，早期にリハを開始して身体・認知機能面の向上を図り，廃用症候群の合併を可能な限り防ぐことが，後の嚥下障害の予後に関わってくるとなれば，急性期病院でのリハの役割は非常に大きいと考えられる．すなわち，嚥下障害の治療は急性期病院から始まっているといっても過言ではなく，脳卒中の発症後は，可能な限り早期から適切なリハを考慮していかなければならない．

2. 嚥下障害の改善する時期

次に，脳卒中患者の嚥下障害の長期的な自然経過を考えたい．嚥下障害に対し経口栄養の予測あるいは目標が立てられたとしても，達成するのがリハ入院して間もなく

Logit ＝ 0.770×FIM 運動＋0.089×FIM 認知－0.070×発症からリハ入院までの日数－0.255×年齢＋10.222

$R^2=0.5176$
$p=0.0003$

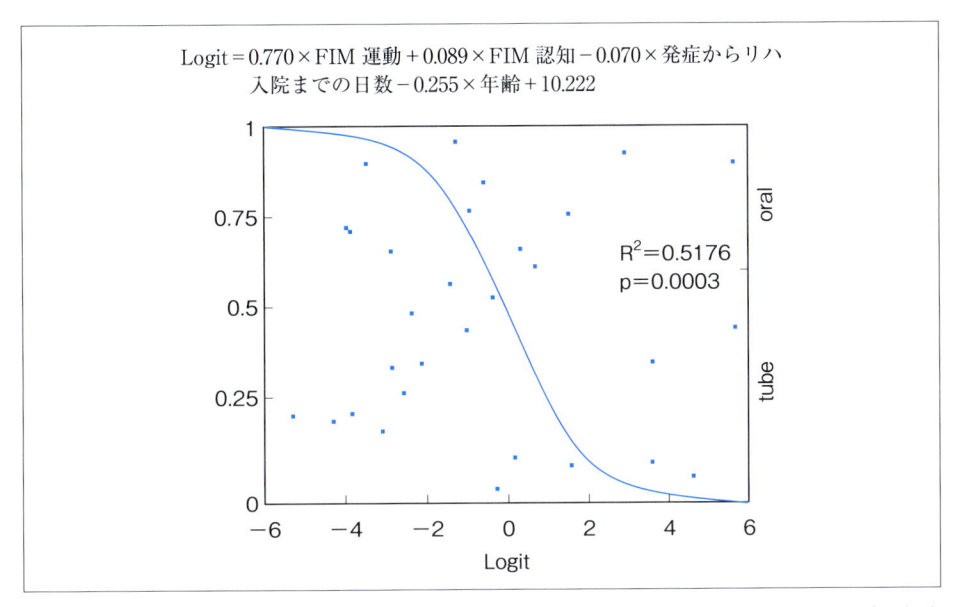

図Ⅱ-32　多変量ロジスティック回帰分析により得られた回帰式（上）および線形回帰モデル（下）
縦軸の曲線より上部の領域が経口栄養，下部の領域が非経口栄養となる帰結の確率を示す．
(Oto T, Kandori Y, Ohta T, et al：Predicting the chance of weaning dysphagic stroke patients from enteral nutrition：a multivariate logistic modelling study. *Eur J Phys Rehabil Med* 45：355-362, 2009 より）

と，数か月も経った退院間近とでは意味合いが全く異なる．脳卒中に伴う嚥下障害について，その合併頻度に関する報告は散見されるが，嚥下障害の経過や経口摂取可能となる時期，原因疾患や病巣との関連についての報告は少ないのが現状である．そこで一般的に脳卒中の嚥下障害の改善の時間経過はどれくらいなのか，武田ら[25]の報告が参考になる．回復期リハ病棟において，発症後1か月の時点で経管栄養の脳卒中（脳出血，脳梗塞，くも膜下出血）患者47例を対象とし，身体機能，認知機能，嚥下機能，ADLを評価し，退院時に3食経口摂取の患者（経口群）と，経管栄養の患者（非経口群）の2群に分け比較検討している．その結果，経口群は非経口群に比べ年齢が若く，在院中の身体機能，認知機能，嚥下機能，ADLの改善が大きかった．また，嚥下障害の予後の時間的検討に関し，脳卒中対象患者全体では発症後6〜16週まで緩やかに改善を認めた（図Ⅱ-33）．原因疾患別では脳出血は比較的早い時期に急速に改善した一方，脳梗塞とくも膜下出血は8週が経過してからようやく改善を認め，脳出血に比べ改善時期が明らかに遅かった．脳梗塞は8週以降も緩やかに改善していたが，くも膜下出血では著明な改善は認めなかった．脳卒中の初発または再発，病変部位別の比較検討では，①初発，②一側病変，③テント上病変，では比較的早期に改善を認める患者が多く，退院時に3食経口摂取可能となる割合も多い傾向にあった．以上から，脳卒中の嚥下障害の予後を考えるうえでは，疾患による差に留意し，嚥下機能のみでなく身体機能，認知機能を高めるような訓練の継続が必要だと考えられる．また，病型によっては比較的早期に改善する例もあればやや遅れて改善する例もあり，少なくとも発症後16週を経過するまでは改善を期待し積極的な嚥下訓練が必要と思われる．

　胃瘻造設の時期について，脳卒中治療ガイドラインでは発症後1か月以降も経口摂

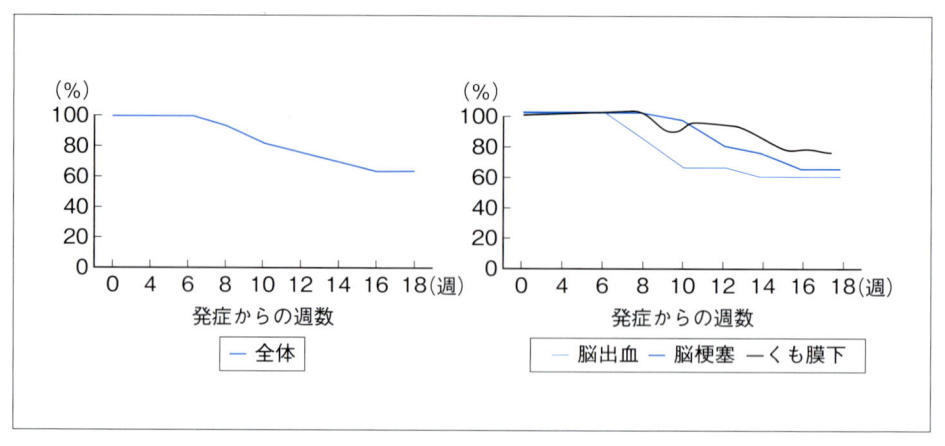

図Ⅱ-33 疾患別の嚥下障害の予後
縦軸は経管栄養の患者割合。
左：対象患者全体の嚥下障害の経過。発症6週から16週まで緩やかに改善を認めた。
右：原因疾患別での嚥下障害の経過。脳出血：発症6〜10週に急速に改善。脳梗塞：発症8〜16週まで緩徐に改善。くも膜下：発症8週から改善も著明でない。
(武田有希，大沢愛子，前島伸一郎，他：経管栄養で入院した脳卒中患者の嚥下障害の予後について．脳卒中 33：17-24, 2011 より)

取困難な状況が継続しているときには胃瘻での栄養管理を勧めている[6]。それ以外にも，発症から14日後にピューレ状の食物に耐えられなかった場合[26]や，発症後4〜6週以上経管栄養を必要とする場合[27]に胃瘻を造設するという報告もあり，比較的早期にすべきという意見が散見される。しかしながら，上記報告からは，経口摂取の可否を判断するには発症から1か月以降の嚥下機能の改善や摂食の経過が重要であると考えられる。回復期リハ病棟に入院した時点で経管栄養の患者であっても，発症3〜4か月までは嚥下障害が改善してくる可能性があるため，経口摂取に向けた積極的なアプローチの適応であると考えられる。胃瘻造設の時期については，発症後3〜4か月が経過しても嚥下機能やその他の機能の著明な改善を認めず，直接訓練の開始が困難な患者に対しては，本人や家族の希望のもと，胃瘻による栄養管理を検討してもよいと考えられる。

[引用文献]

1) Matsui H, Hashimoto H, Horiguchi H, et al：An exploration of the association between very early rehabilitation and outcome for the patients with acute ischemic stroke in Japan：a nationwide retrospective cohort survey. *BMC Health Serv Res* 10：213, 2010
2) 前田真治，長沢 弘，平賀よしみ，他：発症当日からの脳内出血・脳梗塞リハビリテーション．リハ医学 30：191-200, 1993
3) Bernhardt J, Dewey H, Thrift A, et al：A very early rehabilitation trial for stroke (AVERT)：phase Ⅱ safety and feasibility. *Stroke* 39：390-396, 2008
4) Hayes SH, Carroll SR：Early intervention care in the acute stroke patient. *Arch Phys Med Rehabil* 67：319-321, 1986
5) van Swieten JC, Koudstaal PJ, Visser MC, et al：Interobserver agreement for the assessment of handicap in stroke patients. *Stroke* 19：604, 1988
6) Bohannon RW, Smith MB：Interrater reliability of a modified Ashworth scale of

muscle spaciticity. *Phys Ther* 67：206-207, 1987
7) Sato S, Toyoda K, Uehara T：Baseline NIH Stroke Scale Score predicting outcome in anterior and posterior circulation strokes. *Neurology* 70：2371-2377, 2008
8) Kwon S, Hartzema AG, Duncan PW, et al：Disability measures in stroke：relationship among the Barthel Index, the Functional Independence Measure, and the Modified Rankin Scale. *Stroke* 35：918-923, 2004
9) Nijland RH, van Wegen EE, Harmeling-van der Wel BC, et al：EPOS Investigators. Presence of finger extension and shoulder abduction within 72 hours after stroke predicts functional recovery：early prediction of functional outcome after stroke：the EPOS cohort study. *Stroke* 41：745-750, 2010
10) Veerbeek JM, Van Wegen EE, Harmeling-Van der Wel BC, et al：EPOS Investigators. Is accurate prediction of gait in nonambulatory stroke patients possible within 72 hours poststroke？：The EPOS study. *Neurorehabil Neural Repair* 25：268-274, 2011
11) 寺坂晋作，竹原康浩，高畠靖志，他：急性期脳卒中患者の functional independence measure（FIM）を用いた予後予測．脳卒中 29：735-739, 2007
12) Hsieh CL, Sheu CF, Hsueh IP, et al：Trunk control as an early predictor of comprehensive activities of daily living function in stroke patients. *Stroke* 33：2626-2630, 2002
13) Benaim C, Perennou DA, Villy J, et al：Validation of a standardized assessment of postural control in stroke patients：the Postural Assessment Scale for Stroke Patients（PASS）. *Stroke* 30：1862-1868, 1999
14) Mahoney FI, Barthel DW：Functional evaluation：the Barthel Index. *Md State Med J* 14：61-65, 1965
15) Fugl-Meyer AR, Jaasko L, Leyman I, et al：The poststroke hemiplegic patient, I：a method for evaluation of physical performance. *Scand J Rehabil Med* 7：13-31, 1975
16) Holbrook M, Skilbeck CE：An activities index for use with stroke patients. *Age Ageing* 12：166-170, 1983
17) 石神重信：急性期リハビリテーションと予後．リハ医学 33：605-60, 1996
18) 宮越浩一，井合茂夫，波出石弘：くも膜下出血において退院時 ADL に影響を与える因子の検討― Classification and regression trees（CART）を用いた予後予測の試み．脳卒中 30：69-71, 2008
19) Fisher CM, Kistler JP, Davis JM：Relation of cerebral vasospasm to subarachnoid hemorrhage visualized by computerized tomographic scanning. *Neurosurgery* 6：1-9, 1980
20) Miyakoshi K, Mori K, Iai S, et al：Prediction model of functional outcome in patients with acute subarachnoid hemorrhage using stepwise regression analysis, European, Stroke Conference, 2010
21) Hunt WE, Kosnik EJ：Timing and perioperative care in intracranial aneurysm surgery. *Clin Neurosurg* 21：79-89, 1974
22) Drake CG：Report of World Federation of Neurological Surgeons Committee on a Universal Subarachnoid Hemorrhage Grading Scale. *J Neurosurg* 68：985-986, 1988
23) 二木　立：脳卒中リハビリテーション患者の早期自立度予．リハ医学 19：201-223, 1982
24) Oto T, Kandori Y, Ohta T, et al：Predicting the chance of weaning dysphagic stroke patients from enteral nutrition：a multivariate logistic modelling study. *Eur J Phys Rehabil Med* 45：355-362, 2009
25) 武田有希，大沢愛子，前島伸一郎，他：経管栄養で入院した脳卒中患者の嚥下障害の予後について．脳卒中 33：17-24, 2011
26) Wilkinson TJ, Thomas K, MacGregor S, et al：Tolerance of early diet textures as indicators of recovery from dysphagia after stroke. *Dysphagia* 17：227-232, 2002
27) Park RH, Allison MC, Lang J, et al：Randomised comparison of percutaneous endoscopic gastrostomy and nasogastric tube feeding in patients with persisting neurological dysphagia. *BMJ* 304：1406-1409, 1992

（内山侑紀）

第5章 対数予測，ADL構造解析，自宅復帰率

1 はじめに

　本章では，脳卒中リハビリテーション（以下リハ）において機能的自立度評価法（Functional Independence Measure：FIM）を用いた最新のADL予後予測法および自宅復帰率の予測法を紹介する。これらの方法を用いることにより，脳卒中患者を回復期リハ入院時からFIMで評価することが定着し，入院2〜3週後には正確なADL予後予測が可能になる。さらに，自宅復帰の可能性も含めた適切なゴール設定やADL構造解析による退院時のADLのイメージづくりなどが可能となる。

　これまでわが国では，脳卒中患者に関する系統的な予後研究や，患者個人のレベルでの有用な予後予測法は少なく，あったとしても複雑すぎて臨床現場で応用するのが難しいものばかりであった。また，予後予測の論文は多数存在するが，①最終的に提示された寄与率があまり高くない，②検証群を用いた予測精度（交差妥当性）の検討が乏しい，③予測に用いる変数の信頼性などの検証が不十分である，などの理由から，臨床的に実用化されていないのが現状であった。予後予測法を活用する際はその適応や信頼性と妥当性の吟味が十分に必要である[1]。すなわち，予後予測の適応を誤ったり，精度の低い単一の予後予測を用いると，不適切なリハの目標や方向性を導きかねず，その結果最終的に不利益を被るのは患者自身である。そこで小山らは，より信頼性や妥当性の高い予後予測法の開発を目指して，①脳卒中ADL予後予測法[2]，②将来的な日常生活の自立度を確率的に推定する手法[3]，③自宅復帰に関わる因子の研究[4]から自宅復帰率を求める手法[5]を研究し，その成果を公表してきた。本章では，これからこの3つの脳卒中予後予測法に関して詳細に紹介，解説していく。

　ただし，詳しくは後述するが，これらの一連の研究はあくまで脳卒中患者を対象としていること，また脳卒中初発で発症前のADLが自立していた症例を対象としていることから，あらゆる脳卒中の患者に対して当てはまる予測法ではなく，用いる対象を適切に選択する必要があることに十分留意してほしい。そして，これから紹介するすべての予後予測はあくまで従来の一般的な経過をたどる場合の「予測」であって，患者個々の経過をみるとそれ以上でも以下にもなりうる。最終的に「予測」に達すれば

ゴール，ということではなく，「予測」はリハを行ううえでの最低限の目標にしかすぎないと考えている．可能な限り「予測」を上回る改善が得られるよう，さらにリハ自体のアプローチも工夫していく必要があるということと，予後予測の目的は何の矛盾も生じないことを初めに述べておく．

2 FIM を用いた評価

　脳卒中患者の予後予測法の開発にあたり，ADL 評価として FIM を採用した．FIM は日常生活の運動関連 13 項目，認知関連 5 項目の能力について，最大介助（1 点）から完全自立（7 点）までの 7 段階で評価するものである[6,7]．FIM は信頼性と妥当性に優れた ADL の評価尺度であり[8]，多施設間の共通言語として，また予後予測研究においても現在世界的に広く用いられている．FIM はその統計学的特徴として本来は順序尺度であるため，単純に合計した点数の意味づけについては吟味が必要である[9]が，筆者らは臨床的な簡便性より FIM 合計点を間隔尺度として扱っている[8,10]．したがって，本章でも FIM の総合計点，運動項目および認知項目の合計点に関して，間隔尺度として扱うことを前提とする．また，FIM の研究では，その評価内容の違いから，運動項目と認知項目の合計点を別々に扱う場合がある[6,8]．その一方，FIM 運動項目には，更衣動作や移乗動作などの，失行や構成障害などの高次脳機能障害や認知機能の低下の影響を大きく受けると考えられる項目も多数含まれており，FIM 運動項目と認知項目の評価内容を明確に区別することは困難とも考えられる．そこで Koyama らは，過去に公表した論文[3]に用いたデータベースより，テント上病変の脳卒中片麻痺患者（くも膜下出血を除く）についての FIM 運動項目と認知項目それぞれの合計点の相関を調べた．その結果，両者には中等度の相関（相関係数：0.689）が認められた（図Ⅱ-34）．これより FIM 運動項目はある程度認知機能の影響を受け，認知機能が高ければ同じように運動機能も改善しやすいことが示唆された．以上から，上記の範囲内の患者群においては，FIM 合計点を ADL の指標として差し支えないが，目的によって運動項目と認知項目を分けて議論する場合も少なくない．

3 FIM による脳卒中 ADL 予後予測法

1. 対数曲線に近似される ADL 回復曲線

　図Ⅱ-35 はある脳卒中片麻痺患者の FIM を用いた ADL 回復の過程である．入院後約 2 週間〜1 か月ごとに FIM を評価し，その合計点を計 4 回プロットしている．この患者は，発症後数週から 3 か月頃までは FIM は比較的大きく改善しており，ADL の回復のスピードが早いことがわかる．しかしその後，回復のスピードは次第に遅くなっていき，最終的にプラトーに達することが予測される．脳卒中による障害が将来的にどれぐらいまで回復するかは個人差が大きいが，回復の相対的な時間経過

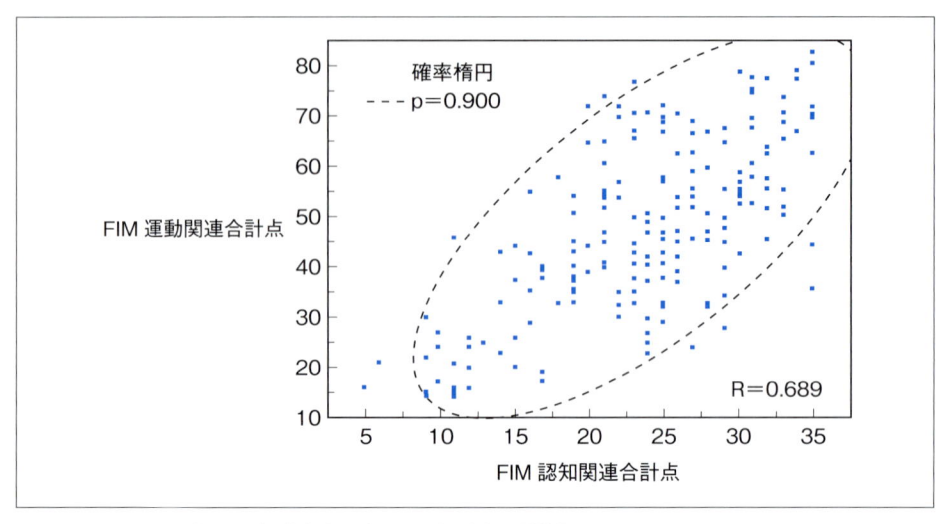

図Ⅱ-34　FIM 運動項目合計点と認知項目合計点の関係

は類似していることが多い。典型的には，発症後おおよそ 3 か月で 85％，発症後おおよそ 6 か月で 95％ 程度が終了するといわれており，その後発症後半年を過ぎる頃から徐々に回復のスピードは遅くなってくる[11]。図Ⅱ-35 では 4 点しかプロットしていないが，入院から退院までの長期間の経過でみると，この ADL の回復の様子は数学的にはいわゆる「対数曲線」に類似しているように思われる。これらを踏まえて，Koyama らは脳卒中患者を対象に FIM 運動項目の合計点から ADL の回復の過程を検討した。対象は，車椅子移動にて回復期リハ病院に入院した脳卒中片麻痺患者 50 名（くも膜下出血を除くテント上病変）で，それぞれの患者で図Ⅱ-35 の症例のように入院時，約 1 か月後，約 2 か月後，退院直前の計 4 回の FIM 運動項目をデータベースとして解析に用いた。その統計解析の結果，対数曲線に近似される ADL 回復曲線を得ることができた（図Ⅱ-36）[3]。

2. FIM 予測法

1）対数曲線による予後予測法

上記で得られた対数曲線に近似される ADL 回復曲線に従って，脳卒中患者の FIM が回復していくと仮定すると，対数式に当てはめれば将来的な FIM の予測を行うことができる。そこで，さらに上記と同様の対象に関し，今度は回復期入院当初とその 2〜6 週間後の 2 つの FIM から求められる対数曲線に ADL 回復曲線を当てはめ，発症約 4〜6 か月後の FIM を予測する研究が行われた（図Ⅱ-37）。ごく単純な予後予測法であるが，多施設において実際の症例で検証した結果，寄与率は 0.85〜0.93[2,12,13] と高い予測精度をもつことが判明した。この予測法は図Ⅱ-37 に掲載されているような自然対数表を利用すれば，電卓あるいは手計算でも数分程度で FIM 予測値を求めることができるため，とかく多忙な臨床現場においても実用的であると考えられる。ただし，この予測法は研究対象の都合上，発症後 1〜2 か月頃（回復期入院から 2〜6

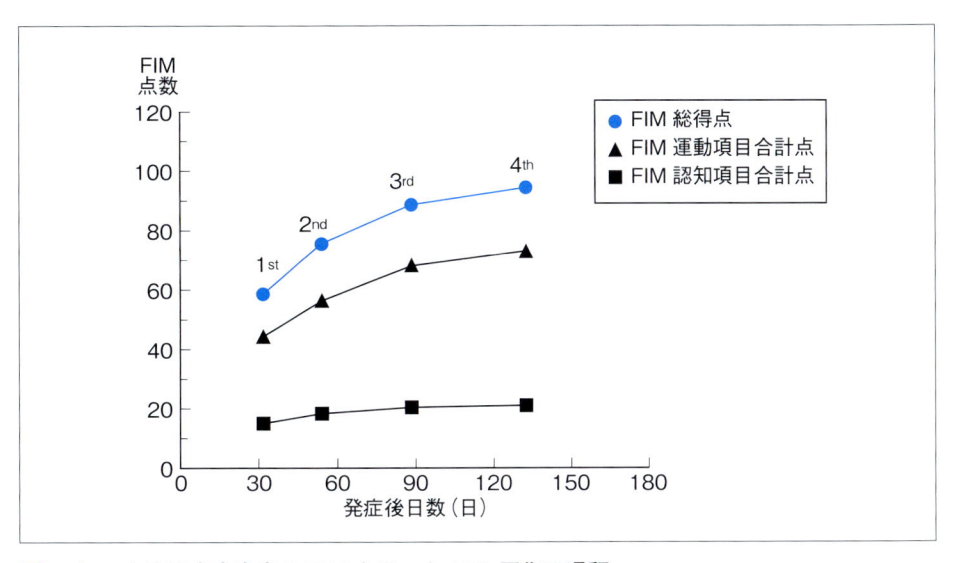

図Ⅱ-35　ある脳卒中患者の FIM を用いた ADL 回復の過程
縦軸が FIM の合計点数，横軸が発症後日数。

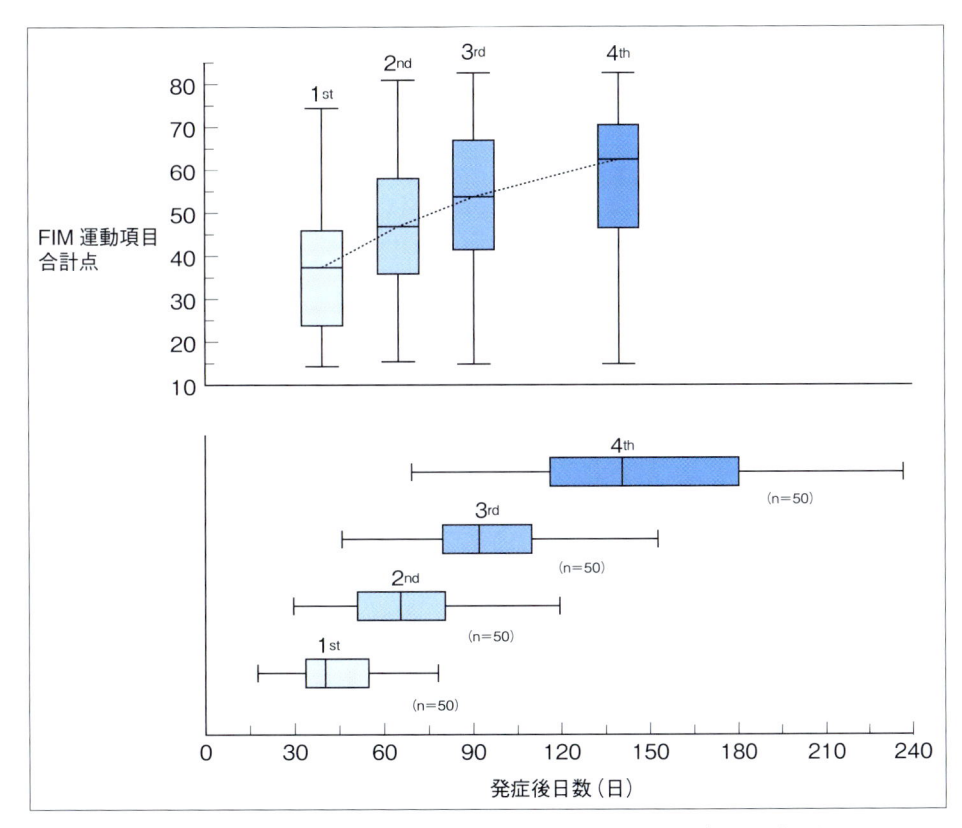

図Ⅱ-36　脳卒中片麻痺患者 50 名の FIM 運動項目合計点の経時的データの概要
回復期入院時，約 1 か月後，約 2 か月後，退院直前の 4 回の FIM 運動項目のデータ（箱ひげ図；ひげ両端は最大値-最小値，箱は 25～75 パーセンタイル値，箱中央の線は中央値）。各中央点を結ぶ中央線（破線）が得られた ADL 回復曲線である。
(Koyama T, Matsumoto K, Okuno T, et al：Relationships between independence level of single motor-FIM items and FIM-motor scores in patients with hemiplegia after stroke：an ordinal logistic modelling study. *J Rehabil Med* 38：280-286, 2006 より)

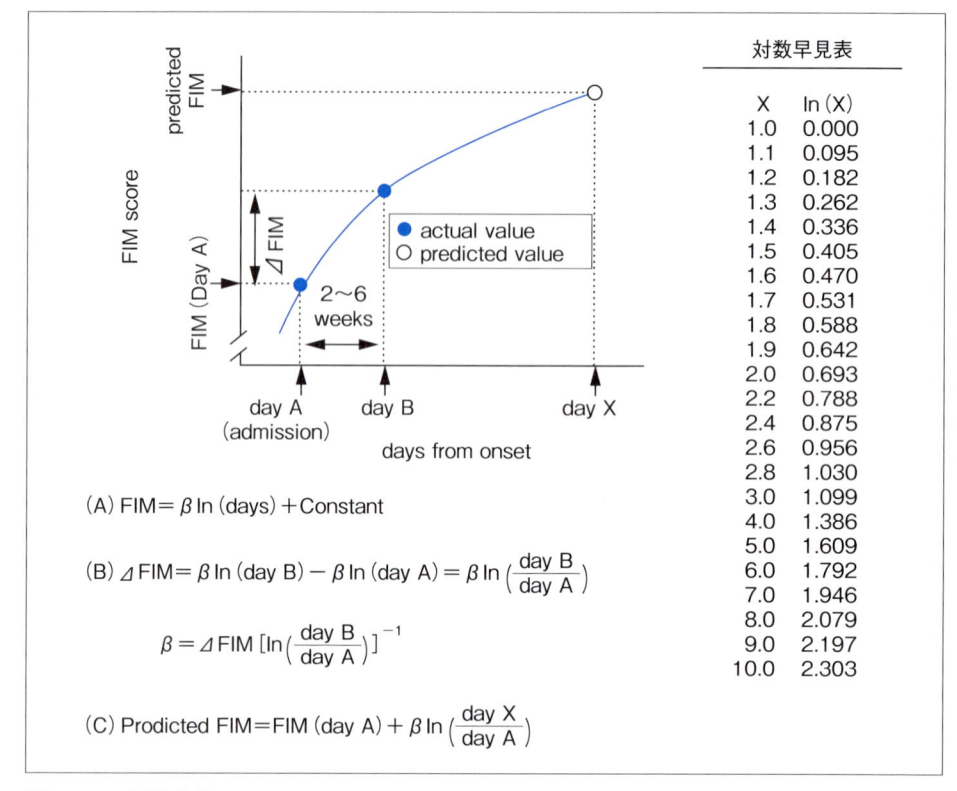

図Ⅱ-37 対数曲線による予後予測法

たとえば発症30日目（FIM-A点）と発症45日目（FIM-B点）の場合，ΔFIM＝FIM-B−FIM-A＝β ln(45)−β ln(30)＝β ln(45/30)＝β ln(1.5)，β＝ΔFIM/ln(1.5). 右の自然対数表を参照。
(Koyama T, Matsumoto K, Okuno T, et al：A new method for predicting functional recovery of stroke patients with hemiplegia：logarithmic modeling. *Clin Rehabil* 19：779-789, 2005 より)

週間後）のデータより，発症後約6か月頃のまでの経過を予想するものである点に注意が必要である。

　しかしながら図Ⅱ-37の内容では対数計算が含まれているため，数学が苦手な人，または複雑でわかりにくいという人も多いと思われる。そこで，視覚的にとらえやすいように，筆者がやや平易に改変したFIM予測式を載せる（図Ⅱ-38）[2]。たとえば，発症後30日目のFIM 40点，発症後45日目のFIM 45点がわかっている場合，発症後90日目のFIM（FIM-90）を予測すると，FIM-90＝40＋{(45−40)/表の値(45/30)}×表の値(90/30)＝40＋{5/表の値(1.5)}×表の値(3.0)という計算式になる。ここで"表の値(Y)"とは"ln(Y)"という自然対数のことであり，図Ⅱ-38に載せた自然対数表からYに対応した数値を代入すればよい。この場合，FIM-90＝40＋(5/0.405)×1.099≒53.6（点）となり，発症後90日目のFIMは約54点と予測することができる（図Ⅱ-39）。このように，入院時と入院後2～6週までの2つのFIMがわかれば，入院後6か月以内までのFIMを予測することができる，というものである。

2) FIM予測法の応用

　さらにこのFIM予測法の応用として，機能改善によるFIMのプラトー時期の推定

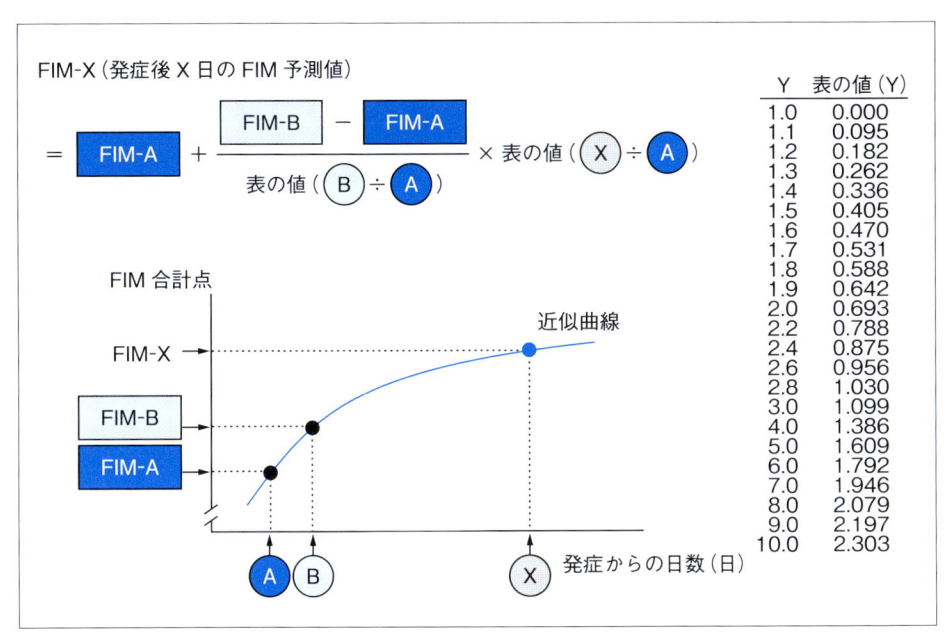

図Ⅱ-38　対数曲線による予後予測法

図Ⅱ-37 をやや平易にした FIM 予測式。たとえば発症 30 日目(FIM-A 点)と発症 45 日目(FIM-B 点)の場合，FIM-X＝FIM-A＋|(FIM-B－FIM-A)/表の値(B/A)|×表の値(X/A)，表の値(Y)の値は，右の自然対数表を参照すれば容易に計算可能。
(Koyama T, Matsumoto K, Okuno T, et al : A new method for predicting functional recovery of stroke patients with hemiplegia : logarithmic modeling. *Clin Rehabil* 19 : 779-789, 2005 より改変)

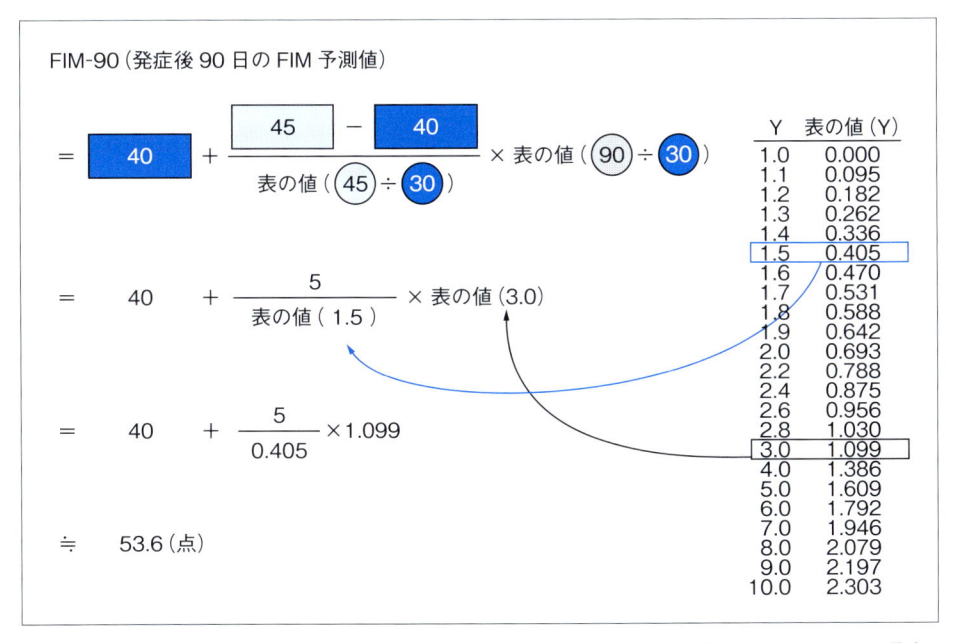

図Ⅱ-39　発症後 30 日目の FIM 40 点，発症後 45 日目の FIM 45 点がわかっている場合，発症後 90 日目の FIM を予測した例

が行える．上記の例と同様に，発症後30日目のFIM 40点，発症後45日目のFIM 45点である場合，FIM-90≒53.6（点）となるが，さらに発症後120日，150日，180日，210日のFIM予測値（それぞれFIM-120, FIM-150, FIM-180, FIM-210）を求めてみると，FIM-120＝40＋（5/0.405）×1.386≒57.1（点），FIM-150＝40＋（5/0.405）×1.609≒59.9（点），FIM-180＝40＋（5/0.405）×1.792≒62.1（点），FIM-210＝40＋（5/0.405）×1.946≒64.0（点），となる．これらの予測値から得られる発症後180日までの回復曲線を描くと，図Ⅱ-40のようになる．数値上は発症後210日に至ってもわずかずつだがFIMの改善が予測されるが，一般的に1か月当たりのFIM利得が3点未満をプラトー[14]と判断されることを考えると，この場合発症後150日以降はすでにプラトーといえるかもしれない．プラトーが明確な場合は社会的条件がクリアされることを確認して退院目標を検討してもよい．逆に，プラトーが明らかでなく，FIMの継続的な改善が見込まれる場合は，最大限改善するように可能な限り入院によるリハの継続が望ましいと考えられる．

　ところで，この対数曲線に近似したADL回復曲線は，手描きで描いても，極端な差異は生じない．上記の例と同様に，まず発症後30日目のFIM 40点と発症後45日目のFIM 45点の2点のFIMをプロットする．この2点を通るように，筆者が対数曲線をイメージして回復曲線を描いたものが図Ⅱ-41である．この場合，描かれた回復曲線上から得られる発症後90日目のFIMは，目視でもおよそ54点前後になることがわかる．このように，回復曲線を対数曲線に近似することは，たとえ正確な対数曲線が描かれていなくても，手描きレベルである程度の妥当性を有することが考えられる．多忙な臨床現場で，電卓の計算さえ行うことができない，もしくは計算さえ面倒に感じる場合は，このような手描きの回復曲線で大体の将来のFIMを予測することは，全く予測法を使わないことと比べて雲泥の差がある．大事なのは，将来のFIMの点数を小数点まで正確に予測することではなく，対象となる患者の大まかなゴールを知ったうえで，目標をもって適切なリハを行うことである．

3. 予測の対象となる脳卒中患者と予測の際の注意点

　先に述べたように，このFIM予測法は脳卒中初発（くも膜下出血を除くテント上病変）の片麻痺患者で，発症前のADLが自立していた症例を対象としているため，同様の患者に用いることが条件となる．さらに，予測に用いる2つのFIMは，2週間以上の間隔が必要である．これは，あまりに近い期間内の2つのFIMを用いると，経過によっては回復の程度を正確に反映していない場合があり，予測精度が低下してしまうためである．また，基本的には回復期相当と考えられる発症後1〜2か月頃のデータより，約半年頃までの経過を予想するものであるため，急性期や維持期におけるADL予後予測を行うことはできない．なお，先にも述べたように，原則はFIM総得点を用いるが，FIMの運動項目と認知項目はある程度の相関が認められるため，運動項目または認知項目のみでそれぞれの合計点の予測を行うことも差し支えないと考えられる．

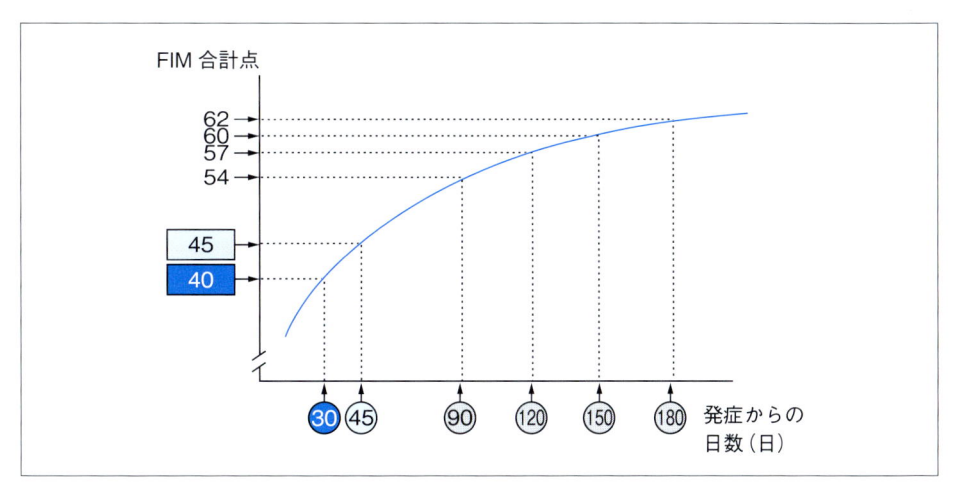

図 II-40 発症後 30 日目（FIM 40 点）と発症 45 日目（FIM 45 点）から予測される回復曲線

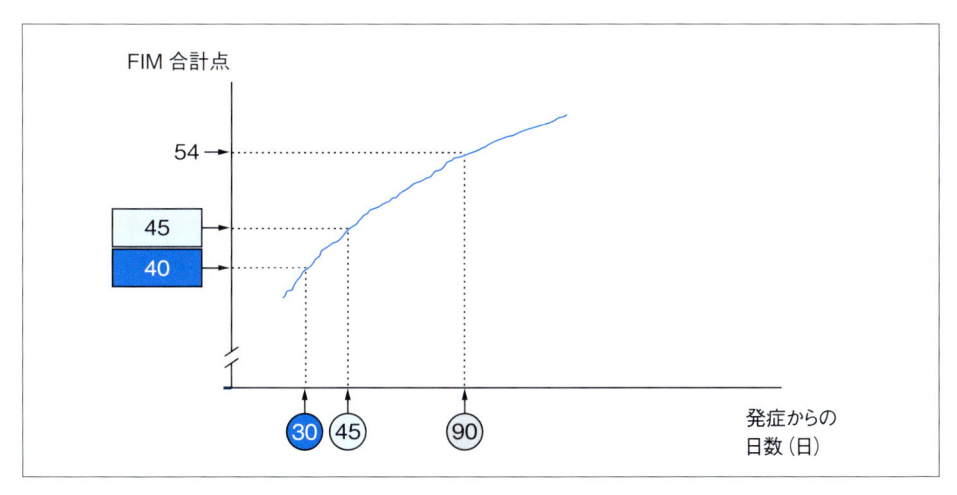

図 II-41 筆者の手描きによって描かれた ADL 回復曲線
発症後 30 日目（FIM 40 点）と発症 45 日目（FIM 45 点）の 2 点の FIM をプロットする。この 2 点を通るように回復曲線を描くと，発症後 90 日目の FIM（FIM-90）はおよそ 54 点前後と予測される。

　一般的に回復曲線が対数曲線的な経過をたどり予測率精度が高いと考えられるのは，大脳半球レベルの脳出血や脳梗塞により片麻痺症状を呈した患者である。しかしその一方，対数曲線的な経過とならない場合がある。筆者の経験では，脳幹・小脳領域のテント下病変やくも膜下出血例，片麻痺症状に乏しい高次脳機能障害例の経過は対数曲線的とならない場合が多い。図 II-42 は小脳出血（水頭症に対し開頭血腫除去術，脳室ドレナージ施行後）の一例で，発症 21 日目に回復期リハ病院に転院となった症例である。この症例では四肢麻痺症状は乏しかったが，めまい症状が激しく，転院直後の ADL は全介助であった。しかし経過中，めまい症状は徐々に改善し，それに伴って FIM 総得点は大きく改善した。一般的に脳幹や小脳レベルの病変（テント下病変）では，四肢体幹の麻痺に比較して嚥下障害が強い場合（Wallenberg 症候群など），あるいは眼球運動障害が強い場合が少なくない。だが，このような症例の予後予測に

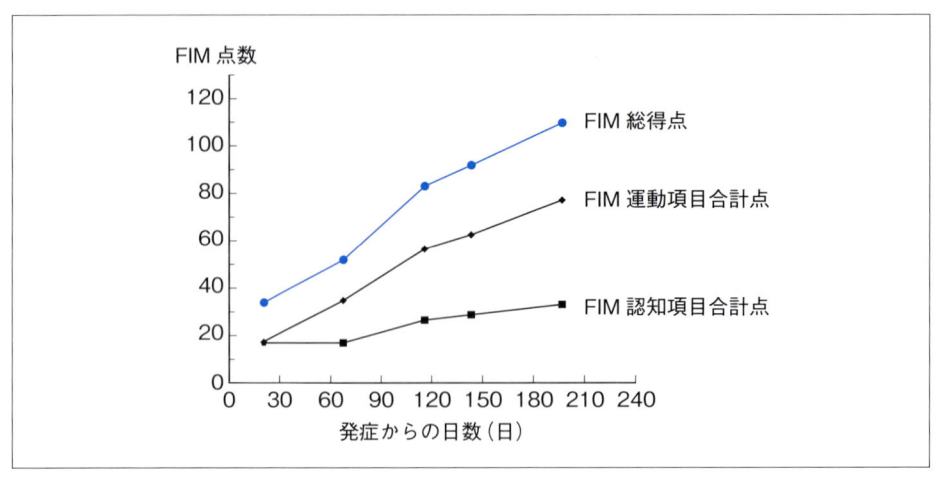

図Ⅱ-42　小脳出血のADL回復曲線の一例
水頭症に対し開頭血腫除去術，脳室ドレナージ施行後。

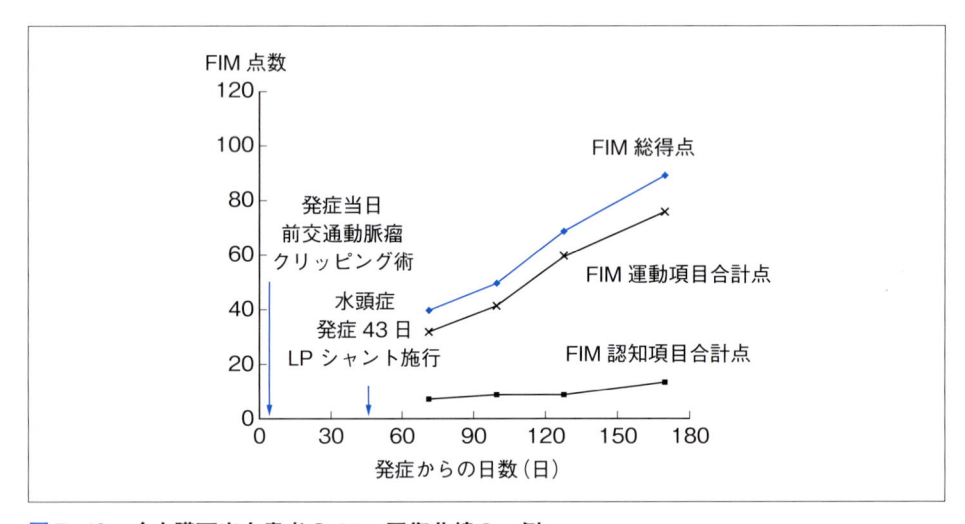

図Ⅱ-43　くも膜下出血患者のADL回復曲線の一例
前交通動脈瘤クリッピング術，腰部くも膜下腔腹腔短絡（LPシャント）術後。

FIMを用いることは，神経症状の増悪や改善が大きく影響して容易にFIMの点数が変動してしまうため，必ずしも適切ではないと考えられる。図Ⅱ-43はくも膜下出血例で前交通動脈瘤クリッピング術後の一例である。この症例では急性期病院において水頭症を併発し，腰部くも膜下腔腹腔短絡術（LPシャント）術が施行された。しかしその後意識レベルの回復に伴い，著明なFIMの改善がみられた。一般的にくも膜下出血例では，四肢麻痺などの巣症状に乏しい一方，意識障害が強く遷延する例が多く，意識障害が改善すると急激に回復することもしばしば見受けられる。また手術や合併症（水頭症など）により，回復が大幅に遅れてしまう例も多い。さらに，大脳皮質に限局した病巣では，片麻痺症状に乏しく高次脳機能障害（失語，失認，失行，半側空間無視，遂行機能障害など）が目立つ場合があり，一般的に予後予測が難しいとされている。したがって，小山らの研究ではこのような症例をデータベースに含めていない。

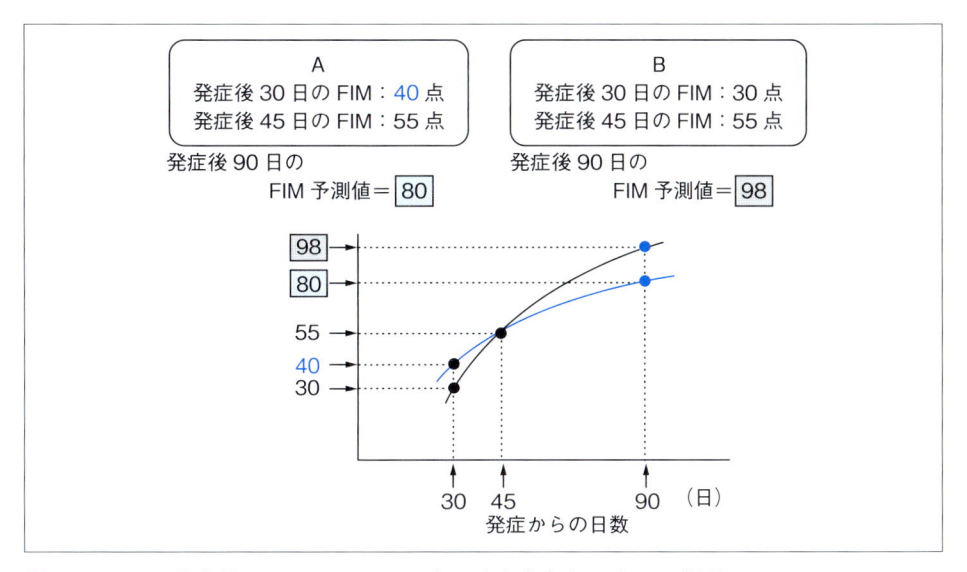

図Ⅱ-44　同じ発症後 45 日目の FIM 55 点の脳卒中患者 A と B の経過
A に比べ B のほうが当初の「→ FIM 効率＝曲線上の傾き」が高く，発症後 90 日目の FIM は上回ることが予測される。

テント下病変やくも膜下出血，高次脳機能障害の予後予測は今後の研究課題である。
　以上をまとめると，脳卒中の障害回復のパターンはその病型により，①大脳半球レベル（テント上病変）の脳出血や脳梗塞，②脳幹・小脳レベル（テント下病変）の脳出血や脳梗塞，③くも膜下出血，の 3 つに分類されると考えられる。FIM 予測法の対象となるのは「①大脳半球レベル（テント上病変）の脳出血や脳梗塞の片麻痺患者例」であり，そのほかの病型，高次脳機能障害を合併した例は一般的に予後予測が困難とされることに留意してほしい。

4. 対数曲線に近似した予測の臨床的妥当性

　上記に述べた対数曲線による FIM 予測法に関し，たとえば A と B という異なる脳卒中患者がいたとして，発症後 45 日目の FIM が同じ 55 点であった場合，その予後はどうであろうか。両者の予後予測を行うには，当然 2 週間以上空いた異なる日の 2 つの FIM が必要である。ここで過去のデータより，A は発症後 30 日目の FIM が 40 点，B は発症後 30 日目の FIM が 30 点であったとする。上記の予測法を用い計算すると，発症後 90 日目に予測される FIM は，A が 80 点となる一方，B は 98 点となる。つまり，当初の発症後 30 日目の FIM に関しては A のほうが高いが，その後発症後 45 日目までの同期間内の「FIM 効率」が B のほうが高いため，その後の機能回復は B のほうが上回ると予測されるわけである（図Ⅱ-44）。この対数曲線上における「FIM 効率」とは，発症後 30 日目から発症後 45 日目までの「曲線の傾き」と言い換えることもできる。このように，発症後の期間が同じ患者の FIM が一見等しくても，「FIM 効率＝曲線の傾き」によりその後の経過が大きく変わることは，当然のことである。しかしながら，日々患者の機能改善を目指している臨床現場においては，特に長期的予

後の観点から機能改善のゴールを捉えることが忘れ去られてしまう場合もあり，十分留意すべきことである。

一般的に，将来のADLを予測するには，ADL評価自体を予測のための変数に入れたほうが予測率は高く[15]，特に本研究のようなFIMを用いた予後予測は，将来の予測値にそれまでの回復の経過が反映されているため，予測寄与率も高いといえる。また，予測に用いる変数を単に増やしても必ずしも予測精度は上がらず[16,17]，なるべく簡単な予測方法を用いることの利点も示されている[18]。以上のことから，FIM予測法は可能な限り簡単かつ予測精度が高い予測法であるため，臨床的妥当性も高いといえる。

4 脳卒中患者のADL構造解析

1. FIM運動項目合計点と各項目の自立度

FIM予測法では，先に述べたように運動項目の合計点数だけでも予測を行ってよい。たとえば，FIM予測法により将来のFIM運動項目合計点が70点と予測できたとする。FIM運動合計は最大91点なので，FIM 70点の予測からは，将来的な介助量は大まかに想像がつく

表Ⅱ-42　FIM運動項目合計点のもつ意味

総得点	グループ
80点台後半	屋外歩行自立群
80点台前半	屋内歩行自立群
70点台	セルフケア自立群
50～60点台	半介助群
50点未満	全介助群

〔辻 哲也，園田 茂，千野直一：入院・退院時における脳血管障害患者のADL構造の分析―機能的自立度評価法（FIM）を用いて．リハ医学 33：301-309，1996より〕

（表Ⅱ-42）[19]。しかし，具体的にFIM運動項目の各点数はどれくらいになるのか，またリハを進めていくうえでどの運動項目の点数が上がりやすく，自立しやすいのか（各項目の自立度）を予測するには，FIM予測法だけでは不十分である。そこで小山らは，大脳病変の脳卒中片麻痺患者のFIM運動項目について，その合計点と各項目の点数確率の関係を分析した[3]。

統計学的手法として，順序ロジスティック解析を用いて脳卒中片麻痺患者のADL構造の分析が行われた。順序ロジスティック解析とは，複数段階の累積した確率を2段階の反応として，出現確率の比の対数の回帰直線を求める解析方法である[20]。FIM運動項目について，各項目のFIM点数の確率を目的変数（7段階の反応），FIM運動合計点を説明変数として解析が行われた。対象はADL回復曲線の研究と同様の脳卒中患者50名で，これらの患者の入院時FIM運動合計の中央値は38点で，発症から回復期リハ病院の退院までの中央値は140日と比較的に長期入院の重症例が多かった。図Ⅱ-45が得られたFIM運動合計（横軸）と各項目の→点数確率（縦軸）の関係である（これを「ADL構造解析図」と呼ぶ）（付録⇒261～262頁も参照）。

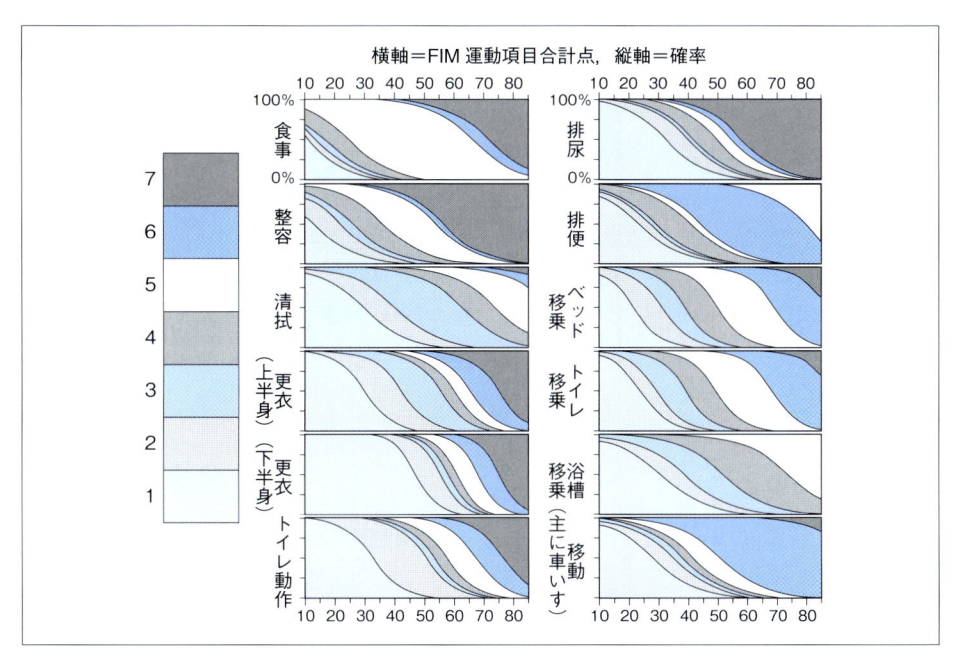

図Ⅱ-45 FIM 運動項目合計点（横軸）と各項目点数確率（縦軸）の関係（ADL 構造解析図）
それぞれのパネルの1番下のカーブはFIMの評価が1（全介助）である確率，次のカーブが2（最大介助）である確率，その次が3（中等度介助）である確率，最上位のカーブより上が7（完全自立）である確率．移動項目は少数を除き車椅子．

2. ADL 構造解析図の見方

　ADL 構造解析図の各運動項目で，図の1番左の領域は FIM が1点（全介助），次の右隣の領域が2点（最大介助），さらに右隣の領域が3点（中等度介助），以後最も右の7点（完全自立）の領域まで同様に続く．任意の FIM 運動合計点において，各領域が縦軸に占める割合が各点数の確率を示している．横軸の FIM 運動合計点が上がるにつれ，各運動項目の1点の確率が下がり，次に2点の確率が下がり，さらに3点の確率が下がり，逆に7点の確率が上がるため，自立確率は次々と上昇する．それぞれの図では，曲線の数が左に偏っているほど，FIM 運動合計点が低くても自立度の上がりやすい簡単な項目（食事動作，整容動作，排便動作など）であり，曲線の数が右に偏っているほど FIM 運動合計点の上がりにくい困難な項目（下半身更衣，入浴，浴槽移乗など）であることを示す．また，曲線の傾斜が急な場合は FIM 運動合計点とその項目の自立度の関連は強く（ベッド移乗，トイレ移乗，トイレ動作，上半身更衣など），FIM 運動合計点が上がるにつれ比例して自立度も上がる．逆に傾斜が緩い場合は FIM 運動合計点とその項目の自立度の関連は弱い（排尿や排便管理，車椅子移動など）ことを示している[6,8]．

　図Ⅱ-46にトイレ移乗の1項目について，ADL 構造解析図の見方の例を挙げる．FIM 運動合計点が70点の場合，トイレ移乗は FIM 何点くらいが妥当なのだろうか．FIM 運動合計点（横軸）70点において縦軸に沿って線を引くと，トイレ移乗が6点と

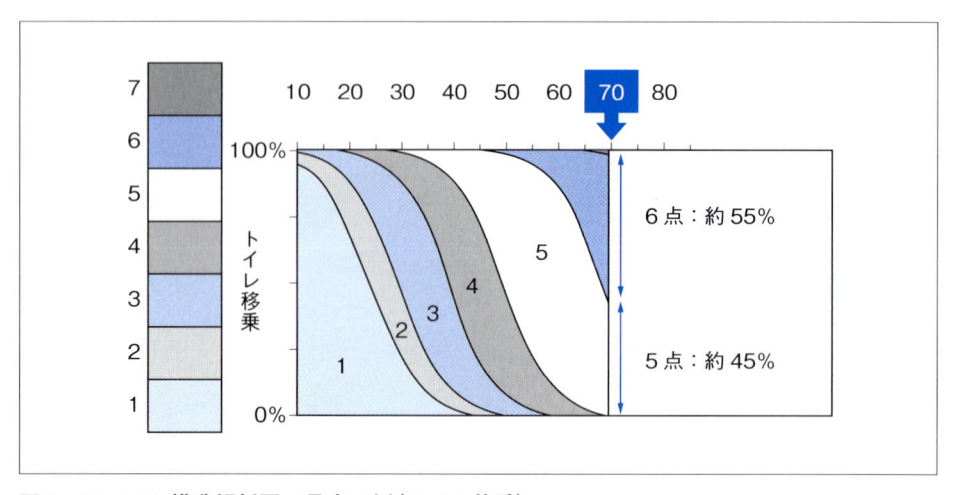

図Ⅱ-46　ADL 構造解析図の見方の例（トイレ移乗）
FIM 運動合計 70 点の場合，トイレ移乗が 6 点となる確率は約 55%，5 点となる確率は約 45%である。

なる確率は約 55%，5 点となる確率は約 45%とわかる。したがって，FIM 運動合計点が 70 点のときは，トイレ移乗は 5 点もしくは 6 点の確率が高く，介助量としては比較的少ないことが予想される。さらに，いわゆる「自立」を FIM 6 点（修正自立）以上とするならば，この場合自立確率は約 55%となる。このように，他の各運動項目においても同様の方法で，FIM 運動合計点から具体的な項目ごとの点数と自立度が考察できる。図Ⅱ-47 には FIM 運動合計点 60 点の際の各運動項目の自立度確率を載せているので，参考にされたい。

3. 脳卒中患者の ADL 構造

　ADL 構造解析図の結果より，上記とは逆に FIM の各運動項目で監視レベル（FIM 5 点）に 50%の確率で達する FIM 運動項目合計点を求めた（図Ⅱ-48）[3]。その結果，最も容易な項目は食事動作（FIM 運動項目合計約 25 点），その次が整容動作（FIM 運動項目合計約 35 点）であった。排便管理や車椅子駆動も比較的に容易（FIM 運動項目合計約 40 点）であった。トイレや車いすとベッド間の移乗動作は中間的な難易度（FIM 運動項目合計約 50～60 点）であった。先にも述べたように，これらの移乗に関連した項目の点数 1～7 点は FIM 運動項目合計 13～91 点と強い相関があり，比例して上昇するため（図Ⅱ-45），ADL 全般の簡易な指標となりうる。更衣（FIM 運動項目合計約 60 点）はやや難易度の高い項目であり，入浴清拭動作や浴槽への移乗動作はかなり難度の高い項目（FIM 運動項目合計約 75 点）であった。解析に用いたデータベースは比較的重症例が多いため，歩行と階段については公式なデータ解析が行われていない。一方，小山らが別に行った軽症例を含めた解析では，歩行は下半身更衣と浴槽移乗の中間程度の難易度（FIM 運動項目合計約 65 点）で，階段昇降は最も困難な ADL（FIM 運動項目合計約 80 点）とのことであった。

　これらの相対的な難易度[21]は過去の FIM を用いた ADL 構造解析の文献[19]や Rasch

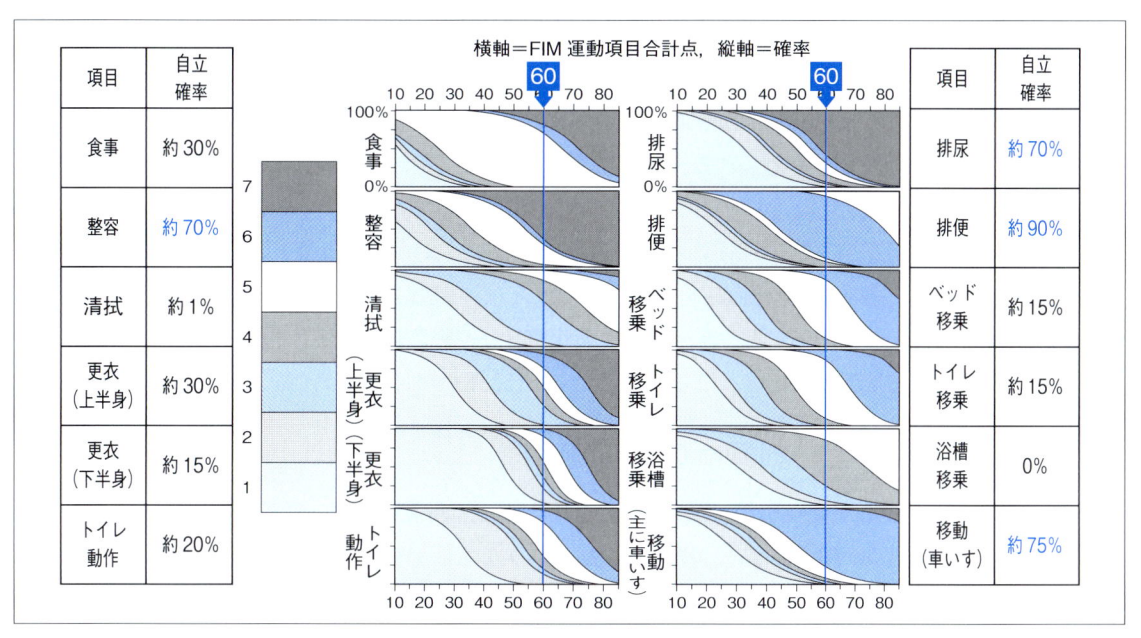

図Ⅱ-47　FIM 運動合計 60 点の際の各運動項目の自立度確率

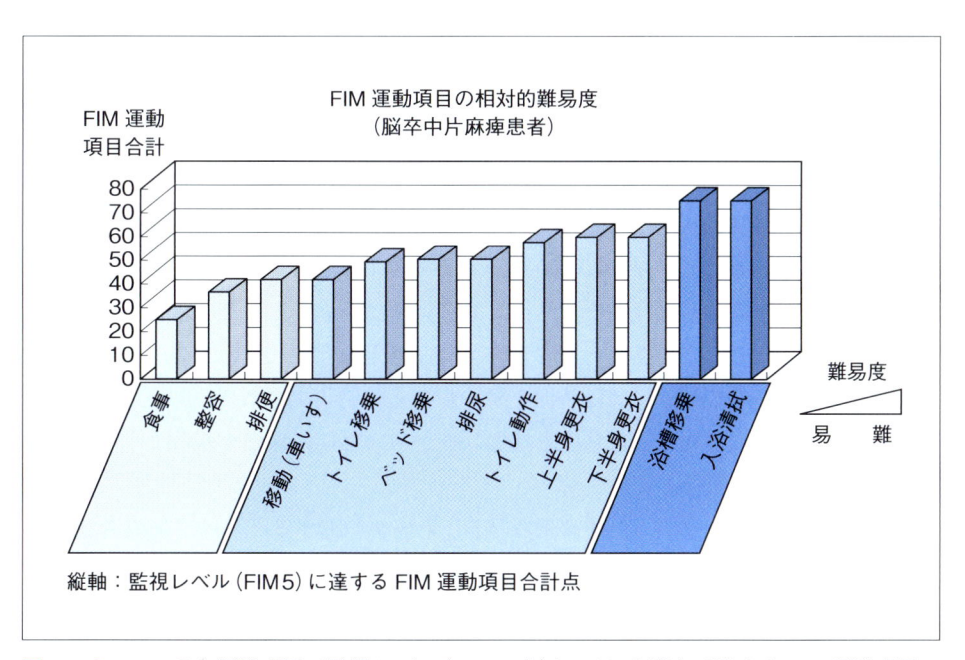

図Ⅱ-48　FIM の各運動項目で監視レベル（FIM 5 点）に 50％の確率で達する FIM 運動項目合計点
（Koyama T, Matsumoto K, Okuno T, et al：Relationships between independence level of single motor-FIM items and FIM-motor scores in patients with hemiplegia after stroke：an ordinal logistic modelling study. *J Rehabil Med* 38：280-286, 2006 より）

解析を用いた文献[22,23)]とおおむね一致する．また，Barthel Index を用いた ADL 構造解析の文献[24)]においても，FIM を用いた場合の ADL の相対的難易度とは矛盾しない結果となっている．異なる ADL 評価法で ADL の相対的難易度が一致するという

ことからは，脳卒中患者のADL構造は元来ある程度一定である可能性が示唆される。特に食事や整容動作，排泄動作などのADLに関しては，げっ歯類などの哺乳類でも同様の行動がみられるように，人類の進化の過程で獲得してきた最も基本的な生理機能であると考えられる。これらのADL項目が脳卒中患者のADL構造のなかでも比較的早期に改善してくることは，人類が生物である以上，十分納得のいく結果である。

図Ⅱ-48の『FIMの各運動項目で監視レベル（FIM 5点）に50％の確率で達するFIM運動項目合計点』を知っておくことは，FIM運動項目合計点より患者の障害像を大まかに推定すること，逆に看護サマリーや介護記録などから監視レベル（FIM 5点）の運動項目を見つけ出し，そこからFIM運動項目合計点を推定することに役立つ。

4. ADL訓練への臨床応用

ADL構造解析図（図Ⅱ-45）を用いると，回復期の早い段階から計画・目標を立ててADL訓練を行い，将来的にどのような生活が可能であるかを予測することが可能である。まず，先に述べたFIM予測法により，求めたい将来のFIMを予測する。そこで図Ⅱ-45を参照し（定規を縦に当てる，線を引くなど何でもよい），将来のFIMの改善度と各運動項目の点数確率を照らし合わせて，いつ頃どんな内容のADL訓練を行うべきか，大まかな計画の立案ができる。先にも述べたように，人類の生理機能からしてほとんどの患者で最初に回復するのは食事動作であり，その次に回復するのは整容動作である。それらに引き続いて上半身の更衣動作，トイレや車椅子とベッド間の移乗動作が回復し始める。特に下半身更衣で興味深いことは，FIM運動合計が50点を超えると急に回復してくることである。これらのADL項目の回復の順序に合わせて，早期に自立できそうなADL項目の訓練を重点的に行う。一方，清拭動作，浴槽移乗はかなり回復しても完全に自立することは困難な生活動作である。自立することができないとわかっている項目に関して，限りある入院期間とリハの単位内で，必要以上に訓練時間を費やすことは適切ではない。以上のように，各ADL項目の回復の順序と自立度を把握しながら，早期に自立できるように具体的な訓練計画の立案が可能となる。

こういった将来的なADL予後を把握することは，医療者側にとって有用なだけではなく，患者本人や家族と共有することでも，その価値は増すと考えている。本人にとっては，再び生活できるようになるのか，という将来の不安を取り除くこともできるかもしれないし，目標の意識をもって訓練に取り組んでもらえるかもしれない。また介護を担う家族にとっては，在宅介護のイメージを早期につけてもらうことにも有用であると考えられる。

5 自宅復帰率

1. 自宅復帰に関わる要因

　脳卒中患者の転帰に関しては，患者自体の機能的自立度の評価だけではなく，むしろ家族が介護可能かどうか，実際の介助量の評価が必要である。才藤らは，介助に要する時間は FIM 1 点当たり 2 分/日程度であると報告している[25]。FIM を開発した米国の研究グループもほぼ同様の結果[26]を報告している。神経疾患や頭部外傷などの他疾患においても介助に要する時間は FIM 1 点当たり 2～5 分/日とされている[8]。これらの知見は介助量を推定する目安となるが，さらに転帰先の決定には家族要因を中心とした社会的因子が重要である[27-29]。文献では，家族の人数が決定要因として大きいことが示されている[27, 30, 31]。これらの根拠より，同居家族人数と介助可能な時間が転帰決定にとりわけ重要な社会的因子と考えられる。

　そこで小山らは，回復期リハ病院に入院した初発の脳卒中片麻痺患者（くも膜下出血を除くテント上病変）で，発症前の日常生活が自立し自宅で暮らしていた患者 163 名を対象とし，診療記録より年齢，性別，病型，入院日数，入退院時の FIM，入院中の FIM 改善，同居世帯人数，配偶者の有無，子ども（血縁）の数についてデータを得た[4]。これらを説明変数に，自宅復帰・非復帰を目的変数に名義ロジスティック解析を行った。また，説明変数のすべての組み合わせで相関解析を行った。対象者は 163 名のうち，自宅復帰例が 123 例，非復帰例が 40 例であった。これらの患者で，高齢の場合，入院時および退院時の FIM が低い場合，同居世帯人数が少ない場合，配偶者がない場合に自宅復帰となる率は低かった（図Ⅱ-49）。その一方，子ども（実子）の数と自宅復帰・非復帰に有意な関連は認められなかった。以上から，脳卒中患者の自宅復帰には，FIM と並んで同居する家族の人数が重要であることが示唆された。一方，回復期リハ病院入院中の FIM の改善と自宅復帰・非復帰は関連が乏しかった。

　2008 年の診療報酬改定以降，回復期リハ病棟の「質の評価」が導入され，その指標の一つに自宅復帰率が定められているが，本研究では自宅通院に関しては，機能改善だけでなく家族要因が大きく影響することが示され，自宅復帰率による「質の評価」に対しては否定的な結果であった。さらに，高齢患者では子どもの数が多いにもかかわらず同居世帯人数が少ない傾向があり，子どもが独立して別世帯となり，老夫婦世帯あるいは独居世帯となっていることを示唆していた。特に女性患者は同居世帯人数が少なく，対象中，独居率は男性が 17.2％ であったのに対して女性は 35.9％ と高率であった。男女間の平均寿命の差や，家事などの能力の差異を示唆しているものと考えられる。以上のように，自宅復帰に影響する要因として，さまざまな家族要因があることを考慮しなければならない。

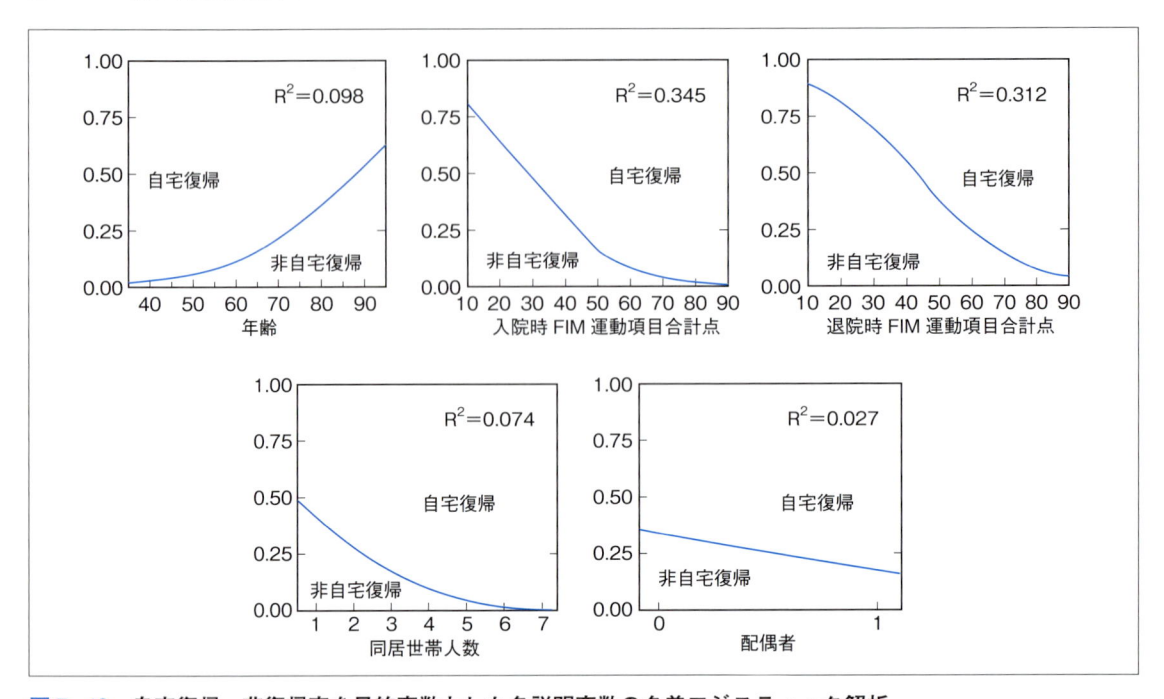

図Ⅱ-49 自宅復帰・非復帰率を目的変数とした各説明変数の名義ロジスティック解析
高齢の場合，入院時および退院時のFIMが低い場合，同居世帯人数が少ない場合，配偶者がない場合に自宅復帰率は低かった。
(Koyama T, Sako Y, Konta M, et al：Poststroke discharge destination：functional independence and sociodemographic factors in urban Japan. *J Stroke Cerebrovasc Dis* 20：202-207, 2011 より)

2. 自宅復帰 Index と自宅復帰率

　一般的に，脳卒中においては，障害の3段階（機能障害，能力障害，社会的不利）の観点から問題点を整理することが多い。機能障害・能力障害に関しては多くの定性的・定量的評価法が存在するが，社会的不利に関しては，現在のところ系統的評価法は未確立である。その理由は，上記でも明らかになったとおり，同居者，住居，経済状況，社会資源の活用など，数値で扱いにくく再現が困難な要素を多く含んでいるためであると考えられる。質のよいリハで機能的予後が改善すると自宅復帰の可能性が高まることは容易に想像される。しかし実際には家族の人数，その協力度，年金の有無などの社会的な要因により，自宅復帰できるかどうかは大きく左右されることが多い。

　そこで小山らは，総合的にこれらの社会的要因を含めた評価モデル，自宅復帰指標の作成を試み，2008年の第45回リハ医学会学術集会において，自宅復帰率を求めることができる自宅復帰モデルを提唱した[5]。その研究の概要は，まず対象となる脳卒中患者80名（くも膜下出血例，脳幹・小脳例を含む）において，自宅復帰・非復帰率を目的変数に，退院時FIM，同居家族の人数，家族の協力度（主治医による0～5の6段階評価；表Ⅱ-43），不労所得の有無の関連が調査された。自宅復帰に有意な関連が示されたのは，①退院時のFIM点数，②同居家族の人数，③家族の協力度，の3つであった。自宅復帰モデル作成のため，さらに退院時FIMと介護力指標（同居家族

表Ⅱ-43　家族の協力度（主治医による0〜5の6段階評価）

- 0：主治医からの来院要請に応じようとしない
- 1：主治医から連絡したときのみ来院
- 2：身の回りのこと（洗濯やお金）の手配に来院
- 3：週2回程度の面会
- 4：週2回程度の面会＋病後の生活設計について積極的に話しあう姿勢がある
- 5：ほぼ毎日面会し，病棟でのADL訓練に参加

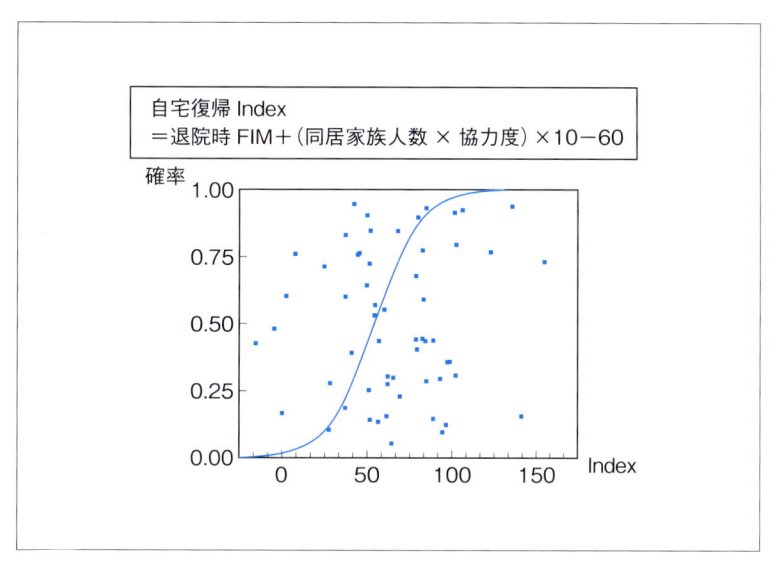

図Ⅱ-50　上；自宅復帰Indexの計算式，下；自宅復帰Index（横軸）と自宅復帰率（縦軸）の相関図

　の人数と家族の協力度を掛け合わせたもの）の2つを説明変数とし，自宅復帰・非復帰を目的変数に多重名義ロジスティック解析を行った．その結果得られた自宅復帰率を求めるための指標は，自宅復帰Index＝退院時FIM＋（同居家族人数×家族協力度）×10－60）という計算式で表される．

　この自宅復帰Indexは，100になると自宅復帰率も約100％に，50なら自宅復帰率も約50％になるよう，係数と切片が調節されている．正確には，自宅復帰Indexと自宅復帰率の相関図を用い，計算された自宅復帰Indexからおよその自宅復帰率が決定する（図Ⅱ-50）．たとえば，図Ⅱ-51に示すように，退院時FIM 80点で，家族が息子3人のみで，家族協力度が0（主治医からの来院要請に応じようとしない）の場合，自宅復帰Index＝80＋（3×0）×10－60＝20となり，自宅復帰率は約5％と非常に低い．一方，同じ退院時FIM 80点でも，家族が妻1人と娘1人で，家族協力度が4（週2回程度の面会＋病後の生活設計について積極的に話しあう姿勢がある）の場合，自宅復帰Index＝80＋（2×4）×10－60＝100となり，自宅復帰率は約100％（相関図では

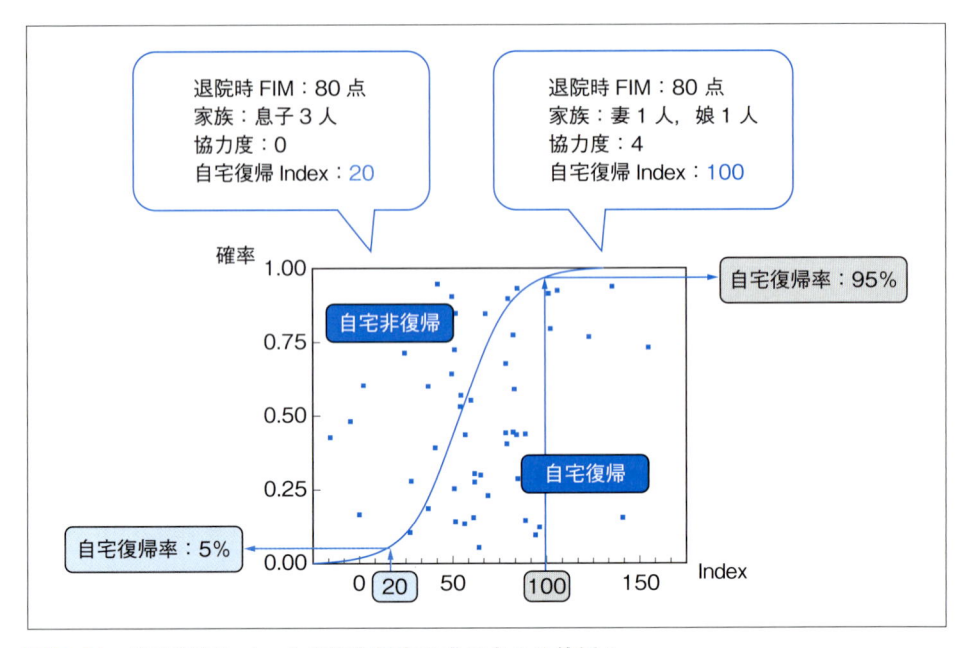

図Ⅱ-51 自宅復帰 Index と自宅復帰率の求め方の具体例1

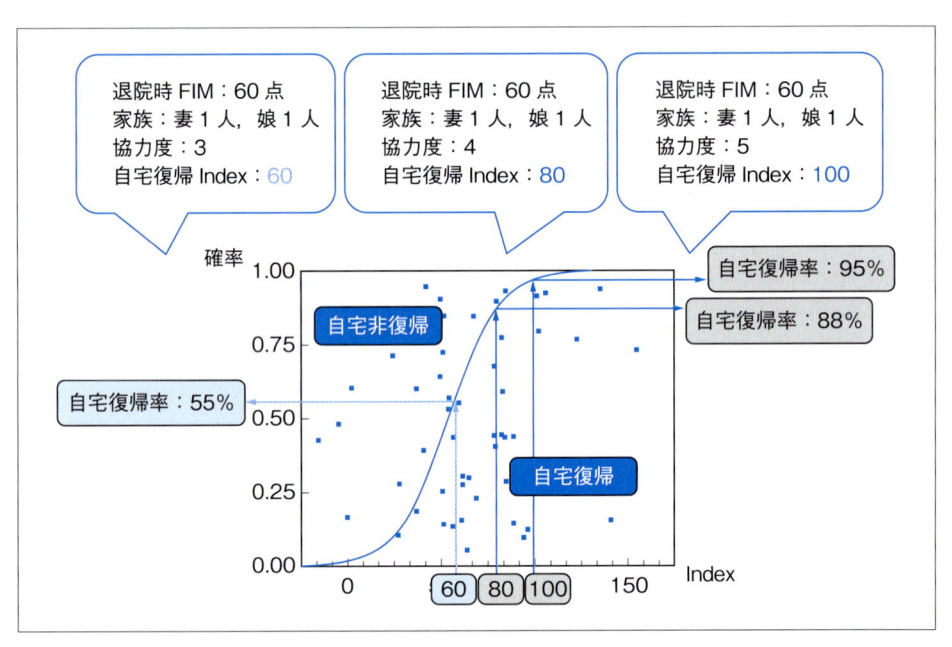

図Ⅱ-52 自宅復帰 Index と自宅復帰率の求め方の具体例2

約95%）となる．退院時 FIM と同様，同居家族人数とその協力度が自宅復帰に関して大きく影響していることが定量的にわかる．

　また，この相関図において，回帰曲線はS字曲線となっており，中心偏曲点（自宅復帰 Index 50，自宅復帰率50％の点）に近いほど変化量が大きくなり，離れるほど変化量は小さくなる．そのため，自宅復帰 Index が50に近い場合は，FIM や同居家族

人数，家族協力度の変化により自宅復帰率は大きく変化する可能性がある．たとえば，図Ⅱ-52のように，退院時FIM 60点の重度介助例で，家族が妻と長女2人で，家族協力度が3（週2回程度の面会）の場合，自宅復帰Index＝60＋(2×3)×10－60＝60となり，自宅復帰率は約55％とけっして高くはない．一方，同じ退院時FIM，同じ家族構成でも家族協力度が4（週2回程度の面会＋病後の生活設計について積極的に話しあう姿勢がある）または5（ほぼ毎日面会し，病棟でのADL訓練に参加）の場合，自宅復帰Indexはそれぞれ80または100となり，自宅復帰率は約88％と約95％となる．同じ自宅復帰Index 20の差であっても，60から80，80から100とでは自宅復帰率の上昇率が全く異なり，60から80のほうが上昇率が大きい．このことから，特に自宅復帰Indexが50前後の場合，ある程度の同居家族人数がいれば，家族の協力度がわずかに変化するだけで大きく自宅復帰率が上昇すると考えられる．たとえば，家族が在宅介護に向けて不安が強く，いまひとつ積極的に協力できていない場合，家族に介護の具体的なイメージをもってもらい，意欲を引き出して協力度を上げることができれば，自宅復帰の可能性が大きく広がることになる．なお，退院時FIMの変化でも自宅復帰Indexは大きく変化する可能性があるので，FIM予測法による退院時FIMの予測値を用いる場合は，FIMの回復曲線によるプラトーを十分予測して退院時FIMを設定する必要がある（本章-③『FIMによる脳卒中ADL予後予測法』参照）．

3. 自宅復帰Indexの臨床的妥当性

　この自宅復帰Indexは，図Ⅱ-49のような独立した各変数よりも高率に自宅復帰率を予測できる．さらにとても協力的な家族1人の介護力は，計算すると（1×5）×10＝50となるためFIM 50点に相当し，少なくとも2人そのような家族がいればFIM 100点に相当するため，自宅復帰Indexとともに自宅復帰率は大きく上昇する．たとえば，どんなに重度介助が必要な症例でも，献身的な家族（たとえば妻と長女など）が自宅で常時介護する覚悟を決めている場合は，あらゆるサービスを講じてでも自宅復帰していくであろう．さらに逆をいえば，元々独居の場合，いくらFIMが高くても自宅復帰Indexは低値となるように，家族の協力がなければ自宅復帰は困難なことも容易に想像がつく．以上のことは，経験ある臨床家や医療社会福祉士であれば家族情報を聞くだけで当然思い当たることであり，臨床的には極めて妥当と考えられ，FIMの改善だけでなく，自宅復帰に家族要因が非常に重要な位置を占めていることが定量的に示されている．ただし，実際の臨床においては，家族協力度を決めることは家族にとっては不快である場合もあると思うので，留意されたい．この研究は，あくまで臨床現場において，自宅復帰できるかどうかを予測する医療者側の判断を再確認・再検討するためのものとしての位置づけが望ましいと考えられる．

　昨今の家族事情においては，核家族化や少子化の影響を受け，障害を負った高齢者世帯は夫婦2人きりのいわゆる「老老介護」となるケースが多い．しかし，他に介護する者がいないからといって無理に介護生活を続けると，果ては共倒れとなっていまい家庭自体が崩壊してしまうことも予想される．また，独り身で子どもの世帯に身を寄

せているような場合，昼間独居となるケースも非常に多い．リハに従事する医療者は，障害を受けた本人が可能な限りの機能改善を得られるよう努力するのは当然であるが，それだけではなく社会的背景をも考慮し，自宅復帰した後の生活を具体的にイメージできるよう，適切な予後予測を家族と共有することが重要である．そして介護する側の家族も共倒れにならないよう，適切な介護サービスなどのプランをケアマネージャーとともに協議，検討していくことが必要である．

[引用文献]

1) 篠原幸人，小川 彰，鈴木則宏，他（編），脳卒中合同ガイドライン委員会：脳卒中治療ガイドライン2009．pp281-282，協和企画，2009
2) Koyama T, Matsumoto K, Okuno T, et al：A new method for predicting functional recovery of stroke patients with hemiplegia：logarithmic modeling. *Clin Rehabil* 19：779-789, 2005
3) Koyama T, Matsumoto K, Okuno T, et al：Relationships between independence level of single motor-FIM items and FIM-motor scores in patients with hemiplegia after stroke：an ordinal logistic modelling study. *J Rehabil Med* 38：280-286, 2006
4) Koyama T, Sako Y, Konta M, et al：Poststroke discharge destination：functional independence and sociodemographic factors in urban Japan. *J Stroke Cerebrovasc Dis* 20：202-207, 2011
5) 小山哲男，道免和久：脳卒中患者の自宅復帰指標の作成．リハ医学 45(Suppl)：S391, 2008
6) Heinemann AW, Linacre JM, Wright BD, et al：Relationships between impairment and physical disability as measured by the functional independence measure. *Arch Phys Med Rehabil* 74：566-573, 1993
7) Linacre JM, Heinemann AW, Wright BD, et al：The structure and stability of the Functional Independence Measure. *Arch Phys Med Rehabil* 75：127-132, 1994
8) 千野直一（編），里宇明元，園田 茂，道免和久：脳卒中患者の機能評価—SIASとFIMの実際．pp99-111, p104, pp127-139, シュプリンガー・フェアラーク東京，1997
9) Linacre JM：FIM levels as ordinal categories. *J Outcome Meas* 4：616-633, 2000
10) Inouye M：Predicting outcomes of patients in Japan after first acute stroke using a simple model. *Am J Phys Med Rehabil* 80：645-649, 2001
11) 道免和久（編）：CI療法—脳卒中リハビリテーションの新たなアプローチ．pp13-14, 中山書店，2008
12) 横井寛士，土肥真意子，吉田直樹，他：対数曲線モデルによる脳卒中片麻痺患者の機能的予後予測．リハ医学 42(Suppl)：S211, 2005
13) 新井秀宜，堀尾純子，高橋紀代，他：脳卒中片麻痺患者の機能的予後予測法におけるはずれ値の検討．リハ医学 43(Suppl)：S142, 2006
14) 辻 哲也：脳卒中医療連携におけるFIMの活用．地域医療連携 実践ガイドブック，「治療」2008年増刊号 Vol.90, pp900-907, 南山堂，2007
15) 厚生労働省：平成20年(2008年)患者調査の概況．平成21年12月3日．
16) Gladman JR, Harwood DM, Barer DH：Predicting the outcome of acute stroke：prospective evaluation of five multivariate models and comparison with simple methods. *J Neurol Neurosurg Psychiatry* 55：347-351, 1992
17) Barer DH, Mitchell JR：Predicting the outcome of acute stroke：do multivariate models help? *Q J Med* 70：27-39, 1989
18) Counsell C, Dennis M, McDowall M：Predicting functional outcome in acute stroke：comparison of a simple six variable model with other predictive systems and informal clinical prediction. *J Neurol Neurosurg Psychiatry* 75：401-405, 2004

19) 辻　哲也, 園田　茂, 千野直一：入院・退院時における脳血管障害患者の ADL 構造の分析―機能的自立度評価法 (FIM) を用いて. リハ医学 33：301-309, 1996
20) Ananth CV, Kleinbaum DG：Regression models for ordinal responses：a review of methods and applications. *Int J Epidemiol* 26：1323-1333, 1997
21) Stineman MG, Fiedler RC, Granger CV, et al：Functional task benchmarks for stroke rehabilitation. *Arch Phys Med Rehabil* 79：497-504, 1998
22) Tsuji T, Sonoda S, Domen K, et al：ADL structure for stroke patients in Japan based on the functional independence measure. *Am J Phys Med Rehabil* 74：432-438, 1995
23) Yamada S, Liu M, Hase K, et al：Development of a short version of the motor FIM for use in long-term care settings. *J Rehabil Med* 38：50-56, 2006
24) 正門由久, 永田雅章, 野田幸男, 他：脳血管障害のリハビリテーションにおける ADL 評価― Barthel Index を用いて. 総合リハ 17：689-694, 1989
25) 才藤栄一, 園田　茂, 道免和久：脳卒中患者の新しい評価法 FIM と SIAS について. 医学のあゆみ 163：285-290, 1992
26) Granger CV, Cotter AC, Hamilton BB, et al：Functional assessment scales：a study of persons after stroke. *Arch Phys Med Rehabil* 74：133-138, 1993
27) Henley S, Pettit S, Todd-Pokropek A, et al：Who goes home? Predictive factors in stroke recovery. *J Neurol Neurosurg Psychiatry* 48：1-6, 1985
28) 二木　立：脳卒中患者が自宅退院するための医学的・社会的条件. 総合リハ 11：895-899, 1993
29) 近藤克則, 安達元明：脳卒中リハビリテーション患者の退院先決定に影響する因子の研究―多重ロジスティックモデルによる解析. 日公衛誌 46：542-550, 1999
30) 植松海雲, 猪飼哲夫：高齢脳卒中患者が自宅退院するための条件― Classification and regression trees (CART) による解析. リハ医学 39：396-402, 2002
31) Nguyen TA, Page A, Aggarwal A, et al：Social determinants of discharge destination for patients after stroke with low admission FIM instrument scores. *Arch Phys Med Rehabil* 88：740-744, 2007

〔内山侑紀〕

第6章 最近の研究動向
―MRI 拡散テンソル法画像(DTI)

1 はじめに

　脳卒中の予後予測に画像診断は欠かせない。その一方，従来の CT や MRI〔T1, T2, fluid attenuated inversion（FLAIR），拡散強調画像（diffusion weighted image：DWI）など〕を用いた脳画像が予後予測に果たす役割について，明確に示した文献は少ない。その理由は，脳の神経解剖学的な複雑さ，状況依存性の強い高次脳機能，さらに個人差などにより，脳画像と予後の関連を定量化することが難しいからである。最近，脳内の神経線維を画像化する MRI 拡散テンソル法画像（diffusion tensor imaging：DTI）が臨床応用されはじめている。そこで本項では，まず簡単な脳の見方を概説し，次に筆者らの DTI を用いた新しい予後予測法について解説する。

2 簡単な脳の見方

　大脳の解剖生理を以下に概説する。脳卒中テント上病変（脳梗塞，脳出血）の場合，次の5点に留意するだけで脳画像より症状を読み解くことができる。

1. 前は運動，後は感覚

　脳と脊髄は発生の過程で神経管に由来するものである（図Ⅱ-53）。そのために脳の基本構造は脊髄と共通する部分がある。脊髄では前角に運動，後角に感覚に関する神経細胞や線維が集まっている。これは脳でも共通で，感覚や運動の一次的な機能から高次脳機能に至るまで，前では運動，後では感覚に関連する機能が担われている。

2. 一次野と連合野

　次に四肢や体幹の随意運動，体性感覚，視覚，聴覚について「一次野」はどこにあるかを把握する（図Ⅱ-54）。一次体性運動野は中心溝の前に，一次体性感覚野は後に位置する。前は運動，後は感覚の典型である。一次聴覚野は側頭葉，一次視覚野は後頭葉に位置する。これらも感覚は後の典型どおりである。

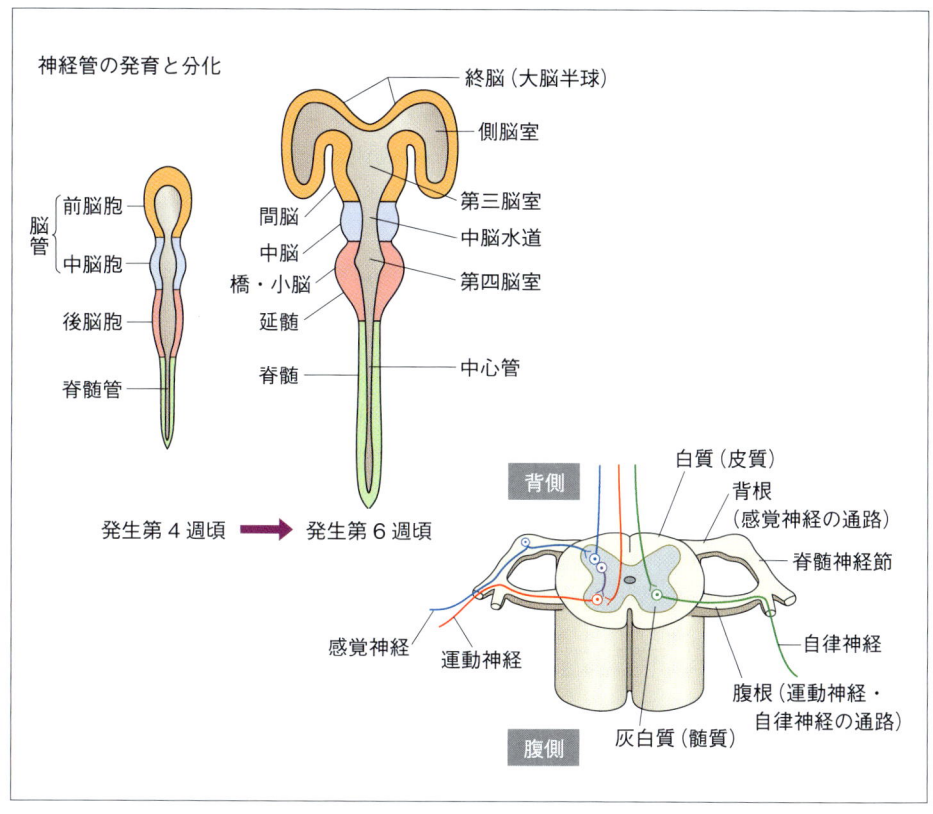

図Ⅱ-53　神経管の発生と分化と脊髄の構造の略図

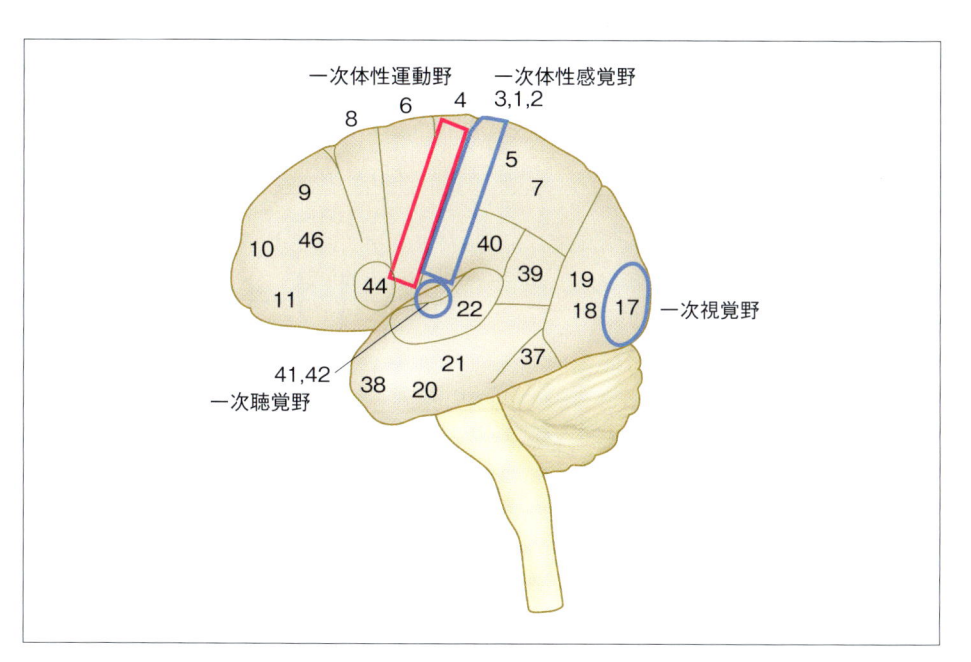

図Ⅱ-54　大脳の一次野と連合野
数字は Brodmann の脳地図。大脳領域のうち，図示した一次野以外は前頭連合野，頭頂連合野，側頭連合野，後頭連合野。単純化のために一次感覚野のうち味覚と嗅覚には触れていない。

これらの一次野以外の領域は，感覚から運動への情報を統合処理する「連合野」である。これらの領域は，典型的には近隣の一次野に関連する情報処理を担っている。たとえば後頭連合野は視覚に関する情報処理，頭頂連合野は自己の身体（体性感覚）と視空間（視覚）の統合に関与する。側頭連合野の上のほうは聴覚認知，下のほうは視覚認知，形態視に関与する。中心溝より後の連合野は感覚に関連する情報処理を担う領域である。対称的に，中心溝より前，前頭連合野は行動計画の立案・実行，あるいは行動抑制など，運動に関連する情報処理を担う領域である[1]。

3. 線維連絡のパターン

神経解剖学的な観察より，ヒト大脳の線維連絡には大まかに4パターンに類別される（図Ⅱ-55）。上下方向の投射線維（青），前後方向の連合線維（緑），左右方向の交連線維（赤）は比較的に長い線維連絡である[2]。近隣の領域を連絡する線維は比較的に短い（灰色）[3]。比較的長い線維連絡については日常診療に使用するDTIで描出することができる（後述）。

4. 情報処理の経路

ヒトを含む動物は外界の情報を知覚し，食物，異性や危険などを認識して適応的な行動を選択し，個体の保存を図る。脊椎動物では神経系がこれらに大きな役割を果たしている。それは末梢の感覚器から脳へ，そして末梢の効果器への情報処理の経路である（図Ⅱ-56）。末梢の感覚器で生じた神経細胞の活動電位は，視床を通じて感覚に関連する一次野に至る。これらの経路は束状の神経線維で，一次野に至るまで比較的にはっきりとした局在性をもつ。その一方，「連合野」の神経経路は脳内のさまざまな皮質と線維においてネットワーク状，網目のように連絡しあっている（図Ⅱ-56）。ここで外界の情報に対する状況判断と，それに応じる適切な行動選択が担われている。

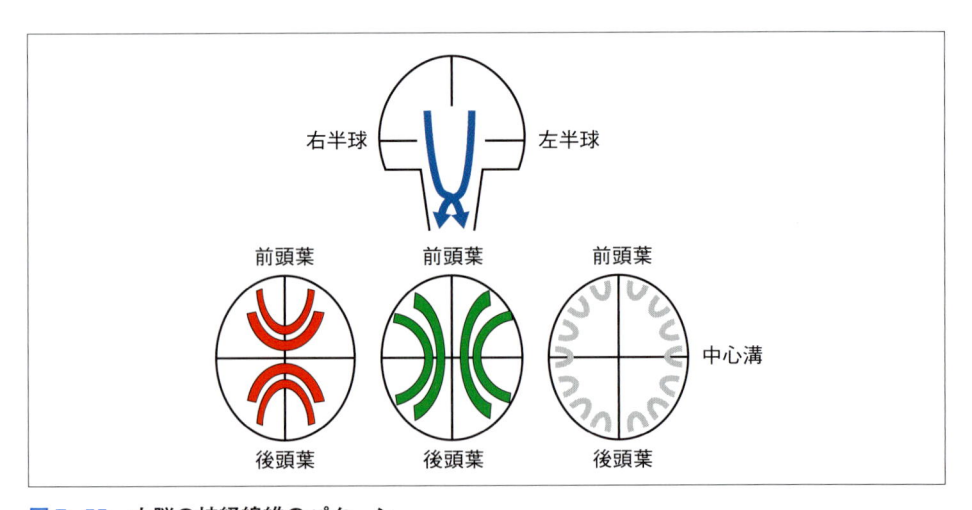

図Ⅱ-55 大脳の神経線維のパターン
上下方向の投射線維（青），左右方向の交連線維（赤），前後方向の連合線維（緑），そして近隣の領域をつなぐ短い線維（灰色）。

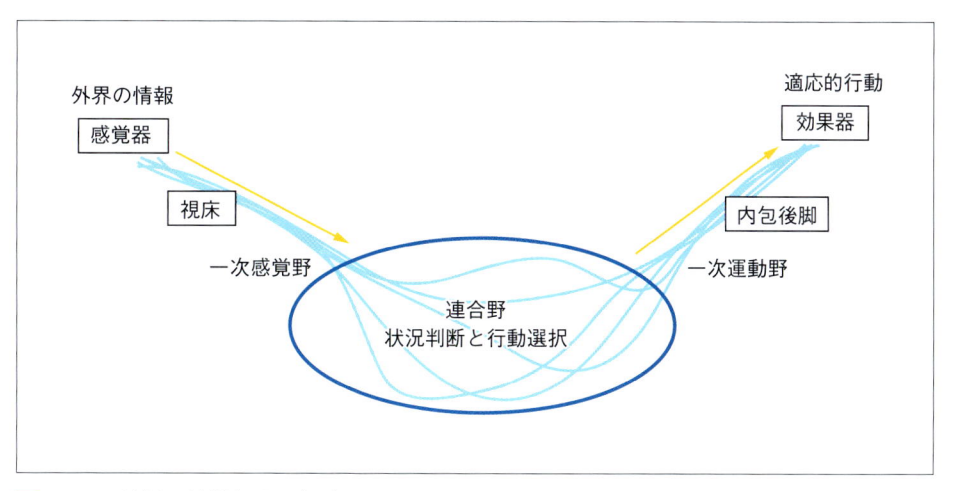

図Ⅱ-56 神経の情報処理の経路
末梢の感覚器から視床を通じて一次感覚野までは束状の神経線維であり，比較的にはっきりとした局在性（口腔，四肢，体幹と一次体性感覚野の somatotopy，網膜と一次視覚野の retinotopy，音の周波数と一次聴覚野と tonotopy）がある．脳内の連合野はネットワーク状の連絡がある．一次運動野からの神経線維は放線冠から内包後脚，大脳脚を通って主に対側の脊髄前角へ束状に収束して投射する錐体路である．

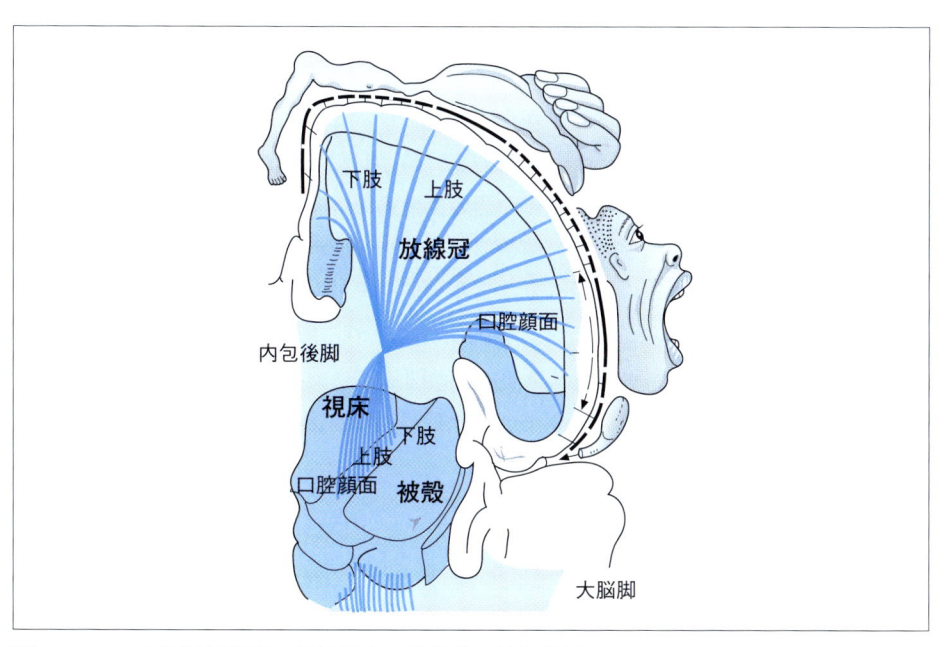

図Ⅱ-57 一次体性運動野の体性局在と錐体路の神経線維

そのなかで前頭連合野，とりわけ前頭前野（たとえば 46 野）は適応的行動の選択に関与が深い領域であることは確実である[4,5]．選択された行動は一次運動野から末梢へ，筋肉などの効果器へと活動電位により伝達され具現化される．その主要な経路は放線冠から内包後脚，さらに大脳脚から主に対側の脊髄前角に投射する錐体路（図Ⅱ-57）である．

高次脳機能障害の臨床像は状況依存性が高く，試行ごとに反応が一定しない場合がある。また失語や失行など，単一の病巣でも症状が重複することがある。さらに半側空間無視や失行は病巣が多様である。対称的に，末梢神経障害や脊髄損傷完全麻痺では病巣部位と症状はかなりの精度で合致する（例：橈骨神経麻痺による下垂手）。感覚，運動ともに末梢から一次野は束状の神経線維で局在性が強く，高次の情報処理を担う連合野はネットワーク状の経路となっている（図Ⅱ-56）。このようにモデル化すると局在性と症状の関係は理解しやすい。

5. 脳の左右差

　ほとんどの右利きのヒトでは左半球が優位半球で，言語と道具使用に密接に関連している[6]。言語や複雑な道具を日常生活に使用することはヒトに限られる。左半球の「側脳化」は人類進化の興味のある話題である[7]。言語機能は運動失語とBroca野の対応のように比較的に局在性が強い[8]。一方，道具使用をはじめ失行の局在性は明瞭ではない[9]。左半球と比較して，右半球は空間と身体の位置関係により強く関連している[10]。左右大脳半球の間では互いの機能が拮抗的に働く「半球間抑制」があることが知られている[11,12]。これに関連して，大脳の左右をつなぐ交連線維（図Ⅱ-55）である脳梁付近の病巣で，右手の動作を左手が妨害する拮抗失行が現れることがある[9]。

　この5つの観点から脳画像を見ると，病巣から症状を推察することができる。たとえば，話すことは適応的な行動として口を使って音声で表出することである。この障害が運動失語である。その主要病巣のBroca野（Brodmann area 44）は，適応的行動選択に関連の深い前頭前野（Broadmann area 46）と，口腔や手を司る一次運動野の中間に位置する連合野である（図Ⅱ-54）。解剖学的な位置関係が生理学的な過程に対応していることは偶然ではない。この領域は手指や上肢に関わる運動前野でもある[13]。最近，言語とジェスチャーの関係が運動前野の神経生理学として注目されている[14,15]。このような単純なモデル化は多忙な臨床現場で手早く脳画像を読み解くことに有用である。

3　MRI拡散テンソル法（DTI）

　上述のように脳は部位によりさまざまに異なった機能をもつ。そしてその局在性の程度は一次野と連合野でかなり異なる。臨床の現場では血腫や梗塞病巣の位置や大きさの少しの違いで症状が大きく異なることをしばしば経験する。ゆえに単純に計算した病巣容量と機能障害を直接関連づけることは難しい。その一方，近年のデジタル画像技術の進歩により，複雑で個人差のある脳画像を定量的に扱い，症状と関連づける研究が発展しつつある。とりわけ神経線維の走行を近似的に評価するDTIを用いた研究が盛んに行われている[16]。

　DTIはMRI画像の基本単位であるvoxel（数mm単位の直方体）ごとに水分子の動

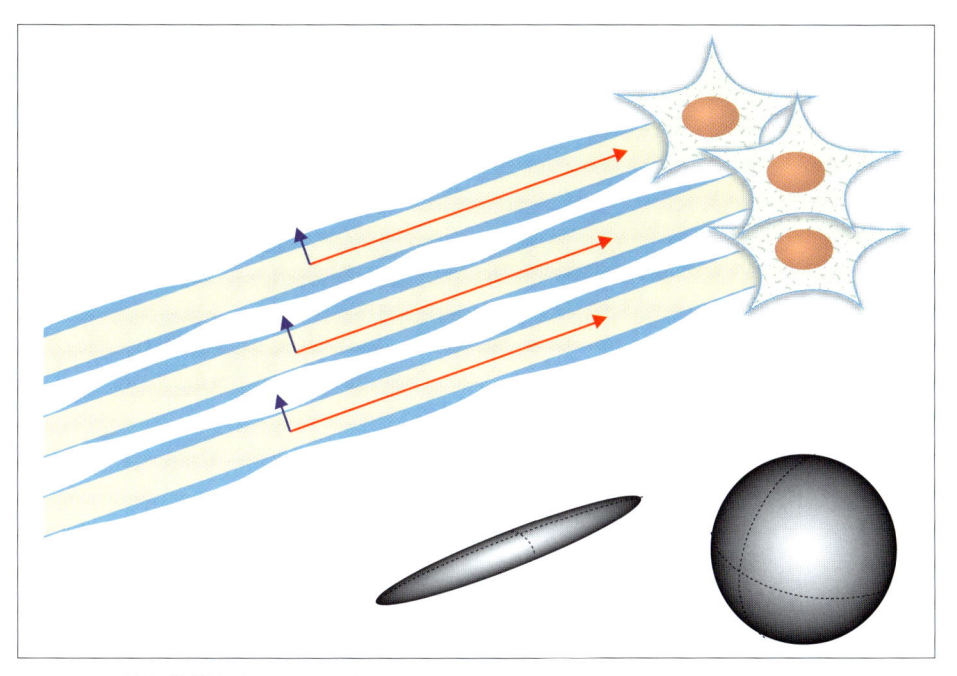

図Ⅱ-58　神経線維と水分子の運動
水分子が特に制限を受けず，あらゆる方向に同じ程度に動きやすい場合，それは球体に近い形状となる（下図右）。神経線維の水分子はその長軸方向に動きやすく，それに垂直な方向には動きにくい（上図）。この場合，楕円体は神経線維の方向に伸びた長細い形状となる（下図左）。

きを画像化するものである。急性期の脳梗塞の診断に頻用されるDWIは細胞障害性浮腫による水分子の自由度の低下を画像化している。DTIは，これを発展させ，さらにさまざまな方向（たとえば12軸）の磁場をかけて，水分子の動きやすさの方向と大きさを画像化する技術である（図Ⅱ-58）。DTIではvoxelごとの水分子の動きやすさの情報を楕円体に要約する[16,17]。DTIの解析により得られるさまざまなパラメータのうち，とりわけよく用いられるのが楕円体の「異方向性」を表す指標のfractional anisotropy（FA）である（図Ⅱ-59）。たとえば髄液中では，水分子は構造体の影響を受けにくいため，FA値は0に近い値となる。反対に神経線維などの方向性の強い構造体ではFA値が高くなる。脳卒中などにより神経線維がWaller変性に陥り線維構造が消失したところではFA値は低値となる[18]。このような原理でDTIは水分子の拡散を計測し，脳内の神経線維を近似的に評価する画像技術である。

　DTIの表示方法には主に3種類ある。第1はColor Mapであり，voxelごとの水分子の動きやすさを左右（赤），前後（緑），上下（青）の方向に色分けして表示するものである[16]。第2は各voxelのFA値を脳画像上に示したFA Mapである（図Ⅱ-59）[16]。第3はトラクトグラフィーであり[19,20]，神経線維を視覚的にわかりやすく表現するものである（図Ⅱ-60）。脳出血にて片麻痺症状を示した一例を示す（図Ⅱ-61，表Ⅱ-44の症例12）。この患者は突然の呂律困難および右上肢下肢の脱力にて発症，直後に救急病院に搬送され，CTにて左視床出血と診断された。CT上の推定血腫サイズは約6.1mlと比較的に小さかった。右片麻痺症状は徒手筋力検査で上肢2，下肢2レベル

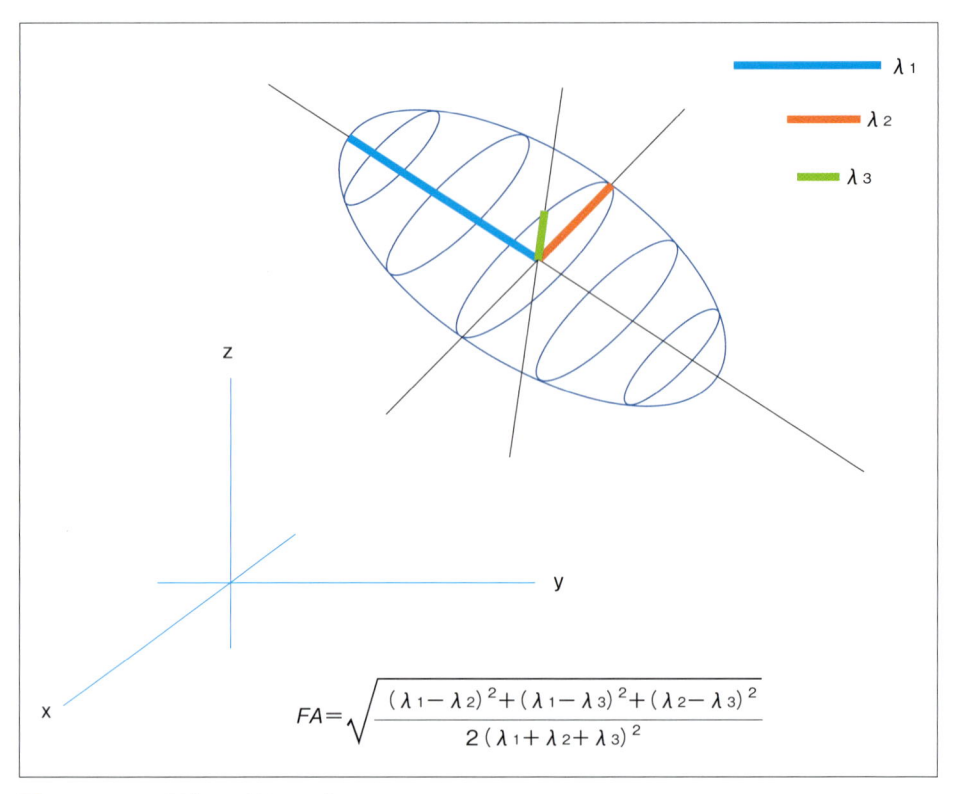

図Ⅱ-59　DTI 画像のパラメータ
式は FA 値の計算式で，理論的には 0 から 1 までの値をとる。

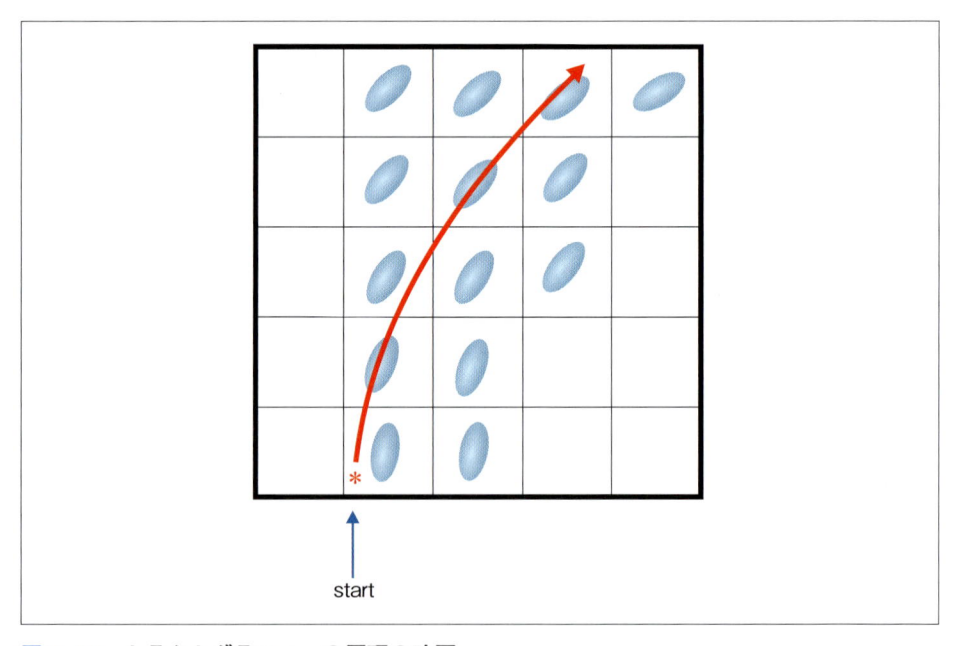

$$FA = \sqrt{\frac{(\lambda_1 - \lambda_2)^2 + (\lambda_1 - \lambda_3)^2 + (\lambda_2 - \lambda_3)^2}{2(\lambda_1 + \lambda_2 + \lambda_3)^2}}$$

図Ⅱ-60　トラクトグラフィーの原理の略図
(Yamada K, Sakai K, Akazawa K, et al：MR tractography：a review of its clinical applications. *Magn Reson Med Sci*：8：165-174, 2009 より改変)

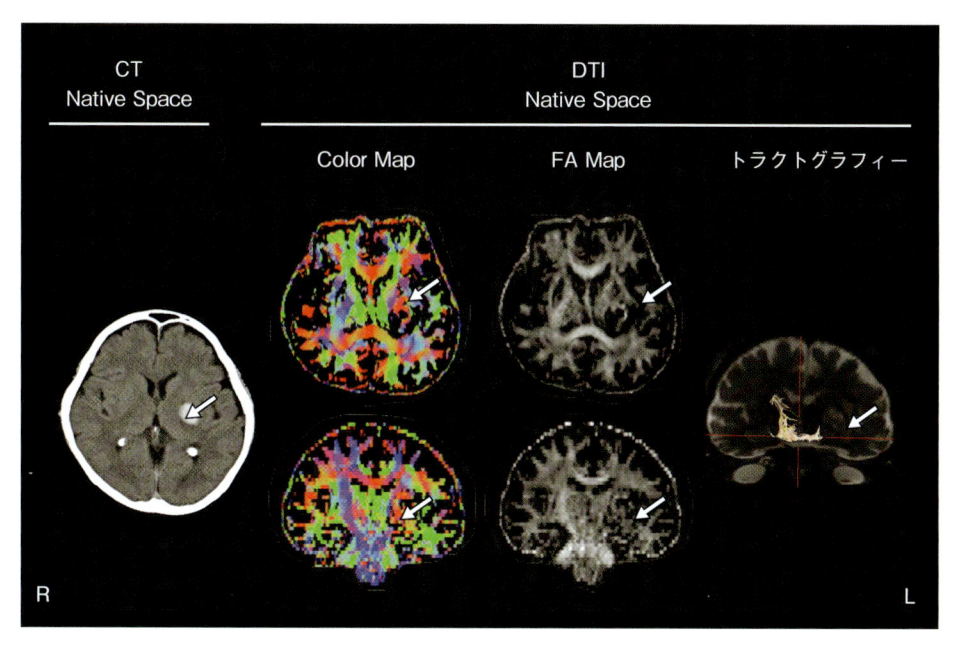

図Ⅱ-61　CTおよびDTI脳画像の一例(表Ⅱ-44の症例12)

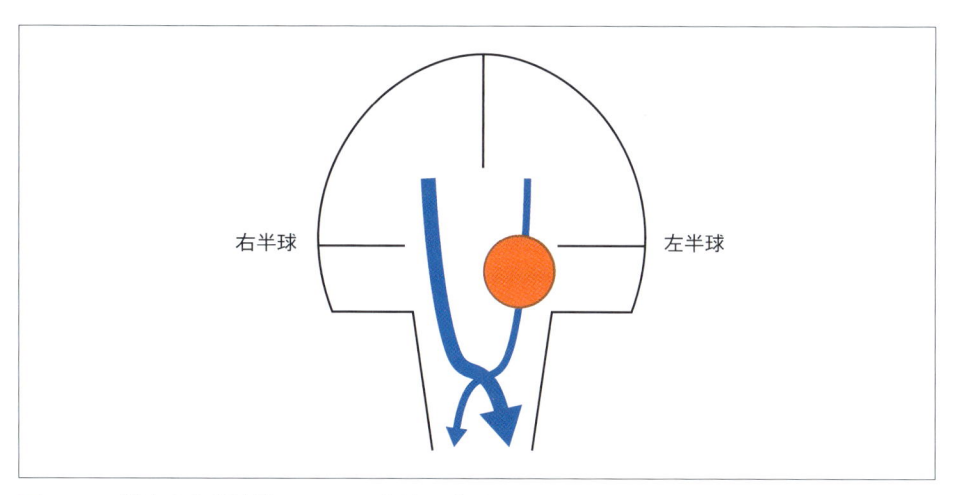

図Ⅱ-62　脳出血と錐体路のWaller変性の略図

で比較的に重症であった。発症18日目にDTIを撮像し，脳白質の神経線維の評価を行った(図Ⅱ-61)。Color Mapでは，青色で示される投射線維である錐体路が右半球では明らかであるのに対して，左半球では不明瞭となっている(図Ⅱ-61)。これと一致して，FA Mapにても右に比較して左の錐体路FA値が低下している(図Ⅱ-61)。ここで注目すべきはFA値の低下が血腫の上下にも及んでいることである。錐体路軸索に沿ってWaller変性が起こっていることを示唆している(図Ⅱ-62)。この神経変性の様子は大脳脚を通過する線維を描出したトラクトグラフィーにて視覚的にわかりやすく表示される(図Ⅱ-61)。この例ではCT上の血腫サイズから考えられるよりも

広い範囲で神経線維の変性が起こっていることが示された。

4 大脳脚FA値と片麻痺患者の長期予後

片麻痺は脳卒中で最も頻繁にみられる症状である。大脳レベルでは内包後脚や放線冠など，錐体路にかかる病巣である場合がほとんどである。そこで筆者らは脳卒中片麻痺患者の長期予後とDTI-FA値の関連について研究を行った[21]。その知見を紹介する。

1. 対象と方法

初発の脳出血症例で，発症前の日常生活活動（activies of daily living；ADL）が自立しており，神経学的な既往歴がなく，管理困難な合併症を伴わない症例を対象とした。病巣部位の違いによるデータのばらつきを少なくするため，被殻および視床出血に対象を限った。発症後14～18日後に急性期病院にてDTIを撮像し，関連の回復期リハビリテーション（以下リハ）病院に転院して長期の経過を追うことができた症例を対象とした。

3 tesla MRI機にて12軸のDTIを撮像した。フリーソフトウェアのMRIcro[22]を用いて，臨床汎用フォーマットのDICOMから研究解析向けのANALYZEフォーマットに変換し，次に脳画像解析ソフトFSL[23]を用いてDTIの解析を行い，FA Mapを作成した。さらに患者間でのデータ比較を可能とするため，FSLを用いて患者ごとのFA Mapを解剖学的標準脳（JHU ICBM-DTI 81）[24,25]へと変換した。FSLに附随する標準脳の白質テンプレート（JHU WhiteMatter Labels）を用いて左右の大脳脚に関心領域（region of interest；ROI）を設定した（図Ⅱ-63）。ROIについて病巣側と非病巣側のFA値の比（rFA）を求め，脳出血後の神経変性の指標とした[26]。

回復期リハ病院より退院時（発症2～7か月後），片麻痺とADLについて長期予後の評価を行った。片麻痺症状はBrunnstrom Recovery Stageを用い，Shoulder/Elbow/Forearm（上肢），Hand/Finger（手指），Lower Extremity（下肢）について評価した。ADLの評価には機能的自立度評価法（Functional Independence Measure；FIM）運動関連項目合計点を用いた。片麻痺およびADLとrFAの関連について，各項目にてSpearmanの順位相関検定を行った（$p < 0.05$）。

2. 結果

16名の患者を対象として解析を行った（表Ⅱ-44）。対象は男性10名，女性6名，31～77歳（中央値66歳）で，血腫の体積は2.8～47.1 ml（中央値9.6 ml）であった。FA Mapの解剖学的標準化について，代表的な3例（表Ⅱ-44の症例1, 8, 16）のCTおよび標準化されたFA Mapを示す（図Ⅱ-64）。CTに示されるように患者ごとの脳の形態は異なっていた。一方，解剖学的標準化を経たFA Mapの形態は均一であった。これより標準化されたFA Mapを用いて患者間での定量的解析が可能であった。

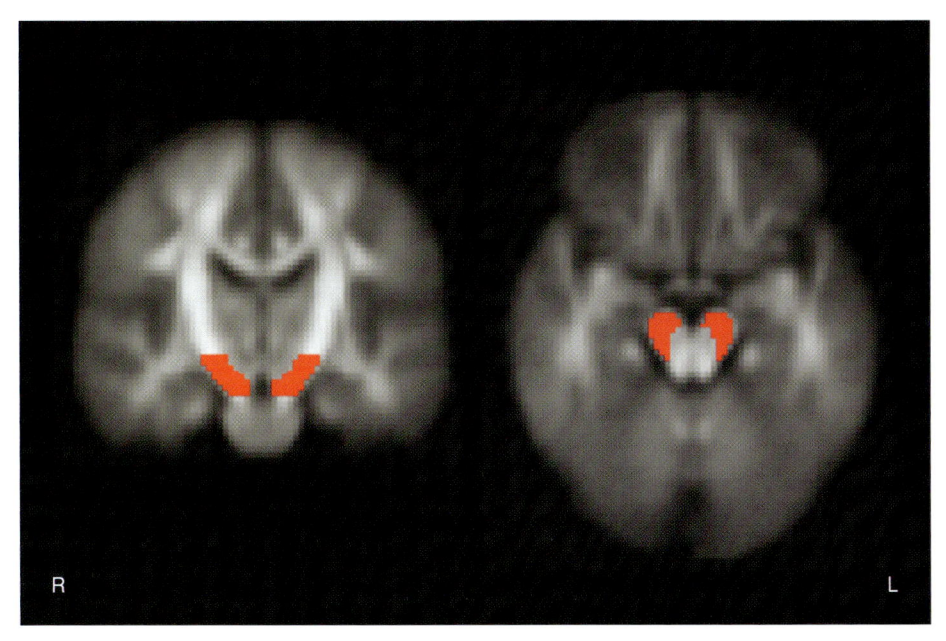

図Ⅱ-63 ROI, 左右の大脳脚

表Ⅱ-44 対象症例

症例	半球	病巣半球	血腫量(ml)	大脳脚 FA 病側	大脳脚 FA 健側	大脳脚 FA 比	Br.上肢	Br.手指	Br.下肢	FIM-Motor	治療日数
1	64歳男性	右	6.9	0.587	0.562	1.043	5	5	5	86	83
2	68歳男性	右	6.3	0.577	0.592	0.976	4	4	3	77	101
3	76歳男性	右	22.8	0.562	0.579	0.969	5	5	5	77	67
4	73歳男性	右	6.4	0.571	0.598	0.955	5	5	5	78	147
5	53歳男性	右	29.2	0.561	0.604	0.929	6	6	6	84	45
6	69歳男性	左	3.6	0.537	0.579	0.927	6	5	5	80	42
7	73歳男性	右	10.6	0.462	0.524	0.883	4	4	4	75	176
8	77歳女性	右	2.8	0.472	0.535	0.882	3	3	5	65	181
9	77歳女性	右	4.1	0.526	0.599	0.879	4	6	5	72	183
10	61歳女性	左	16.1	0.458	0.551	0.832	2	2	5	78	116
11	39歳女性	左	27.8	0.46	0.595	0.772	1	1	3	78	182
12	57歳男性	左	6.1	0.414	0.567	0.731	3	2	4	80	204
13	57歳男性	左	29.6	0.421	0.579	0.727	2	2	3	64	166
14	73歳男性	左	47.1	0.422	0.595	0.709	1	1	2	74	188
15	62歳女性	左	8.7	0.36	0.536	0.671	2	1	2	58	204
16	31歳女性	左	29.7	0.367	0.585	0.628	1	1	3	72	224

症例番号は rFA 大〜小の順。Br.：Brunnstrom Stage

　対象患者の rFA は 0.628〜1.043（中央値 0.881）であった（表Ⅱ-44, 図Ⅱ-65）。rFA と症状の解析の結果，rFA と長期予後の相関は統計的に有意であった（図Ⅱ-66）。その相関係数は上肢で 0.841（p＝0.0000）と手指で 0.855（p＝0.0000）でとりわけ高かった。下肢との相関係数は 0.713（p＝0.0019），FIM 運動関連項目とは 0.579（p＝0.0189）であった。これらの結果は，脳出血片麻痺患者において，発症 2 週間程度の

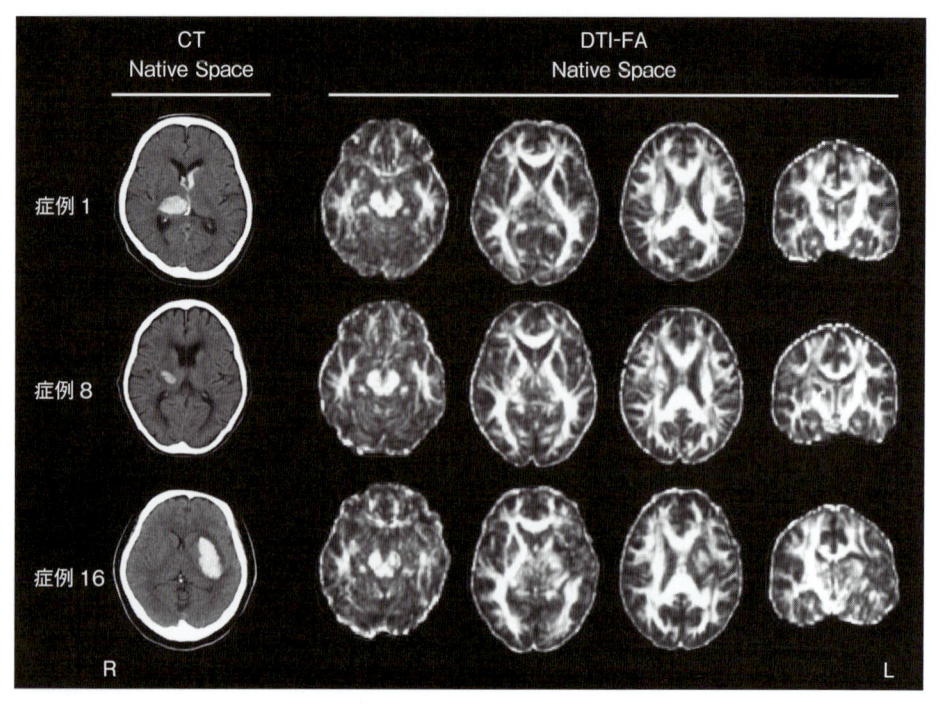

図Ⅱ-64　3例のCTおよび解剖学的標準化FA Map

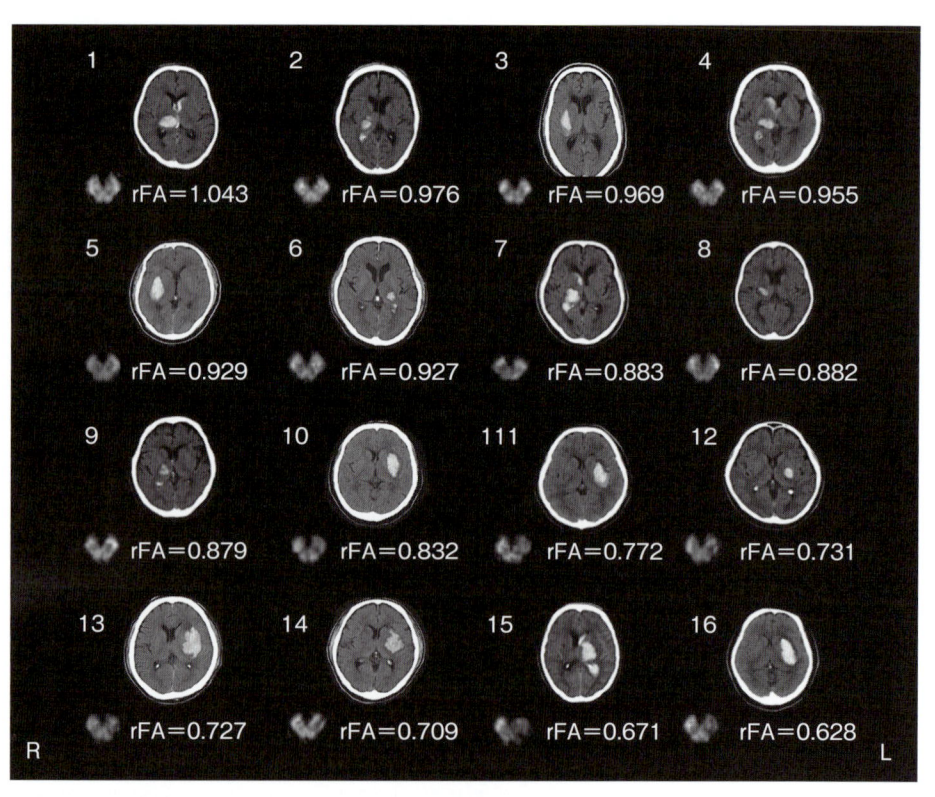

図Ⅱ-65　対象症例のCTおよびFA Map（大脳脚）
症例番号は表Ⅱ-44を参照。

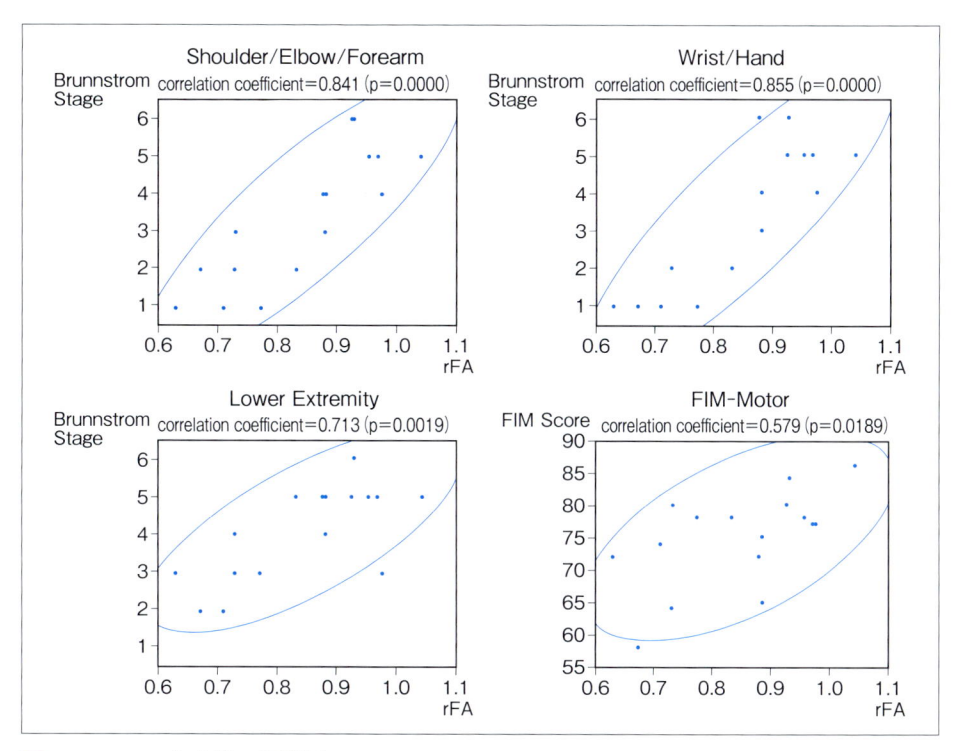

図Ⅱ-66　rFA と症状の相関図

DTI は長期的な予後予測に有用であることを示している。

　片麻痺症状に関して，rFA は下肢よりもむしろ上肢や手指と強く相関した。診療の現場で，下肢機能は比較的に回復しても上肢機能がほとんど回復しない症例は少なくない。錐体路の神経線維の走行は上肢，手指と下肢で局在性が異なる（図Ⅱ-57）。これらは視床と被殻にはさまれた比較的に狭い領域を通過する。その一方，今回対象とした症例の血腫サイズは比較的に大きかった（図Ⅱ-65）。これを勘案すると，上肢および手指と下肢の機能予後の差異が錐体路の局在性に起因する可能性は小さい。むしろ上肢，手指と下肢で運動制御に関する神経的機構が違うものである可能性を示唆する。

3. 考察

　1910 年代の生理学的実験で，除脳ネコをトレッドミル上に乗せると四肢歩行様の運動が観察された[27-30]。この古典的な実験結果より，四肢動物では移動に関して脊髄内の central pattern generator（CPG）と呼ばれる神経回路の関与が想定されている[31,32]。二足歩行を行うヒトにおいても，錐体路が未完成な新生児での歩行反射が知られている[33]。また脊髄損傷患者において，体をつり下げた状態でトレッドミルに乗せると，一定の条件下で歩行様の動きが観察される場合がある[34,35]。その一方，ヒトにおいて CPG の解剖学的な同定は未だなされていない。しかし以上のような観察から，ヒトの二足歩行にも CPG が関与することが強く示唆されている。

下肢機能と同様，rFA と FIM 運動の相関は上肢や手指よりも低いものであった。FIM は能力低下，disability の指標である。麻痺側の上肢，手指がほとんど機能しなくとも，非麻痺側の使用により ADL の自立は可能である。特筆すべきはほとんどの患者が FIM 運動関連項目合計点 65 点以上で，移動能力が杖歩行監視レベル以上に回復していたことである。この研究の対象に類する症例においては FA 値によらず移動に関して杖歩行レベルを目指すのが適切と考えられる[36]。

他の四肢動物と異なり，ヒトは上肢を移動手段よりもっぱら ADL 上の道具操作などに使用する。歩行と比較して，上肢を用いた道具操作などは随意性の高い行動である。事実，一次運動野の機能局在においても，上肢手指の運動の関する領域は歩行に用いる下肢のそれよりはるかに広い（図Ⅱ-57）。これは上肢，手指がより広い皮質領域から錐体路を通じた制御を強く受けていることを示唆する。臨床の現場で，上肢機能がどこまで回復するのか，適切な予測が重要である。DTI は日常診療で撮像することが可能であり，上肢機能の予後予測に今後有用な手法と考えられる。作業療法などでの利き手交換，constraint-induced movement therapy（CI療法）の適応判断などへの応用が期待される[37,38]。

脳卒中の予後予測は発症後なるべく早期より行うことが望ましい。梗塞例，出血例とも数週〜数か月の間，FA 値は一貫して減少するという報告がある[39,40]。梗塞例では発症 1 週間程度の DTI 撮像でも予後予測に役立つという文献[41]がある一方，否定的な文献[42]もある。今回の研究では確実かつ早期に Waller 変性を捉えることを考慮し，発症後 2 週間程度で DTI 撮像を行った。より早期からの DTI による予後予測の可否について，さらなる研究が待たれる。

この研究では脳卒中患者のうち，初発の被殻あるいは視床出血例に限っている。そのため知見の解釈には十分な注意が必要である。筆者らは脳梗塞例についても同様に研究を行っている。脳梗塞例について多くの先行研究[20,43-45]があり，本研究と同じく大脳脚 FA 値の低下と片麻痺症状の関連を示すものが多い。しかし筆者らの梗塞例のデータは出血例よりばらつきが大きく，FA 値低下の程度も比較的に小さい印象がある（未発表データ）。症状完成から DTI 撮像までの時間，病巣と ROI の距離などの複数の要因が影響しているものと考えている。

5 おわりに

以上，本章では脳の簡単な見方と，それに基づく症状の診たての方法，最新の研究動向である DTI による予後予測法について取り上げた。疫学，症状や合併症など従来の予後予測方法に加えて DTI を含めた新しい脳画像の技術は，臨床的により有用な予後予測法の構築に貢献する。

【引用文献】

1) 脳の世界. http://web2.chubu-gu.ac.jp/web_labo/mikami/brain/index.html.（Accessed

May 6, 2012）
2) Mori S, Wakana S, Nagae-Poetscher LM, et al：脳白質線維の3次元アトラス．拡散テンソル法によるヒト脳白質のMRIアトラス，pp15-32，講談社サイエンティフィク，2007
3) Oishi K, Zilles K, Amunts K, et al：Human brain white matter atlas：identification and assignment of common anatomical structures in superficial white matter. *Neuroimage* 43：447-457, 2008
4) Tanji J, Hoshi E：Role of the lateral prefrontal cortex in executive behavioral control. *Physiol Rev* 88：37-57, 2008
5) 星 英司，中山義久，山形明子，他：認知と運動の統合過程を支える神経基盤．*Brain Nerve* 63：59-68, 2011
6) Higuchi S, Chaminade T, Imamizu H, et al：Shared neural correlates for language and tool use in Broca's area. *Neuroreport* 20：1376-1381, 2009
7) Corballis MC：Lateralization of the human brain. *Prog Brain Res*：195：103-121, 2012
8) 石合純夫：失語・失読・失書．高次脳機能障害学，第2版，pp23-60，医歯薬出版，2012
9) 石合純夫：失行，行為・行動の障害．高次脳機能障害学，第2版，pp61-107，医歯薬出版，2012
10) 石合純夫：無視症候群・外界と身体の処理に関わる空間性障害．高次脳機能障害学，第2版，pp151-192，医歯薬出版，2012
11) 小金丸聡子，道免和久：脳卒中―片麻痺を中心に．総合リハ 35：1031-1038, 2007
12) Hayashi MJ, Saito DN, Aramaki Y, et al：Hemispheric asymmetry of frequency-dependent suppression in the ipsilateral primary motor cortex during finger movement：a functional magnetic resonance imaging study. *Cereb Cortex* 18：2932-2940, 2008
13) Wakita M, Hiraishi H：Effects of handedness and viewing perspective on Broca's area activity. *Neuroreport* 22：331-336, 2011
14) Willems RM, Hagoort P：Neural evidence for the interplay between language, gesture, and action：a review. *Brain Lang* 101：278-289, 2007
15) Rizzolatti G, Sinigaglia C：模倣と言語．ミラーニューロン，pp159-188，紀伊国屋書店，2009
16) 大石健一，森 進：拡散テンソル画像法による脳白質の定量評価と機能関連．*Brain Nerve* 63：1319-1329, 2011
17) 青木茂樹，増谷佳孝，阿部 修，他：DTIを用いた脳白質の評価．第22回神経放射線ワークショップ，2002.7.11 http://plaza.umin.ac.jp/~02nrw-t/aoki.pdf.（Accessed May 6, 2012）
18) Thomalla G, Glauche V, Koch MA, et al：Diffusion tensor imaging detects early Wallerian degeneration of the pyramidal tract after ischemic stroke. *Neuroimage* 22：1767-1774, 2004
19) Kunimatsu A, Aoki S, Masutani Y, et al：Three-dimensional white matter tractography by diffusion tensor imaging in ischaemic stroke involving the corticospinal tract. *Neuroradiology* 45：532-535, 2003
20) Yamada K, Sakai K, Akazawa K, et al：MR tractography：a review of its clinical applications. *Magn Reson Med Sci*：8：165-174, 2009
21) Koyama T, Marumoto K, Miyake H, et al：Relationship between diffusion-tensor fractional anisotropy and long-term outcome in patients with hemiparesis after intracerebral hemorrhage. *Neuro Rehabilitation* 32：87-94, 2013
22) MRIcro web pages. http://www.mccauslandcenter.sc.edu/mricro/mricro/（Accessed May 6, 2012）
23) Analysis Group F, Oxford, UK. FMRIB Software Library. http://www.fmrib.ox.ac.uk/fsl/index.html（Accessed May 6, 2012）
24) Mori S, Oishi K, Jiang H, et al：Stereotaxic white matter atlas based on diffusion tensor imaging in an ICBM template. *Neuroimage* 40：570-582, 2008

25) Johns Hopkins Medical Institute : Laboratory of Brain Anatomical MRI. http://cmrm.med.jhmi.edu/(Accessed May 6, 2012)
26) Koyama T, Tsuji M, Miyake H, et al : Motor outcome for patients with acute intracerebral hemorrhage predicted using diffusion tensor imaging : an application of ordinal logistic modeling. *J Stroke Cerebrovasc Dis* 21 : 704-711, 2012
27) Sherrington CS : Flexion-reflex of the limb, crossed extension reflex and the stepping reflex and standing. *J Physiol* 40 : 28-121, 1910
28) Brown TG : The intrinsic factors in the act of progression in the mammal. *Proceedings of the Royal Society of London. Series B* 84 : 308-319, 1911
29) Rossignol S : Locomotion and its recovery after spinal injury. *Current Opin Neurobiol* 10 : 708-716, 2000
30) Ijspeert AJ : Central pattern generators for locomotion control in animals and robots : a review. *Neural Netw* 21 : 642-653, 2008
31) Grillner S : Neurobiological bases of rhythmic motor acts in vertebrates. *Science* 228 : 143-149, 1985
32) MacKay-Lyons M : Central pattern generation of locomotion : a review of the evidence. *Phys Ther* 82 : 69-83, 2002
33) Yang JF, Stephens MJ, Vishram R : Infant stepping : a method to study the sensory control of human walking. *J Physiol* 507(Pt 3) : 927-937, 1998
34) Dimitrijevic MR, Gerasimenko Y, Pinter MM : Evidence for a spinal central pattern generator in humans. *Ann N Y Acad Sci* 860 : 360-376, 1998
35) Duysens J, Van de Crommert HW : Neural control of locomotion : The central pattern generator from cats to humans. *Gait Posture* 7 : 131-141, 1998
36) 小山哲男，道免和久：ADL 評価・訓練．総合リハビリテーション 39：1157-1164, 2011
37) Stinear CM, Barber PA, Smale PR, et al : Functional potential in chronic stroke patients depends on corticospinal tract integrity. *Brain* 130 : 170-180, 2007
38) Sterr A, Shen S, Szameitat AJ, et al : The role of corticospinal tract damage in chronic motor recovery and neurorehabilitation : a pilot study. *Neurorehabil Neural Repair* 24 : 413-419, 2010
39) Yu C, Zhu C, Zhang Y, et al : A longitudinal diffusion tensor imaging study on Wallerian degeneration of corticospinal tract after motor pathway stroke. *Neuroimage* 47 : 451-458, 2009
40) Jung YJ, Jang SH : The fate of injured corticospinal tracts in patients with intracerebral hemorrhage : diffusion tensor imaging study. *AJNR Am J Neuroradiol* 33 : 1775-1778, 2012
41) Radlinska B, Ghinani S, Leppert IR, et al : Diffusion tensor imaging, permanent pyramidal tract damage, and outcome in subcortical stroke. *Neurology* 75 : 1048-1054, 2010
42) Liu X, Tian W, Qiu X, et al : Correlation analysis of quantitative diffusion parameters in ipsilateral cerebral peduncle during wallerian degeneration with motor function outcome after cerebral ischemic stroke. *J Neuroimaging*, 22 : 255-260, 2012
43) Konishi J, Yamada K, Kizu O, et al : MR tractography for the evaluation of functional recovery from lenticulostriate infarcts. *Neurology* : 64 : 108-113, 2005
44) Kunimatsu A, Itoh D, Nakata Y, et al : Utilization of diffusion tensor tractography in combination with spatial normalization to assess involvement of the corticospinal tract in capsular/pericapsular stroke : Feasibility and clinical implications. *J Magn Reson Imaging* 26 : 1399-1404, 2007
45) Jang SH : Prediction of motor outcome for hemiparetic stroke patients using diffusion tensor imaging : A review. *Neuro Rehabilitation* 27 : 367-372, 2010

（小山哲男）

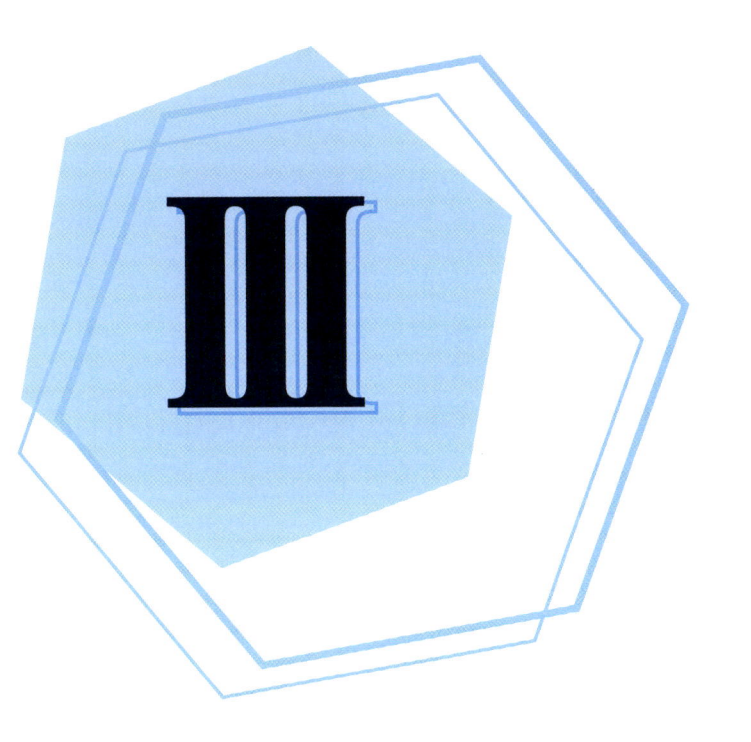

III 予後予測の実践事例

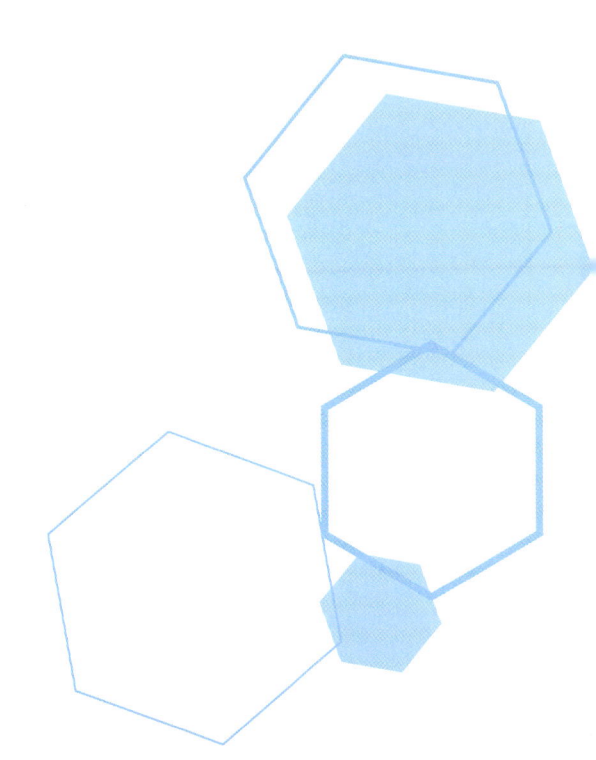

症例 1

上肢機能の予後予測
―急性期の運動麻痺が重度な脳出血例

1 症例情報

　患者は35歳の女性で，診断名は脳出血（左側被殻），障害名は右片麻痺である．自宅において，昏倒しているところを発見され，救急搬送となった．発症から3日後に神経内科より依頼があり，理学療法・作業療法・言語療法を開始することとなった．作業療法開始時，遷延性の意識障害と軽度の喚語困難などは認めたが，理解は十分可能でコミュニケーションは良好であった．既往歴に高血圧があった．出血の原因は不明であった．

2 麻痺側上肢機能の評価（図Ⅲ-1）

　本症例の麻痺側上肢機能の予後を予測するために用いる評価は，Brunnstrom stage

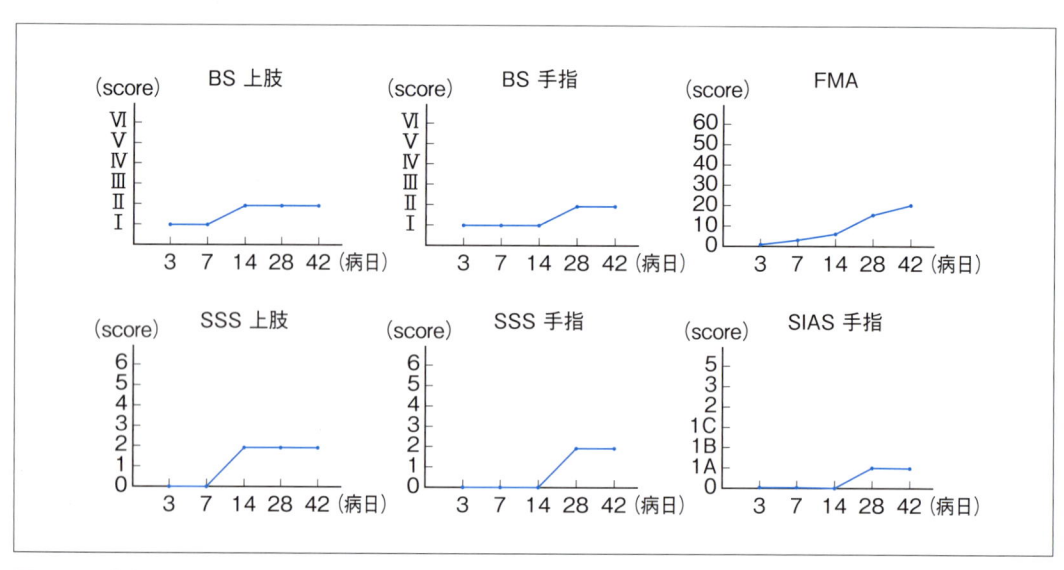

図Ⅲ-1　症例1・麻痺側上肢機能の評価

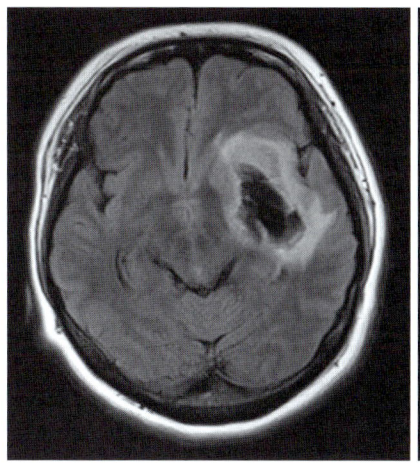

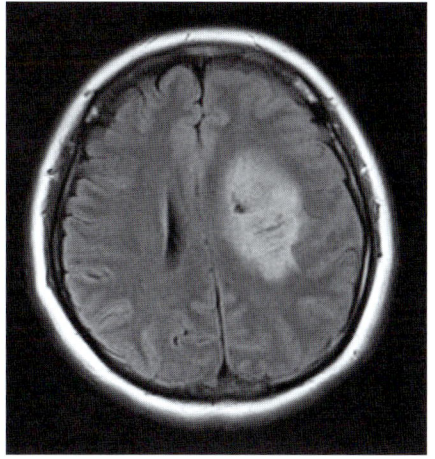

図Ⅲ-2 症例1・MRI画像

(BS)[1], Fugl-Meyer Assessment (FMA)(44頁)[2], Stroke Impairment Assessment Set (SIAS)[3](28頁), Modified Ashworth Scale (MAS)[4](43頁), Scandinavian Stroke Scale (SSS)[5](48頁)を使用した。第3病日に麻痺側上肢機能の初期評価を実施するが，随意運動は認めず，弛緩性麻痺を呈していた（MAS 0）。しかし，第14病日には，上肢近位部にわずかな随意性と筋緊張の亢進（MAS 1）を認めた。さらに，第28病日には，手指に随意運動を認め，若干の総合屈曲が可能となった。この時点においては，軽度の折りたたみナイフ現象を認めたが，筋緊張の亢進は認めなかった（MAS 1⁺）（他の上肢機能評価は図Ⅲ-1に記す）。

3 画像所見からの予測

発症時の本症例のMRI画像を図Ⅲ-2に記す。出血部位は被殻であり，損傷部位は被殻〜放線冠〜内包後脚にわたって認められ，錐体路に障害を認めた。損傷部位の大きさは35 mm×60 mmであった。

前田ら[6]の病巣と運動予後の報告では，小さい病巣でも運動予後が不良な部位の一つとして，放線冠と内包後脚を挙げている。さらに，病巣の大きさと比例して運動予後が悪い病型として，被殻出血を挙げている。これらから，画像所見からは，この症例の上肢機能の予後は不良であることが推測された。

4 臨床所見からの予測

本症例は発症当時において，弛緩性の上肢麻痺を呈していた〔肩外転・手指の伸展：徒手筋力検査（Manual Mascle Testing；MMT）≦1〕が，第14病日頃から肩・肘といった上肢近位部における筋緊張の亢進とわずかな筋収縮を認めた。その後，第28病日（約

1か月後）には，上肢近位部における筋緊張の中等度の亢進を認めた。SIASは1Aであった。

三好[7]は，発症後1～3週間以内に随意運動が改善し，かつ筋緊張が大きく亢進しない場合は回復良好と述べている。さらに，最終的に実用手となるための条件を，①発症当日に完全麻痺ではない，②数日以内に随意性の回復が始まる，③1か月以内に準実用手レベルに達する，と報告している。他方では，Nijlandら[8]は，6か月後の上肢機能改善の決定因子として，発症後72時間以内に肩の外転と手指の伸展がMMT≧1であることを述べている。また，道免[9]は発症から1か月の時点において，「手指のSIASが4以上であれば8割以上が実用手」と報告している。さらに，Duncanら[10]は，おおまかな上肢機能改善の因子として，発症7日目の手指の伸展能力を挙げている。

本症例は，発症当時は弛緩性の完全麻痺を呈し，発症後72時間後～7日後においても，上肢・手指の随意運動を認めなかった。発症後1か月の時点では，若干の改善も認めたことから，発症後1か月の時点以上の回復は見込めるが，実用手となる可能性も低いことから，廃用手から補助手レベルの改善が予測された。

5 脳卒中の予後に対する大規模cohort studyを利用した予測

本症例の発症時の上肢機能はSSSにおいて上肢1・手指1であった。この数値は，脳卒中の予後に対する大規模cohort studyの代表例であるJørgensenら[11, 12]やNakayamaら[13]のCopenhagen Stroke Studyにおいて重度の麻痺を呈した症例と区分される（発症時のSSSの上肢または手指の項目が2点以下の場合，重度例と区分される）。さらに，第42病日（6週後）のSSSは上肢2・手指2であった。

この研究では，重度の麻痺を呈した症例137例のうち，最終的（18週後）には，実用手が11%，準実用手が24%，実用性なしが20%，死亡例が45%を占めたと報告している。さらに，発症から6週後までに最終到達機能レベルの80%程度，11週後までに95%程度まで回復すると報告している。これは，機能回復のスピードは発症から6週後より鈍化し，11週を超えるとさらに鈍化することを示している。

本症例の発症時のSSSの値から，準実用手または実用性なしとなることが予測された。さらに，信憑性は不明だが大まかな予測として，6週後のSSSの値から，最終的な麻痺側上肢の機能はSSSにおいて2.5と予測された〔100（最終的な上肢機能の割合）÷80（6週時の上肢機能の割合）×2（6週時のSSSの値）＝2.5〕。SSSにおける2.5とは，「麻痺側上肢は少し動き，重力に抗することができるが，上肢の挙上時に肘の屈曲が付随する程度」および「麻痺側手指は少し動くが指のどれかが掌につかない状態」を示している。

6 予測のまとめ

最終的な麻痺側上肢の機能に対する予後予測は，画像所見，臨床所見や大規模 cohort study を用いた予測から，残存する麻痺は重度で廃用手から補助手となることが予測された。

7 治療

第3病日より理学療法，作業療法，言語療法が処方され，一日 120～180 分の標準的なリハビリテーション（以下リハ）が実施された。第 52 病日には，リハ病院に転院となり，一日 120～180 分の自宅復帰を目的としたリハが実施された。その後，第 174 病日に，自宅退院となり当院外来にて再評価を行うこととなった。

8 第 176 病日における上肢機能評価

BS：上肢Ⅲ，手指Ⅲ，FMA：27，SIAS：1A，SSS：上肢2，手指2。第 180 病日における麻痺側上肢の機能は，上肢の随意的な動きは出現するが，異常な共同運動パターンは顕著で，前方や情報へのリーチは不可能であった。また，手指機能は総合屈曲は可能だが，総合伸展は全く出現していなかった。この時期の麻痺側上肢機能は，Duncan ら[14] や Daly ら[15] の上肢機能の分類では，重度例に分類される程度であった。しかし，症例は麻痺側上肢の機能向上や使用に対する意識は高く，低い机の上で物を押さえる，低い場所にあるボタン型の大きなスイッチを押さえる，ミトン型のタオルで非麻痺側の手を少しだけ清拭するなど，麻痺側上肢を積極的に実生活で使用していた（非実用手レベルから補助手レベルの機能）。

9 結果

本症例の麻痺側上肢は，重度の麻痺が残存したが，本人の強い意欲により，補助手として日常生活において使用されていた。この結果は，すべての予測結果と同様であった。

10 考察

今回，「画像所見からの予測」「臨床所見からの予測」「脳卒中の予後に対する大規模 cohort study を利用した予測」を利用し，症例の予後予測を行った。本症例において，利用したすべての予測が実際と一致した。すべての予測法が的中した主な要因は，今回利用した予後予測法の根本となる神経線維の損傷程度，すなわち損傷領域の場所と

大きさからの予測検討が正確であったことが挙げられる．本症例の病巣は被殻〜放線冠〜内包後脚にかかる大きな病巣であり，重要な錐体路線維が重篤に分断されていることが考えられる．Koyama ら[16]は，magnetic resonance-diffusion tensor imaging（DTI）における錐体路の残存割合を示す Fractional anisotropy（FA）値と 3〜7 か月後の上肢麻痺を示す BS の値の相関を検討し，肩・肘・前腕において R＝0.863，手首・手において R＝0.834 ときわめて高い関連性を見出した．これらからも，本症例のように錐体路に関わる重篤な障害を有した患者は，従来および最新の画像診断法によって非常に感度よく予後を予測できる可能性がある．

[引用文献]

1) Brunnstrom S：Movement Therapy in Hemiplegia, Harper & Row, New York, 1970
2) Fugl-Meyer AR, Jaasko L, Leyman I, et al：The post-stroke hemiplegic patient.1.A method for evaluation of physical performance. *Scand J Rehabil Med* 7：13-31, 1975
3) 千野直一（編），里宇明元，園田　茂，道免和久：脳卒中患者の機能評価— SIAS と FIM の実際．pp17-20，シュプリンガー・フェアラーク，1997
4) Bohannon R, Smith MB：Interrater reliability of a modified Ashworth scale of muscle spasticity. *Phys Ther* 67：206-207, 1987
5) Lindenstrøm E, Boysen G, Waage CL, et al：Reliability of Scandinavian Neurological Stroke Scale. *Cerebrovasc Dis* 1：103-107, 1991
6) 前田真治：我々が用いている脳卒中の予後予測Ⅳ．臨床リハ 10：320-325, 2001
7) 三好正堂：脳卒中片麻痺からの回復．岩倉博光，岩谷　力，土肥信之（編）：臨床リハビリテーション脳卒中Ⅰ—脳卒中のみかた，医歯薬出版，1990
8) Nijland RH, van Wegen EE, Harmeling-ven der Wel BC, et al：Presence of finger extension and shoulder abduction within 72 hours after stroke predicts functional recovery：early prediction of functional outcome after stroke：the EPOS cohort study. *Stroke* 41：745-750, 2010
9) 道免和久：機能予後予測．大橋正洋，木村彰男，蜂須賀研二（編）：脳卒中のリハビリテーション，リハビリテーション MOOK 2，金原出版，2001
10) Duncan PW, Goldstein LB, Matchar D, et al：Measurement of motor recovery after stroke：outcome measure and sample size requirement. *Stroke* 23：1084-1089, 1992
11) Jørgensen HS, Nakayama H, Raaschou HO, et al：Outcome and time course of recovery in stroke. Part Ⅰ：Outcome. The Copenhagen Stroke Study. *Arch Phys Med Rehabil* 76：399-405, 1995
12) Jørgensen HS, Nakayama H, Raaschou HO, et al：Outcome and time course of recovery in stroke. Part Ⅱ：Time course of recovery. The Copenhagen Stroke Study. *Arch Phys Med Rehabil* 76：406-412, 1995
13) Nakayama H, Jørgensen HS, Raaschou HO, et al：Recovery of upper extremity function in stroke patients：the Copenhagen Stroke Study. *Arch Phys Med Rehabil* 75：394-398, 1994
14) Duncan PW, Propst M, Nelsen SG：Reliability of the Fugl-Meyer assessment of sensorimotor recovery following cerebrovascular accident. *Phys Ther* 3：1606-1610, 1983
15) Daly JJ, Hogan N, Perepezko EM, et al：Response to upper-limb robotics and functional neuromuscular stimulation following stroke. *J Rehabil Res Dev* 42：723-736, 2005
16) Koyama T, Marumoto K, Miyake H, et al：Relationship between diffusion-tensor fractional anisotropy and long-term outcome in patients with hemiparesis after intracerebral hemorrhage. *NeuroRehabilitation* 32：87-94, 2013

〔竹林　崇〕

症例 2

上肢機能の予後予測
―急性期の運動麻痺が軽度な脳梗塞例

1 症例情報

　患者は72歳の男性で，診断名は多発性脳梗塞（左側前頭，右頭頂葉），障害名は右片麻痺である。自宅において，呂律の回りにくさと上肢のしびれを感じ，救急搬送となった。発症当日に循環器内科より依頼があり，理学療法・作業療法を開始することとなった。作業療法開始時，軽度の構音障害などは認めたが，コミュニケーションは良好であり，Mini-Mental State Examination（MMSE）[1] は 24/30 であった。既往歴に大動脈解離，心不全，慢性拘束性呼吸器疾患，高血圧があった。

2 麻痺側上肢機能の評価（図Ⅲ-3）

　麻痺側上肢機能の予後予測に用いる評価は，症例1と同様とした。第3病日に麻痺側上肢機能の初期評価を実施した。随意運動は発現しており，自身の対側の前腕まで

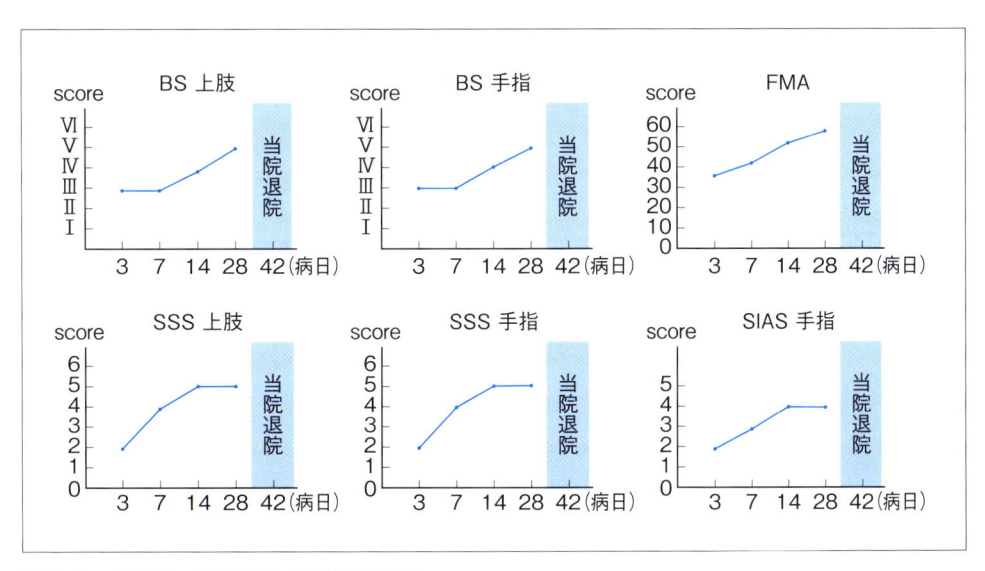

図Ⅲ-3　症例2・麻痺側上肢機能の評価

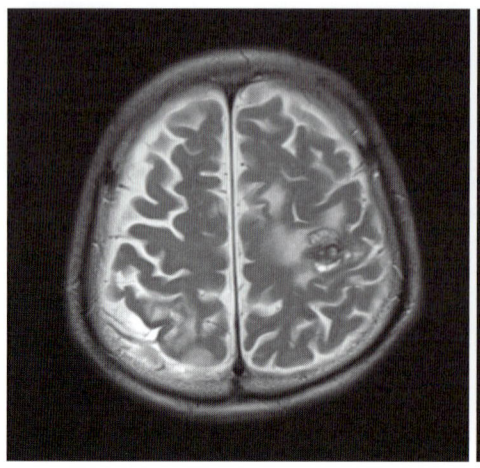

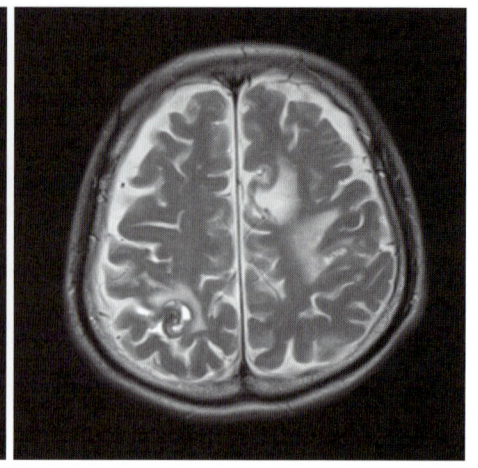

図Ⅲ-4　症例2のMRI画像

はリーチできる程度であった。痙縮も存在するが、他動運動の初期に軽度の折りたたみナイフ現象が存在する程度であった（MAS 1⁺）。その後、第14病日には、上肢近位部と手部に随意性の回復と筋緊張の正常化を認めた（MAS 1）。さらに、第28病日には、近位上肢と手指に随意運動のさらなる向上を認め、肩の高さでのリーチ運動や手指の指折りや各指の対立、タッピングなどが拙劣ではあるが可能となった。

3 画像所見からの予測

発症時の本症例のMRI画像を図Ⅲ-4に記す。梗塞部位は左側前頭葉皮質・皮質下、右頭頂葉皮質・皮質下であった。損傷部位の大きさは両側の病巣とも約15mm×30mmであった。さらに、今回の病巣とは無関係の多発性の陳旧性の脳梗塞が皮質に点在していた。

前田ら[2]の病巣と運動予後の報告では、前頭葉皮質下の病変は、病巣の大きさに比例すると述べている。本症例の梗塞は中心前回の手の領域に中等度の範囲で存在しているので、画像所見からは、この症例の上肢機能の予後は中等度の麻痺が残存することが推測された。

4 臨床所見からの予測

本症例は発症当時において、中等度の上肢麻痺を呈していたが、肩関節の外転は異常な共同運動パターン下ではあるものの出現していた。また、手指の総合伸展も20°程度出現していた。第14病日頃から肩・肘といった上肢近位部と手部における随意性の向上と筋緊張の低下を認めた。その後、第28病日（約1か月後）には、上肢近位部と手指の随意運動はさらに向上し、肩の高さへのリーチや各手指の指折り、対立、タッピングは拙劣ながらも可能となった。SIASは4であった。

症例1と同様の予後予測法を用いると，本症例は発症直後完全麻痺を呈さず，72時間後までにも随意運動が認められ，発症7日目にも手指の総合伸展が出現していた。さらに，発症1か月後には，分離運動も可能となりSIAS 4レベルであったことを鑑みると，本症例の上肢機能は発症後1か月の時点からさらなる回復が見込め，ほぼ実用手となる可能性が予測された。

5 脳卒中の予後に対する大規模 cohort study を利用した予測

　本症例の発症時の上肢機能はSSSにおいて上肢2・手指2であった。この数値は，Copenhagen Stroke Study において軽度の麻痺を呈した症例と区分される（発症時のSSSの上肢が2点以上6点以下および，手指が2点以上6点以下の症例が軽度例と区分される）。さらに，第14病日（6週後）のSSSは上肢5・手指5であった。

　この研究において，軽度の麻痺を呈した症例154例のうち，最終的（18週後）には，実用手が77%，準実用手が10%，実用性なしが5%，死亡例が8%を占めたと報告している。さらに，発症から2週後までに最終到達機能レベルの80%程度，6週後までに95%程度まで回復すると報告している。

　本症例の発症時のSSSの値から，実用手および補助手となることが予測された。また，信憑性は不明だが大まかな予測として，2週後のSSSの値から，最終的な麻痺側上肢および手指の機能はSSSにおいてと予測された〔100（最終的な上肢機能の割合）÷80（6週時の上肢機能の割合）×6（6週時のSSSの値）= 7.5〕。SSSにおける6点（SSSの上肢および手指の項目の満点が6点のため）は，「正常な力が発揮できる」といった状況を示している。

6 予測のまとめ

　最終的な麻痺側上肢の機能に対する予後予測は，画像所見からは，中等度の麻痺が残存すると予測された。しかしながら，臨床所見や大規模 cohort study を用いた予測では，残存する麻痺は軽度で実用手となることが予測された。

7 治療

　発症翌日より理学療法，作業療法，言語療法が処方され，一日100～120分の標準的なリハが実施された。特に作業療法では，日常生活動作は自立から修正自立レベルにあったため，麻痺側上肢による課題指向型訓練を積極的に取り入れた。第33病日には，麻痺側上肢も日常生活も自立し自宅復帰を果たした。その後，第177病日に再評価のため麻痺側上肢の再評価を実施した。

8 第177病日における上肢機能評価

　BRS：上肢Ⅴ，手指Ⅴ，FMA：62，SIAS：手指4，SSS：上肢5，手指5。第180病日における麻痺側上肢の機能は，上肢の随意運動や分離は良好であった。日常生活における麻痺側上肢の使用頻度は，Motor Activity Log（MAL）[3-5] の Amount of use（AOU）4.71であり（MALについては，第Ⅳ部第1章「Motor Activity Log（MAL）」参照⇒236～241頁），あらゆる日常生活において，発症前とほぼ変わりがない程度に，麻痺側上肢を使用していた。この時期の上肢機能はDuncanら[6]やDalyら[7]の上肢機能の分類では軽度例に分類される程度であった。

9 結果

　本症例の麻痺側上肢は，麻痺はほとんど残存せず，日常生活においても実用手として使用が可能であった。この結果は，臨床所見および大規模cohort studyを用いた予測とほぼ同様の結果であった。

10 考察

　本症例は心疾患を合併するなど，心原性および動脈硬化由来の微細な陳旧性の脳梗塞が多数点在していた。Sacco[8]らは，ラクナ梗塞は単発では大きな障害を残さないが，複数の発症により，重篤な障害を呈すると述べている。さらに，多発性脳梗塞やそれに伴う慢性的な脳虚血により，運動に関わるさまざまな皮質内のダイナミクスが障害されている可能性も考えられた。

　しかしながら，本症例においては，画像所見から推測されるほどの障害は残存しなかった。Johanssonら[9]は，運動機能損失からの回復後に，損傷部位に隣接する正常皮質組織より遠隔領域の皮質組織に再組織化が生じるとしている。さらに，Sheltonら[10]は皮質と皮質下の脳梗塞の予後を比較した論文で，放線冠および内包後脚が関わらない症例の予後は良好であったと報告している。本症例は，大脳皮質と放線冠や内包後脚以外の皮質下に損傷部位が限局しており，早期からのリハによる大脳皮質における再構築の結果，画像診断から予測よりも良好な予後となった可能性がある。これらからも，発症時に中程度～軽度の麻痺を呈した多発性脳梗塞の患者は，基礎となる「画像からの予測」に加えて，「臨床所見からの予測」「脳卒中の予後に対する大規模cohort study」といった，臨床の現象や他の症例の予後を参考とする手法を併用することが重要と思われた。

[引用文献]

1) Folstein MF, Folstein SE, McHugh PR："Mini-mental State". A practical method for

grading the cognitive state of patients for the clinician. *J Phychiatr Res* 12 : 189-198, 1975
2) 前田真治：我々が用いている脳卒中の予後予測Ⅳ．臨床リハ 10：320-325, 2001
3) 髙橋香代子，道免和久，佐野恭子，他：新しい上肢運動機能評価法日本語版 Motor Activity Log の信頼性と妥当性の検討．作業療法 28：628-636, 2009
4) van der Lee JH, Beckerman H, Knol DL, et al：Clinimetric properties of the motor activity log for the assessment of arm use in hemiparetic patients. *Stroke* 35：1410-1414, 2004
5) Uswatte G, Taub E, Morris D, et al：Reliability and validity of the upper-extremity Motor Activity Log-14 for measuring real-world arm use. *Stroke* 36：2493-2496, 2005
6) Duncan PW, Propst M, Nelsen SG：Reliability of the Fugl-Meyer assessment of sensorimotor recovery following cerebrovascular accident. *Phys Ther* 3：1606-10, 1983
7) Daly JJ, Hogan N, Perepezko EM, et al：Response to upper-limb robotics and functional neuromuscular stimulation following stroke. *J Rehabil Res Dev* 42：723-736, 2005
8) Sacco S, Marini C, Totaro R, et al：A population-based study of the incidence and prognosis of lacunar stroke. *Neurology* 66：1335-1338, 2006
9) Johansson BB：Brain plasticity and stroke rehabilitation. The Willis lecture. *Stroke* 31：223-230, 2000
10) Shelton FN, Reding MJ：Effect of lesion location on upper limb motor recovery after stroke. *Stroke* 32：107-112, 2001

〔竹林　崇〕

症例 3　上肢機能の予後予測
―慢性期において，neuro-science based rehabilitation を実施した例

1　症例情報

　　患者は 58 歳の男性で，診断名は脳出血（左側被殻と放線冠），障害名は右片麻痺の脳卒中後片麻痺患者である。職場で仕事中にめまいと右手の脱力，しびれを自覚し，救急搬送された。約 3 日後に理学療法・作業療法が開始となった。

2　麻痺側上肢機能の評価（図Ⅲ-5）

　　麻痺側上肢機能の予後予測に用いる評価は，症例 1 と同様とした。第 3 病日に麻痺側上肢機能の初期評価を実施するが，随意運動は認めず，弛緩性麻痺を呈していた（MAS 0）。しかし，第 14 病日には，上肢近位部にわずかな随意性と筋緊張の増強（MAS 1）を認めた。さらに，第 28 病日には，手指に随意運動を認め，若干の総合屈

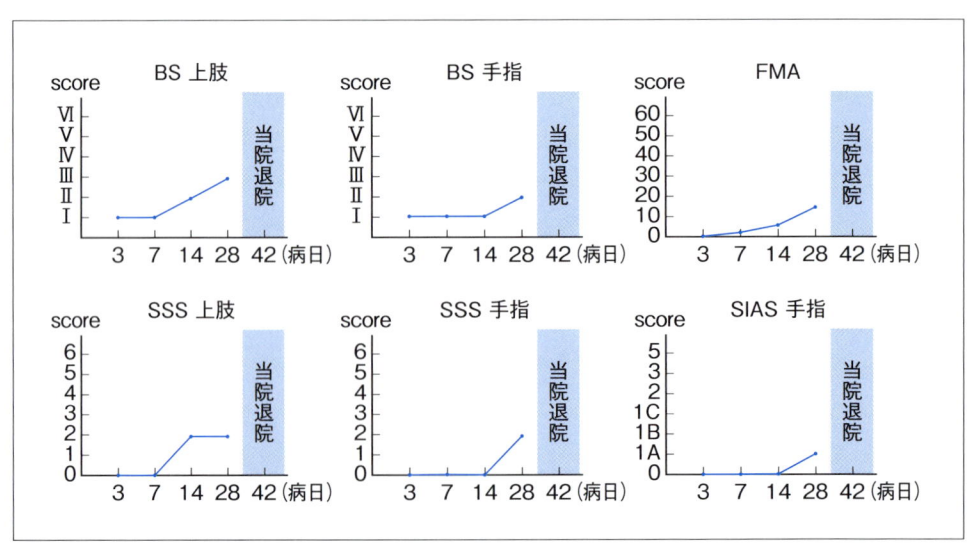

図Ⅲ-5　症例 3・麻痺側上肢機能の評価

曲が可能となった。しかし，手指伸展方向への動きは認めなかった。この時点においては，中等度の折りたたみナイフ現象を認めた（MAS 2）（他の上肢機能評価は図Ⅲ-5に記す）。

3 画像所見からの予測

本症例において，出血部位は被殻～放線冠にわたって認められ，損傷部位の大きさは 15mm × 15mm 程度であった。

前田ら[1]の病巣と運動予後の報告では，小さい病巣でも運動予後が不良な部位の一つとして，放線冠と内包後脚を挙げている。さらに，病巣の大きさと比例して運動予後が悪い症候として，被殻出血を挙げている。これらから，画像所見からは，本症例の上肢機能の予後は重度から中等度の麻痺が残存することが推測された。

4 臨床所見からの予測

本症例は発症当時において，弛緩性の上肢麻痺を呈していた（肩外転・手指の伸展：MMT ≦ 1）が，第 14 病日頃から肩・肘といった上肢近位部における筋緊張の亢進とわずかな筋収縮を認めた。その後，第 28 病日（約 1 か月後）には，上肢近位部における筋緊張の中等度の亢進とわずかな筋収縮を認めた。手指の SIAS は 1A であった。

症例 1 と同様の予後予測法を用いると，本症例は発症直後完全麻痺を呈しており，72 時間後から発症 7 日目にも手指・上肢の随意運動は認めなかった。また，発症 1 か月後には，わずかな改善を認め SIAS 1A レベルであったことを鑑みると，発症後 1 か月の時点以上の回復は見込めるが，実用手となる可能性も低いことから，廃用手から補助手レベルの改善が予測された。

5 脳卒中の予後に対する大規模 cohort study を利用した予測

本症例の発症時の上肢機能は SSS において上肢 1・手指 1 であった。この数値は，Copenhagen Stroke Study において重度の麻痺を呈した症例と区分される（発症時の SSS の上肢または手指の項目が 2 点以下の場合，重度例と区分される）。さらに，第 42 病日（6 週後）の SSS は上肢 2・手指 2 であった。

症例 1 と同様の方法で本症例の最終的な SSS は 2.5 と予測された。SSS における 2.5 とは，「麻痺側上肢は少し動くが重力に抗することができず，上肢の挙上時に肘の屈曲が付随する状態」および「麻痺側手指は少し動くが指のどれかが掌につかない状態」を示している。

6 予測のまとめ

最終的な麻痺側上肢の機能に対する予後予測は，すべての予後予測法で，重度から中等度の麻痺が残存すると予測された(廃用手から補助手)。

7 治療

第3病日より理学療法，作業療法，言語療法が処方され，一日120〜180分の標準的なリハが実施された。第33病日には，リハ病院に転院となり，一日120〜180分の自宅復帰を目的としたリハが実施され，第168病日に自宅退院となった。その後，第243麻痺側上肢機能のさらなる向上を目指し，当院外来にて constraint-induced movement therapy（CIMT；CI療法：近年発展している neuro-science based rehabilitation の一つ）[2,3] を行うこととなった。

8 第243病日における上肢機能評価

BS：上肢Ⅳ，手指Ⅲ，FMA：44，SIAS：手指1C，SSS：上肢2，手指2。第243病日における麻痺側上肢の機能は，上肢の随意的な動きは出現するが，異常な共同運動パターンは残存しており，前方や後方へのリーチは可能ではあるが肩甲骨の挙上や肩の外転，肘の屈曲などが伴っていた。この時期の麻痺側上肢機能は，Duncan ら[4] や Daly ら[5] の上肢機能の分類では，中等度例に分類される程度であった。しかし，症例は日常生活においてほとんど麻痺側上肢を用いておらず，物を押さえることさえも行っていなかった(廃用手レベル)。

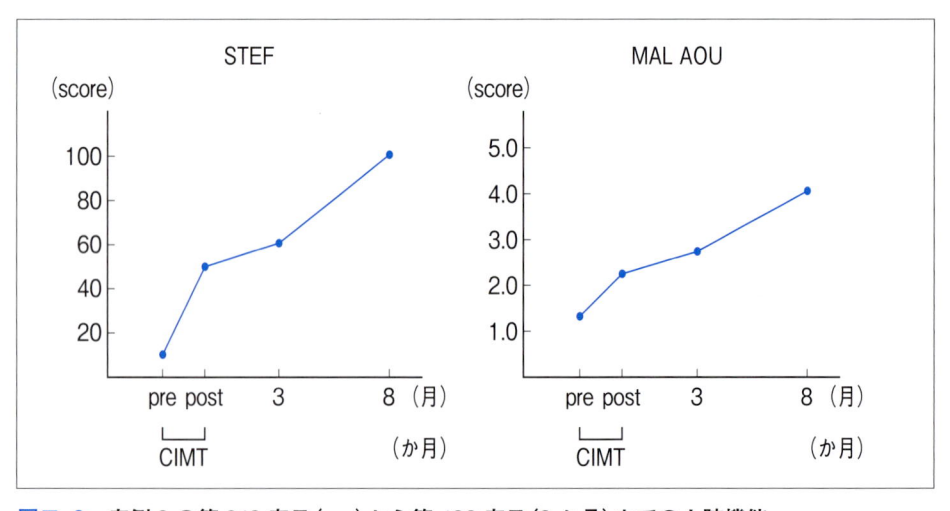

図Ⅲ-6 症例3の第243病日(pre)から第482病日(8か月)までの上肢機能

9 第482病日における上肢機能評価（CIMTから8か月後の評価）

BS：上肢VI，手指V，FMA：62，SIAS：手指4，SSS：上肢5，手指4。Simple Test for Evaluating hand Function（STEF）[6]：83，MALAOU：4.13，Quality of Movement（QOM）：3.77であった。第482病日における麻痺側上肢の機能は，上肢・手指ともに分離は良好で，最大筋出力を発揮したときのみ若干の異常な共同運動パターンが残存している程度であり，肩，肘関節の自動運動はほぼ全可動域で可能であった。この時期の麻痺側上肢機能は，Duncanら[4]やDalyら[5]の上肢機能の分類では，軽度例に分類される程度であった。また，症例は麻痺側上肢を書字や食事動作（箸操作），家事動作（布団の上げ下ろし，洗濯物干し，掃除など）でも十分使っていた（実用手レベル）。CIMT後のFMA，STEF，MALの経過を図III-6に示す。

10 結果

本症例の麻痺側上肢は，麻痺は軽度残存するものの，日常生活においても実用手として使用が可能であった。この結果は，画像所見からの予測が最も近かったが，すべて予測方法において，実際より低く予想していた。

11 考察

本症例は，慢性期にCIMTを実施していた。CIMTに代表される脳の可塑性を利用したリハの方法は，1990年代後半に発達し，2000年代半ばから臨床応用されてきた歴史をもっている。さらに，新たなリハの方法に限らず，recombinant tissue plasminogen activator（rt-PA）をはじめとした脳卒中に関する薬物治療も2000年代に入って進歩している。今回使用した，大規模な予後予測法に関する調査は，1990年初頭から半ばにかけて発表されたものばかりであり，現代の治療技術に相応していない可能性もある。しかしながら，予後予測とは後ろ向きに実施される研究の代表格であるため，時代に即した予後予測法の樹立は最も困難な課題と思われた。

さらに，近年では発症1週間以内における完全麻痺の機能回復の予測では，感覚誘発電位の有無が客観的に測定可能な予測因子であり，誘発できた症例ではその後の上肢麻痺の回復が期待できると報告されている[7-10]。今回はこれらの指標は用いなかったが，重度例の予後予測においては，今後必要な評価かもしれない。

脳卒中後の3症例に対して，脳卒中発症当初から複数の予後予測法を用いて，機能予測を行いながら介入を行った。この結果から，予後予測を実施する際に，最も重要な事項は，個々の予後予測法が絶対と考えず，「複数」の予後予測法を用い，ある程度

幅をもった予測を立てることで，患者のもつ個人因子に柔軟に対応することであると思われた。また，われわれは新たに確立された脳卒中の治療法に応じ開発された予後予測法にも敏感に対応し，知識を更新する必要がある。

[引用文献]
1) 前田真治：我々が用いている脳卒中の予後予測Ⅳ．臨床リハ 10：320-325, 2001
2) Wolf SL, Winstein CJ, Miller JP, et al：Effect of constraint-induced movement therapy on upper extremity functional 3 to 9 months after stroke：the EXCITE randomized clinical trial. *JAMA* 296：2095-2104, 2006
3) 竹林　崇, 花田恵介, 天野　暁, 他：CI療法における麻痺側上肢の行動変容を促進するための方策（Transfer Package）の効果. 作業療法 31：151-163, 2012
4) Duncan PW, Propst M, Nelsen SG：Reliability of the Fugl-Meyer assessment of sensorimotor recovery following cerebrovascular accident. *Phys Ther* 3：1606-10, 1983
5) Daly JJ, Hogan N, Perepezko EM, et al：Response to upper-limb robotics and functional neuromuscular stimulation following stroke. *J Rehabil Res Dev* 42：723-736, 2005
6) Kaneko T, Muraki T：Development and standardization of the hand function test. Bulletin of the School of Allied Medical Sciences, Kobe 6：49-54, 1990
7) Heald A, Bates D, Cartlidge NE, et al：Longitudinal study of central motor conduction time following stroke. 2. Central motor conduction measured within 72h after stroke as a predictor of function outcome at 12 months. *Brain* 116：1371-1385, 1993
8) Hendricks HT, Hageman G, van Limbeek J：Prediction of recovery from upper extremity paralysis after stroke by measuring evoked potentials. *Scand J Rehabil Med* 29：155-159, 1997
9) Hendricks HT, van Limbeek J, Geurts AC, et al：Motor recovery after stroke：a systematic review of the literature. *Arch Phys Med Rehabil* 83：1629-1637, 2002
10) Hendricks HT, Zwarts MJ, Plat EF, et al：Systematic review for the early prediction of motor and functional outcome after stroke by using motor-evoked potentials. *Arch Phys Med Rehabil* 83：1303-1308, 2002

（竹林　崇）

症例 4 歩行とADLの予後予測 ―脳出血

　歩行とADLの予後予測については第Ⅱ部第5章『対数予測，ADL構造解析，自宅復帰率』(148〜169頁)に述べたように数多くの研究があり，実際に臨床で活用する機会も少なくない。歩行とADLは自宅退院や社会復帰などのゴール設定に直接関わる要因であるだけに，正確な予後予測法が切望されている。このような背景があるため，とにかく最も正しい予測ができる一つの方法を求める傾向が強い。しかし，予後予測とは一つの数字を当てることではなく，いくつもの予測法から得られる予測値やそれに影響する各因子について，深く考察することである。このことについて症例を通して読者に考えていただきたい。

1 症例情報

35歳，女性
身長：168 cm
体重：55 kg
診断名：脳出血（左被殻出血）
合併症：感染性心内膜炎（薬剤コントロール済み）
現病歴：突然の右片麻痺が出現。救急搬送され，脳出血と診断される
検査所見：MRI（T1強調画像）；左被殻に出血（図Ⅲ-7）。
初期（1病日）の理学療法評価：

　　　意識レベル：Glasgow Coma Scale（GCS）4-5-6
　　　コミュニケーション：良好
　　　関節可動域（range of motion；ROM）：正常
　　　Brunnstrom Stage（以下 BS）右上肢-手指-下肢：Ⅰ-Ⅰ-Ⅰ
　　　徒手筋力テスト（Manual Muscle Testing；MMT）下肢：0
　　　感覚障害：なし
　　　筋緊張：右半身低緊張（弛緩性）
　　　深部腱反射：消失
　　　病的反射：陰性

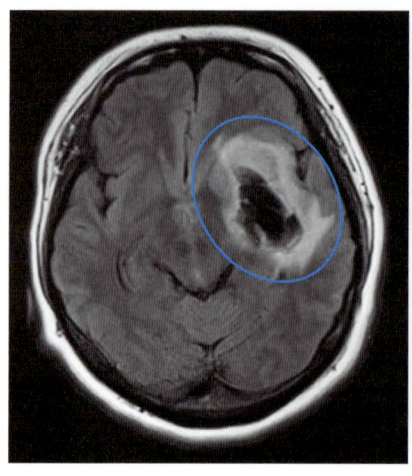

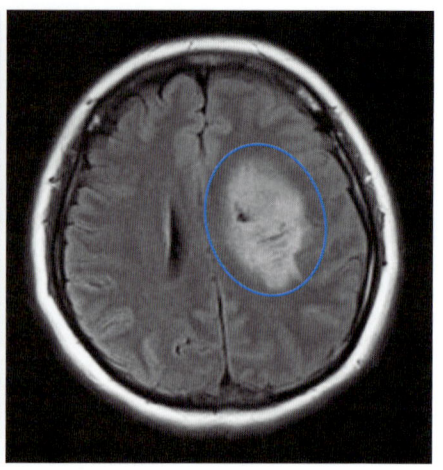

図Ⅲ-7 症例4のMRI画像

　　　基本動作：全介助（座位保持：健側上肢で柵把持にて保持可能，把持なしでは麻痺側に転倒）
　　　歩行：不可（発症前は自立）ADL：全介助（発症前は全自立）
入院2週間後(15病日)の理学療法評価：
　　　BS 右上肢-手指-下肢：Ⅱ-Ⅰ-Ⅲ
　　　基本動作：寝返り，起座，座位保持は自力で可能。起立，立位保持，移乗動作は全介助
　　　歩行：不可
　　　ADL：機能的自立度評価法(Functional Independence Measure；FIM) 43点（運動項目：19点，認知項目：24点）
回復期病院転院時(45病日)の理学療法評価：
　　　意識レベル：GCS 4-5-6
　　　ROM：正常
　　　Br. stage 右上肢-手指-下肢：Ⅱ-Ⅰ-Ⅳ
　　　MMT 下肢：4
　　　感覚障害：なし
　　　筋緊張：右下肢異常緊張（安静時：正常，動作時：足関節亢進）
　　　深部腱反射：右アキレス腱亢進
　　　基本動作：寝返り，起座，座位保持は自力で可能。起立，立位保持は修正自立。移乗動作は監視下可能。
　　　歩行：短下肢装具(ankle foot orthosis；AFO)装着，T字杖支持にて監視下可能
　　　ADL：FIM 88点（運動項目：57点，認知項目：31点）

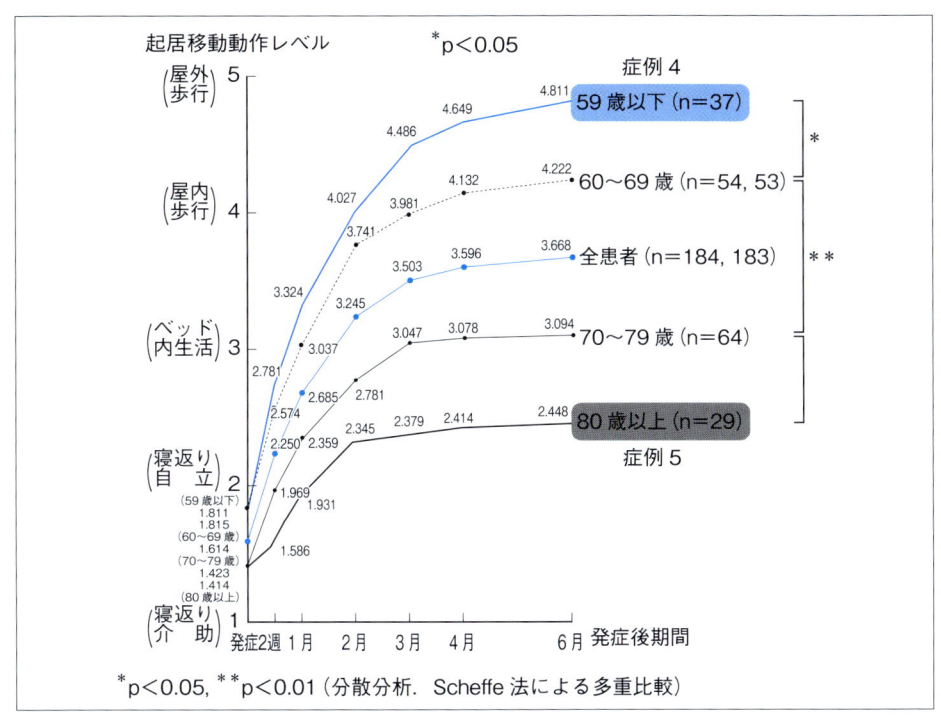

図Ⅲ-8　年齢区分別平均起居移動動作レベルの変化
(二木　立：脳卒中患者の障害の構造の研究. 総合リハ 11：465-476, 1983 より)

2　予後予測の実際

1. 歩行の予後予測

　発症から入院2週後(15病日)までの所見に基づいて本症例の歩行の予後予測を行う。予測因子として①画像，②年齢，③運動麻痺，④体幹機能，⑤体幹・下肢機能，⑥二木の予後予測法を用いる。

1) 各因子の予後予測

（1）画像からの予後予測

　左被殻出血に伴い左内包後脚から放線冠にかけて錐体路を大きく損傷している可能性があり(図Ⅲ-7)，右下肢の機能予後は不良と予測される[1]。

（2）年齢からの予後予測

　図Ⅲ-8は年齢区分別の平均起居移動動作レベルの変化を表したものである。若年層ほど動作の回復レベルが高くなると考えられている[2]。本症例は35歳と若く，年齢による影響は軽度であり，予後として発症後2か月頃には屋内歩行を獲得でき，最終的には屋外歩行レベルにまで達すると予測される。

（3）運動麻痺からの予後予測

　図Ⅲ-9は片麻痺重症度別の歩行自立度を表したものである。麻痺の重症化に伴い

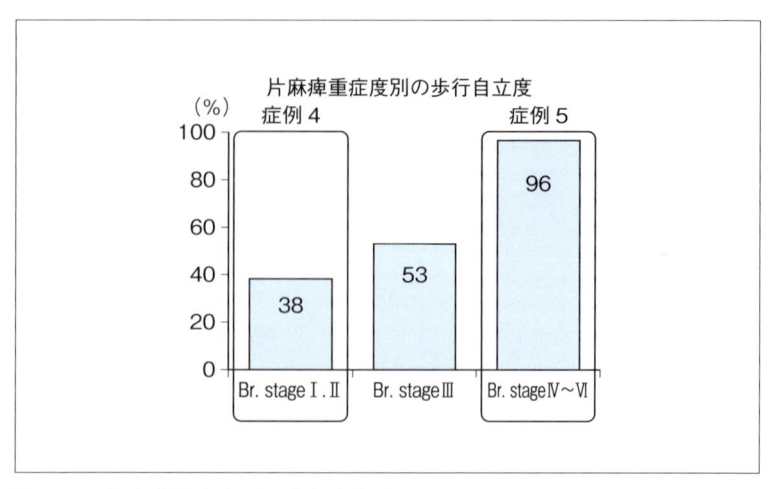

図Ⅲ-9 片麻痺重症度別の歩行自立度
(二木 立：脳卒中リハビリテーション患者の早期自立度予測．リハ医学 19；201-223, 1982 をもとに作成)

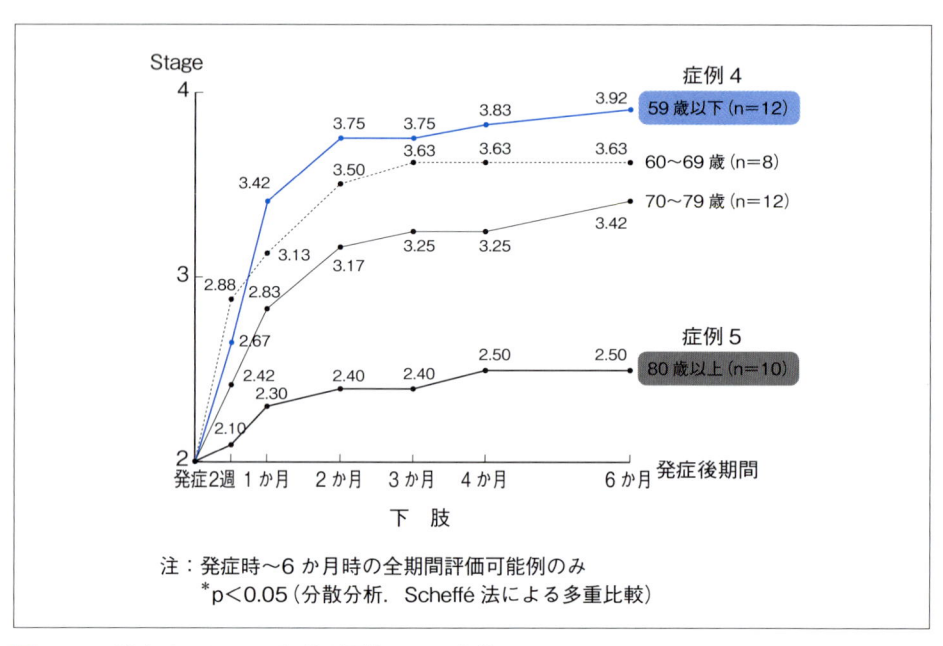

図Ⅲ-10 発症時 BSⅠ・Ⅱ患者の平均 BS の変化
(二木 立：脳卒中患者の障害の構造の研究．総合リハ 11；465-476, 1983 より)

歩行の自立度が低下するとされている[3]。本症例は発症時にはBS下肢：Ⅰと運動障害が重度であり，自立度38％と歩行の自立度は低く予測される．ところが，図Ⅲ-10 発症時BSⅠ・Ⅱ患者の平均BSの変化が示すように，発症時のBSがⅠ・Ⅱと重度麻痺であっても若年層ではその後に下肢麻痺は回復するとされている[2]。本症例は35歳であり，発症時はBS下肢：Ⅰと重度麻痺であるも，発症後1～6か月の間にBSⅣへの回復の可能性が高く，応じて歩行の自立も高く望めると予測される．

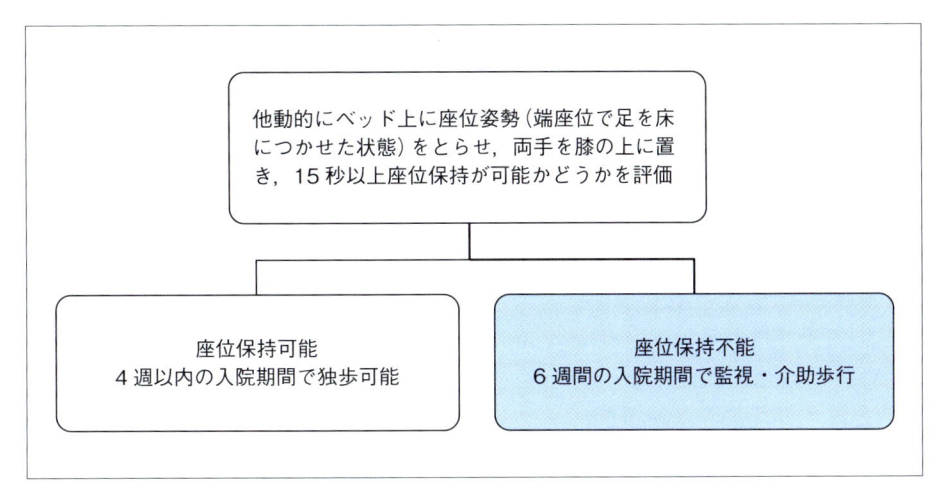

図Ⅲ-11 初診時座位保持能力からみた症例4の機能予測
色アミ部分は症例4の機能予測。
（石神重信：我々が用いている脳卒中の予後予測Ⅴ．臨床リハ 10：326-330, 2001 をもとに作成）

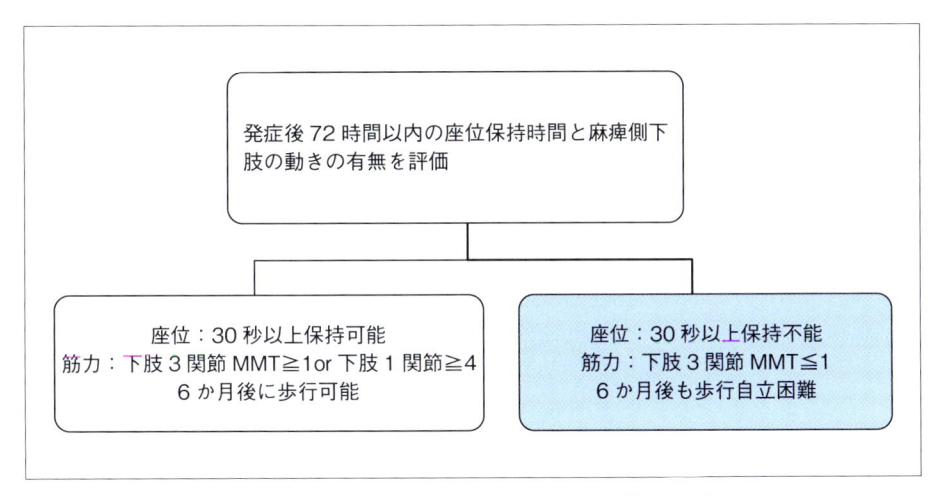

図Ⅲ-12 初診時座位保持能力，下肢筋力からみた症例4の機能予測
色アミ部分は症例4の機能予測。

(4) 体幹機能からの予後予測

図Ⅲ-11は初診時座位保持能力からみる機能予測である。石神の予後予測によれば，他動的にベッド上に座位姿勢（端座位で足を床につかせた状態）をとらせ，両手を膝の上に置き，15秒以上座位保持が可能であれば，4週以内の入院期間で独歩可能となり，座位保持不能であれば6週間の入院期間で監視・介助歩行レベルになるとされている[4]。本症例は初期評価時に座位保持が不能であったため，予後として6週間の入院期間で監視・介助歩行レベルに達すると予測される。

(5) 体幹・下肢機能からの予後予測

図Ⅲ-12は初診時座位保持能力，下肢筋力からみる機能予測である。Veerbeekの予後予測によれば，発症後72時間以内に座位が30秒以上保持可能で，下肢3関節の

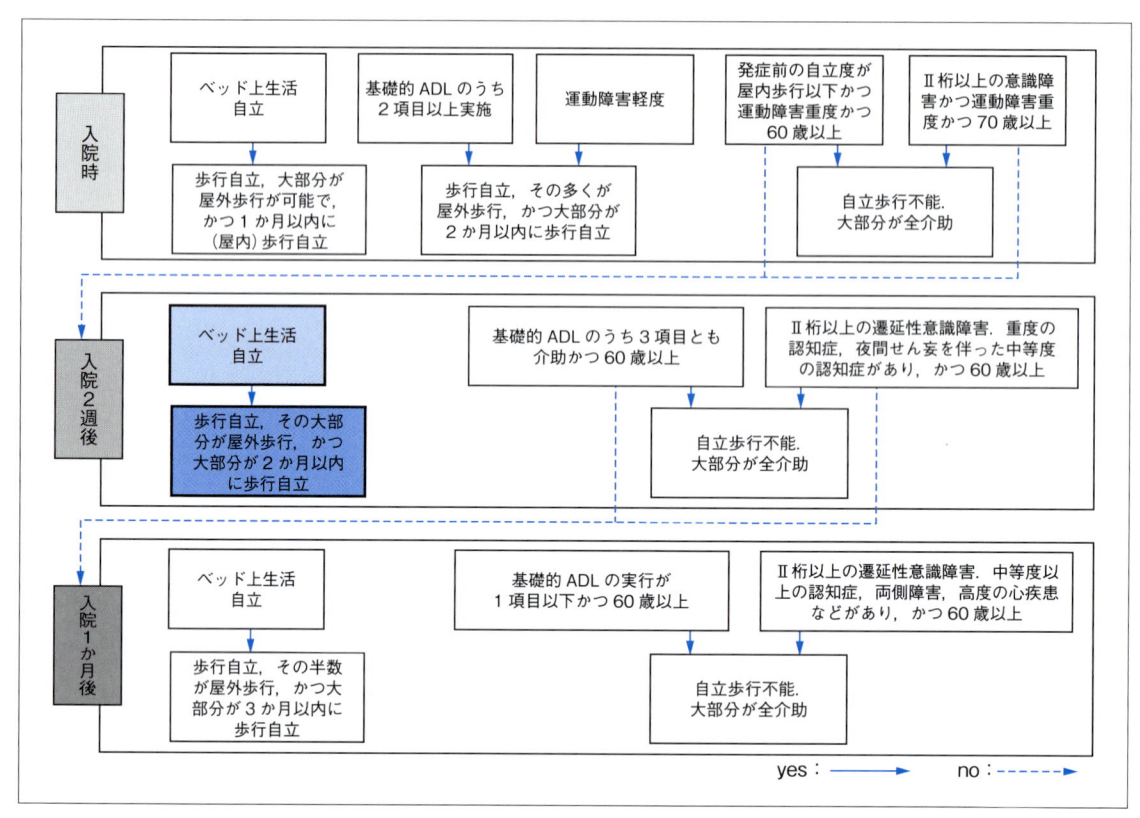

図Ⅲ-13　二木の予後予測を用いた症例4の機能予測
(二木　立：脳卒中リハビリテーション患者の早期自立度予測. リハ医学 19：201-223, 1982 をもとに作成)

MMTが1以上，もしくは下肢1関節のMMTが4以上あれば6か月後に歩行可能となり，30秒以上の座位保持が不能で，下肢3関節のMMTが1以下であれば6か月後も歩行自立困難であるとされている[5]。本症例は1病日の初期評価時に座位保持が不能であり，右下肢の随意性が全くなく，下肢3関節のMMTが0であったため，予後として6か月後も歩行自立困難にとどまると予測される。ただし，72時間の時点でMMT1に達していないことが確かめられていない点は，注意を要する。

(6) 二木の予後予測法での予後予測

図Ⅲ-13は二木の予後予測である(104～107頁参照)。入院時，入院2週後，入院1か月後の時点で年齢，自立度・基礎的ADL，臨床的諸因子を評価することにより，最終自立度を予測するものである[3]。本症例では入院時には該当項目がなく予測困難であったが，入院2週後にベッド上生活が自立していることから，予後として2か月以内に歩行が自立(多くは屋外歩行自立)できると予測される。

2) 予後予測のまとめ

本症例の歩行の予後予測を表Ⅲ-1に示す。各予測法での歩行の予測自立度は①画像：低，②年齢：高，③運動麻痺：低，④体幹機能：低，⑤体幹・下肢機能：低，⑥二木の予後予測法：高となり，各予測法間で大きな相違がみられる。各項目の予測を集約すると以下のようになる。

表Ⅲ-1 症例4の歩行の予後予測

予測法	歩行予測自立度	適中度	備考
画像	低	×	発症時の機能は所見通りに重度であった。しかし，経過のなかで予測より大幅に回復した。
年齢	高	◎	年齢に基づく予測に相応した運動麻痺，動作レベルの改善がみられた。
運動麻痺	低	△	発症直後は重度麻痺のため予測予後は不良であったが，年齢に応じた運動麻痺の回復により歩行も改善した。
体幹機能	低	×	予測以上に歩行能力の回復がみられた。
体幹・下肢機能	低	×	予測以上に歩行能力の回復がみられた。
二木の予後予測法	高	○	予測に基づく歩行レベルまでの回復はみられたが，回復には予測以上の時間を要した。

画像所見，発症時の運動麻痺（BSⅠ），初診時の体幹機能の低下から予測すると歩行の自立度の予後は不良で，自立困難，監視・介助歩行レベルにとどまるとされる。しかし，35歳という年齢を考慮すると，初発時に重度運動麻痺であったとしても2か月後には機能改善（BSⅣ）が期待され，それに応じて歩行自立度の確率も高くなり，2か月後には屋内歩行レベル（二木の予後予測によれば多くは屋外歩行自立）への回復が期待できると予測される。

したがって，本症例の歩行の予後は，回復の見込みがある右下肢の運動麻痺を装具，杖などの補助具で補填すれば2か月後には歩行可能（屋外歩行が修正自立レベル）であると予測する。

3) 目標

本症例の目標を以下に提示する。

2か月後：歩行の再獲得（修正自立）

4) 理学療法プログラム

本症例において実施した理学療法プログラムを以下に提示する。

①麻痺回復のための促通

②残存機能を用いた協調動作訓練

③早期より右下肢麻痺に応じた装具を処方して積極的な立位，歩行の実践

5) 理学療法経過

本症例の経過を以下に示す。

8病日：右下肢に支柱付長下肢装具装着下にて立位を開始。

12病日：右下肢に随意性出現，粗大伸展可能。

21病日：大殿筋収縮の安定に伴い，支柱付AFOに変更して歩行開始（中等度介助）。

35病日：膝周囲のコントロールが自力で可能となったため，AFOに変更して歩行開始（軽介助）。

43病日：AFO装着，T字杖使用にて監視下可能。

45病日：回復期病院に転院。

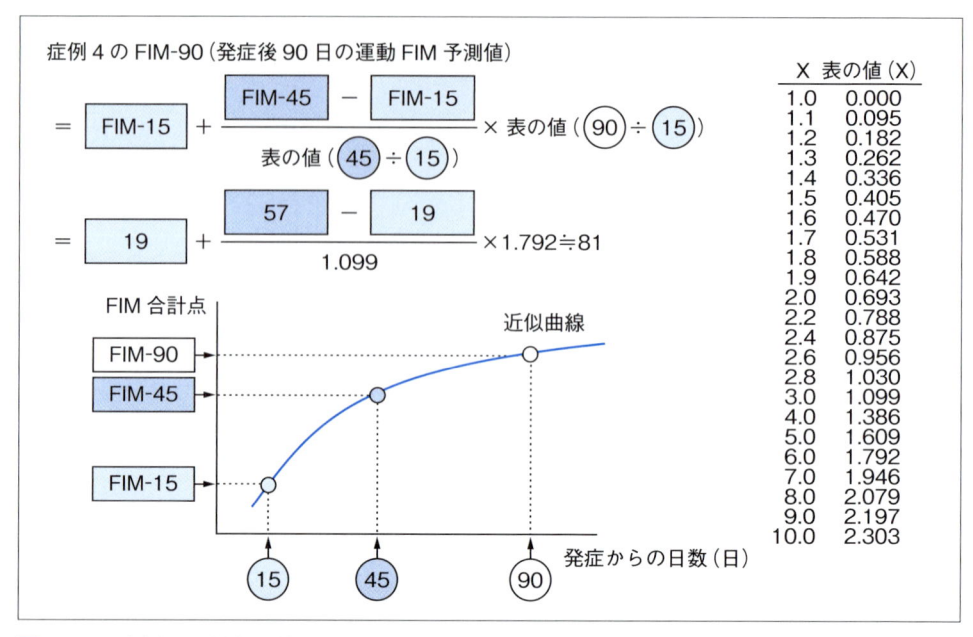

症例4のFIM-90(発症後90日の運動FIM予測値)

$$= \boxed{\text{FIM-15}} + \frac{\boxed{\text{FIM-45}} - \boxed{\text{FIM-15}}}{\text{表の値}(\boxed{45} \div \boxed{15})} \times 表の値(\boxed{90} \div \boxed{15})$$

$$= \boxed{19} + \frac{\boxed{57} - \boxed{19}}{1.099} \times 1.792 \fallingdotseq 81$$

X	表の値(X)
1.0	0.000
1.1	0.095
1.2	0.182
1.3	0.262
1.4	0.336
1.5	0.405
1.6	0.470
1.7	0.531
1.8	0.588
1.9	0.642
2.0	0.693
2.2	0.788
2.4	0.875
2.6	0.956
2.8	1.030
3.0	1.099
4.0	1.386
5.0	1.609
6.0	1.792
7.0	1.946
8.0	2.079
9.0	2.197
10.0	2.303

図Ⅲ-14 症例4の対数曲線式予後予測法

55病日：AFO装着，T字杖使用にて屋内修正自立。
75病日：AFO装着，T字杖使用にて屋外歩行可能。
90病日：歩行がAFO装着，T字杖使用の修正自立(屋外歩行可能)レベルで自宅退院となる。

6) 歩行の予後予測の結果

本症例の歩行の予後予測と実際の結果との比較を表Ⅲ-1に示す。予測法のうち，②年齢と⑥二木の予後予測法は，ほぼ実際の結果と一致し，③運動麻痺からの予測法では，年齢を加味することで実際に近い結果を予測することができた。一方，①画像，④体幹機能からの予測，⑤体幹・下肢機能からの予測は実際より低いという結果であった。なお，本症例では⑤の予測法を第1病日の所見から利用したが，第3病日までに下肢各関節に筋収縮が出現していた可能性は否定できず，その場合には歩行予後を正しく予測できていた可能性はある。本症例では補装具を利用して2か月後には歩行可能(屋外歩行が修正自立レベル)と予測していた。実際には屋外歩行自立に達したのは75病日であったが，ほぼ予測通りのレベルに到達したといってよいであろう。

7) 考察

画像だけから本症例の予後を予測しようとすると，重度麻痺が残存し歩行不能と予測するかもしれないが，画像以外の所見からの予測ではほぼ独歩レベルで一致していた。画像は重要な情報源であるが，臨床所見を補完するものであって，臨床所見に代わるものではない。また，⑤体幹・下肢機能からの予測のように，予測する時点の条件がついている場合，それを利用する際にもできるだけ条件を揃えなければならない。各予測法には，対象にさまざまな条件がついているため，異なる条件で利用する場合には注意が必要である。

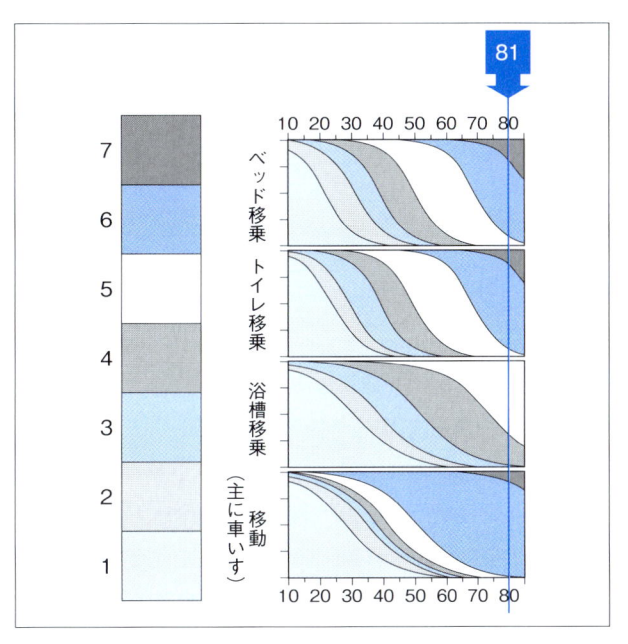

図Ⅲ-15 症例4のADL構造解析図を用いた移乗・移動動作の自立度予測

2. 在宅復帰時の移乗，移動動作の予後予測

　回復期病院に転院(45病日)の段階で本症例の在宅復帰時(90病日)の移乗(ベッド移乗，トイレ移乗，浴槽移乗)，移動動作の自立度を予測する。予測因子として，①対数曲線式予後予測法を用いたFIM予測，②ADL構造解析図を用いた自立度予測を用いる。なお，対数曲線式予後予測法は症例の経時的なある2点(間隔は2週間以上)の情報が必要であり，今回は15, 45病日の情報をもとに予後予測を行う。

1) 各因子を用いた予後予測

(1) 対数曲線式予後予測法を用いたFIM予測

　図Ⅲ-14が本症例における対数曲線式予後予測法であり，15, 45病日のFIMを用いることにより90病日のFIMを予測することができる。15病日の運動項目の合計点(19点)，45病日の運動項目の合計点(57点)を予測法に代入すると，90病日の運動項目の合計点は81点と予測される。

(2) ADL構造解析図を用いた自立度予測

　予測した90病日の運動項目の合計点(81点)をADL構造解析図において縦軸にとり，各運動項目のFIMの点数，自立度を予測することができる(図Ⅲ-15)。

2) 移乗，移動動作の予後予測のまとめ

　各項目のFIM予測点数，自立度は以下のとおりとなる。ベッド移乗(予測点数：5〜7点，自立度90％)，トイレ移乗(予測点数：5〜7点，自立度95％)，浴槽移乗(予測点数：3〜5点，自立度0％)，移動(予測点数：5〜7点，自立度95％)(表Ⅲ-2)。ベッド移乗，トイレ移乗，移動は高確率で自立できると予測され，浴槽移乗は見守りレベ

表Ⅲ-2　症例4の退院時の移乗・移動動作の自立度予測，結果

項目	予測		実際の結果	
	予測FIM	自立確率	FIM	適中度
ベッド移乗	5〜7	90%	6	◎
トイレ移乗	5〜7	95%	6	◎
浴槽移乗	3〜5	NA	6	◎
移動	5〜7	95%	6	◎

NA：浴槽移乗は，FIM1〜5までしか予測できないため，適応できない。しかし，5の領域を5以上と解釈すれば適中したことになる。

ル以上になると予測される。

3）移乗，移動動作の予後予測の結果

自宅退院時（90病日）には，ベッド移乗，トイレ移乗，浴槽移乗，移動すべてが修正自立レベルであった（表Ⅲ-2）。ベッド移乗，トイレ移乗，移動は予測どおりの結果となった。浴槽移乗に関してはもともと最高値が5までの予測のため，この領域を「5以上」と解釈すれば適中したことになる。

4）考察

本症例の移乗，移動動作の予後予測に関しては，ほぼ期待どおりの予測が可能であった。これは対数曲線式予後予測法を用いたFIM予測法とADL構造解析図を用いた自立度予測法が妥当な方法であることを示している。これらの方法論自体は，ある回復期リハ病院のデータに基づいているため，本来であれば，予測する施設独自のデータで予測法を作成することが望ましい。しかし，予測法自体に初期の回復経過という時間要素が含まれているために，阻害因子などの症例特有の問題がその回復経過のデータに包含された結果，適切な予測が可能であった。また，難易度の順序など脳卒中のADL構造が一定しているため，それを確率論的に予測するこの方法は，一定の普遍性をもっている可能性が示唆された。浴槽移乗については，難易度が最も高いADL項目であり，もともとの構造解析にも6点以上の領域が存在していない。したがって，5点の領域は5点以上と解釈すべきであり，適切に予測できたと考えることができる。

[引用文献]

1) 前田真治：我々が用いている脳卒中の予後予測Ⅳ．臨床リハ 10：320-325, 2001
2) 二木　立：脳卒中患者の障害の構造の研究．総合リハ 11：465-476, 1983
3) 二木　立：脳卒中リハビリテーション患者の早期自立度予測．リハ医学 19：201-223, 1982
4) 石神重信：我々が用いている脳卒中の予後予測Ⅴ．臨床リハ 10：326-330, 2001
5) Veerbeek JM, Van Weqen EE, Harmeling-Van der Wel BC, et al：Is accurate prediction of gait in nonambulatory stroke patients possible within 72 hours poststroke? The EPOS study. *Neurorehabil Neural Repair* 25：268-274, 2011
6) 辻　哲也, 園田　茂, 千野直一：入院・退院時における脳血管障害患者のADL構造の分析―機能的自立度評価法（FIM）を用いて．リハ医学 33：301-309, 1996

（梅田幸嗣）

症例 5

歩行とADLの予後予測
—脳梗塞

1 症例情報

86歳，女性
身長：145cm
体重：48kg
診断名：脳梗塞（左中大脳動脈領域）
合併症：心房細動
現病歴：消化器疾患で他院に入院中に突然の右片麻痺が出現。治療困難にて当院に転院となる。所見にて，脳梗塞と診断される。
検査所見：CT；左中大脳動脈領域に低吸収域がみられる（図Ⅲ-16）。
初期（1病日）の理学療法評価：

  意識レベル：Glasgow Coma Scale（GCS）4-1-6
  コミュニケーション：発語なし（運動性失語），運動指示理解良好
  関節可動域（range of motion；ROM）：正常
  Brunnstrom Stage（以下 BS）：右上肢-手指-下肢：Ⅳ-Ⅳ-Ⅳ
  徒手筋力検査（Manual Muscle Testing；MMT）右股・膝関節：4
  感覚障害：なし
  筋緊張：右足関節異常緊張（痙性）
  深部腱反射：亢進
  病的反射：陰性
  基本動作：寝返り，座位保持は自力で可能。起座，起立，立位保持，移乗動作は要人的介助
  歩行：不可（発症前は自立）
  日常生活活動（activities of daily living；

図Ⅲ-16 症例5のCT画像

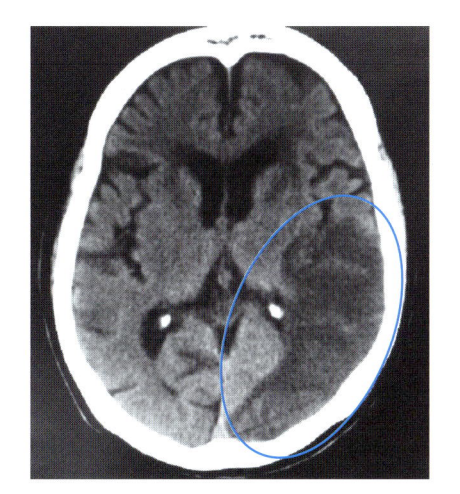

ADL）：一部要監視，ほぼ中等度～重度要介助（発症前は全自立）

入院2週間後（15病日）の理学療法評価：

BS 右上肢-手指-下肢：Ⅳ-Ⅳ-Ⅳ

基本動作：寝返り，起座，座位保持は自力で可能．起立，立位保持，移乗動作は要人的介助

歩行：下肢装具（以下オルトップ）装着，四脚杖支持下にて要最大介助

ADL：機能的自立度評価法（Functional Independence Measure；FIM）39点（運動項目：29点，認知項目：10点）

回復期病院転院時評価（45病日）の理学療法評価：

意識レベル：GCS 4-5-6

ROM：正常

BS 右上肢-手指-下肢：Ⅳ-Ⅳ-Ⅳ

MMT 下肢：4

感覚障害：なし

筋緊張：右下肢異常緊張（安静時：正常，動作時：足関節亢進）

深部腱反射：正常

基本動作：寝返り，起座，座位保持は自力で可能．起立，立位保持，移乗動作は要中等度介助

歩行：オルトップ装着，四脚杖支持にて中等度介助下可能

ADL：FIM 52点（運動項目：36点，認知項目：16点）

2 予後予測の実際

1. 歩行の予後予測

発症から入院2週後までの所見に基づいて本症例の歩行の予後予測を行う．予測因子は症例4と同様に①画像，②年齢，③運動麻痺，④体幹機能，⑤体幹・下肢機能，⑥二木の予後予測法を用いる．

1）各因子の予後予測

（1）画像からの予後予測（図Ⅲ-16）

左頭頂葉から側頭葉にかけて低吸収域がある．内包後脚に一部かかっている可能性があるが，かろうじて回避されているようにもみえる．したがって，画像からの麻痺の予後予測は保留とする．

（2）年齢からの予後予測

図Ⅲ-8は年齢区分別の平均起居移動動作レベルの変化を表したものである．高年齢化に伴い動作レベルの回復は乏しくなると考えられている[2]．本症例は86歳と高齢であるため，年齢による影響は大きく，回復は寝返り自立からベッド上生活レベルにとどまり，歩行の自立度は低いと予測される．

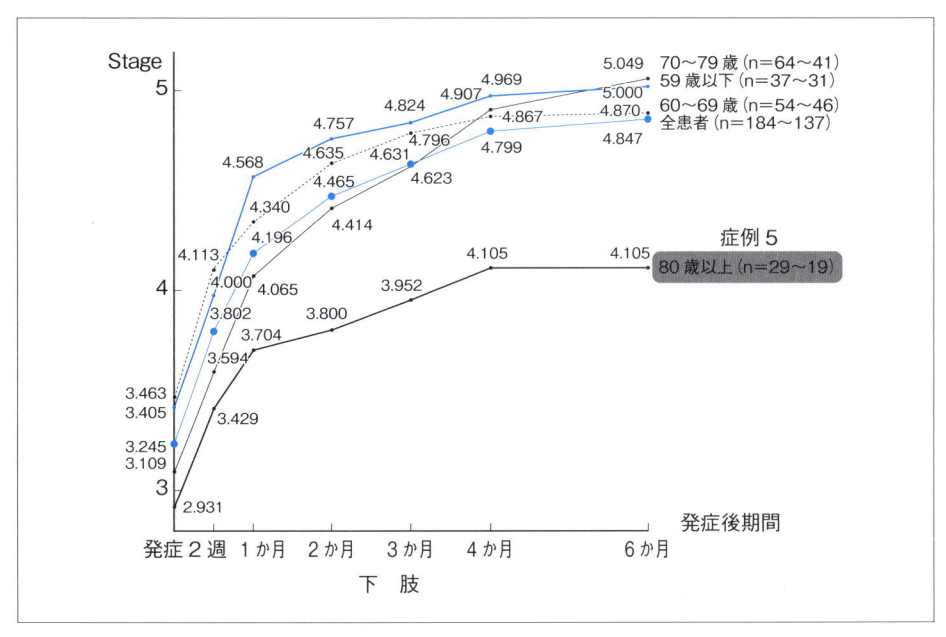

図Ⅲ-17 年齢区分別平均BSの変化
(二木 立：脳卒中患者の障害の構造の研究. 総合リハ 11：465-476, 1983 より)

(3) 運動麻痺からの予後予測

図Ⅲ-9 は片麻痺重症度別の歩行自立度を表したものである．麻痺の軽度化に伴い歩行自立度が高くなるとされている[3]．本症例は BS 下肢：Ⅳであり，自立度 96％ と歩行の自立度は高く予測される．ところが，図Ⅲ-17 の年齢区分別平均 BS の変化が示すように，高齢者では麻痺の回復が乏しいとされている[2]．本症例は発症時に BS 下肢：Ⅳであるものの，86 歳と高齢であるため，今後の麻痺自体の回復は期待しにくい．

(4) 体幹機能からの予後予測

図Ⅲ-18 は初診時座位保持能力からみる機能予測である．石神の予後予測によれば[4]，本症例は初期評価時に 15 秒以上の座位保持が自力で可能であったため，予後として 4 週以内の入院期間で独歩可能と予測される．

(5) 体幹・下肢機能からの予後予測

図Ⅲ-19 は初診時座位保持能力，下肢筋力からみる機能予測である．Veerbeek の予後予測によれば[5]，本症例は 1 病日の初期評価時に 30 秒以上の座位保持が可能であり，右下肢の股・膝関節 MMT が 4 であったため，予後として 6 か月後に歩行可能と予測される．

(6) 二木の予後予測法での予後予測

図Ⅲ-20 は二木の予後予測である．入院時に BS4 と運動麻痺が軽度であることから，予後として 2 か月以内に歩行自立（多くは屋外歩行自立）と予測される．

2) 予後予測のまとめ

本症例の歩行の予後予測を表Ⅲ-3 に示す．各予測法での歩行の予測自立度は①画像：判定保留，②年齢：低，③運動麻痺：高，④体幹機能：高，⑤体幹・下肢機能：高，

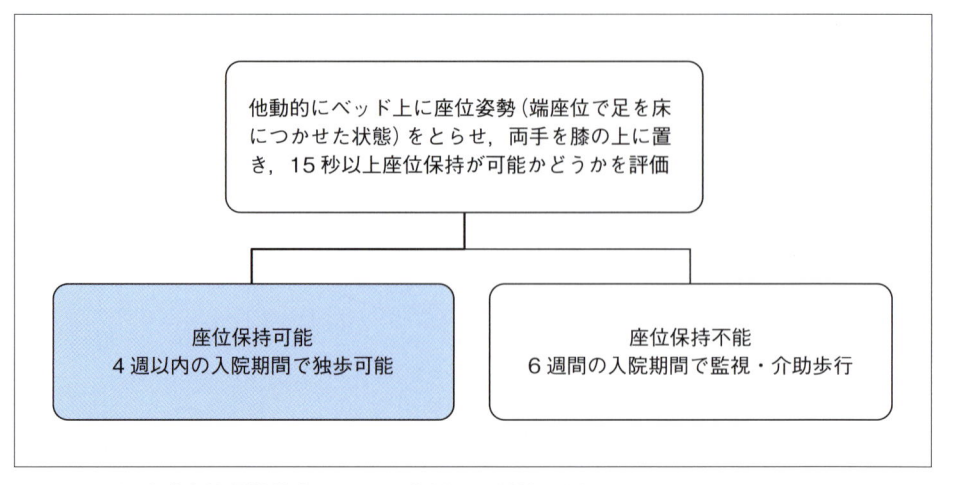

図Ⅲ-18　初診時座位保持能力からみた症例5の機能予測
色アミ部分は症例5の機能予測。
(石神重信：我々が用いている脳卒中の予後予測Ⅴ．臨床リハ 10：326-330, 2001 をもとに作成)

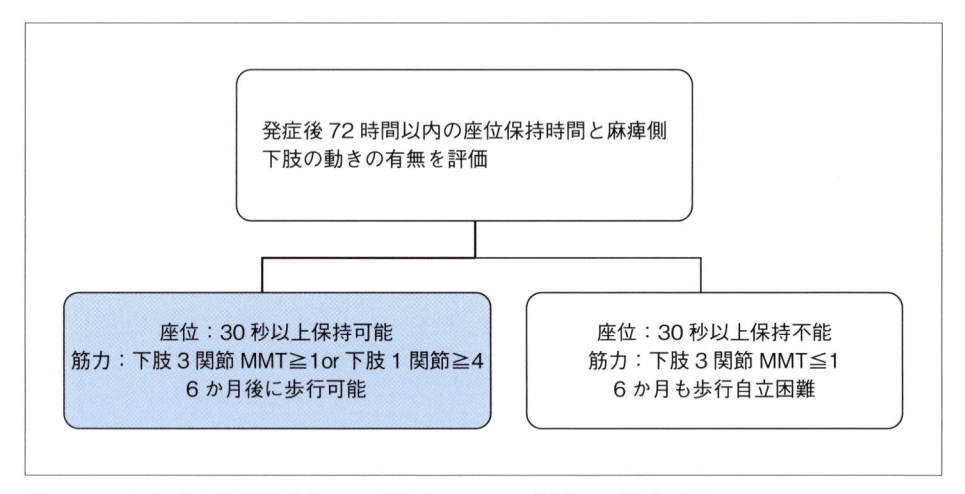

図Ⅲ-19　初診時座位保持能力，下肢筋力からみた症例5の機能予測
色アミ部分は症例5の機能予測。

⑥二木の予後予測法：高となり，年齢以外はほぼ一致していた．各項目の予測を集約すると以下のようになる．

画像所見としてCTしかなくMRIなどの詳細を含めて検討しなければ判定できないため，保留とした．86歳という年齢を考慮すると，麻痺の回復は期待しにくく，動作レベルの回復は寝返り自立からベッド上生活レベルにとどまり，歩行の自立度は低いと予測される．しかし，実際には発症時の右下肢機能は残存(BS Ⅳ)していること，初診時の体幹機能が維持されていることから歩行の自立は高確率で期待できる．

したがって，本症例の歩行の予後は，高齢という阻害因子を割り引いても，他に重大な阻害因子がなければ，入院期間中(1〜6か月後)には歩行が自立すると予測した．

3) 目標

本症例の目標を以下に提示する．

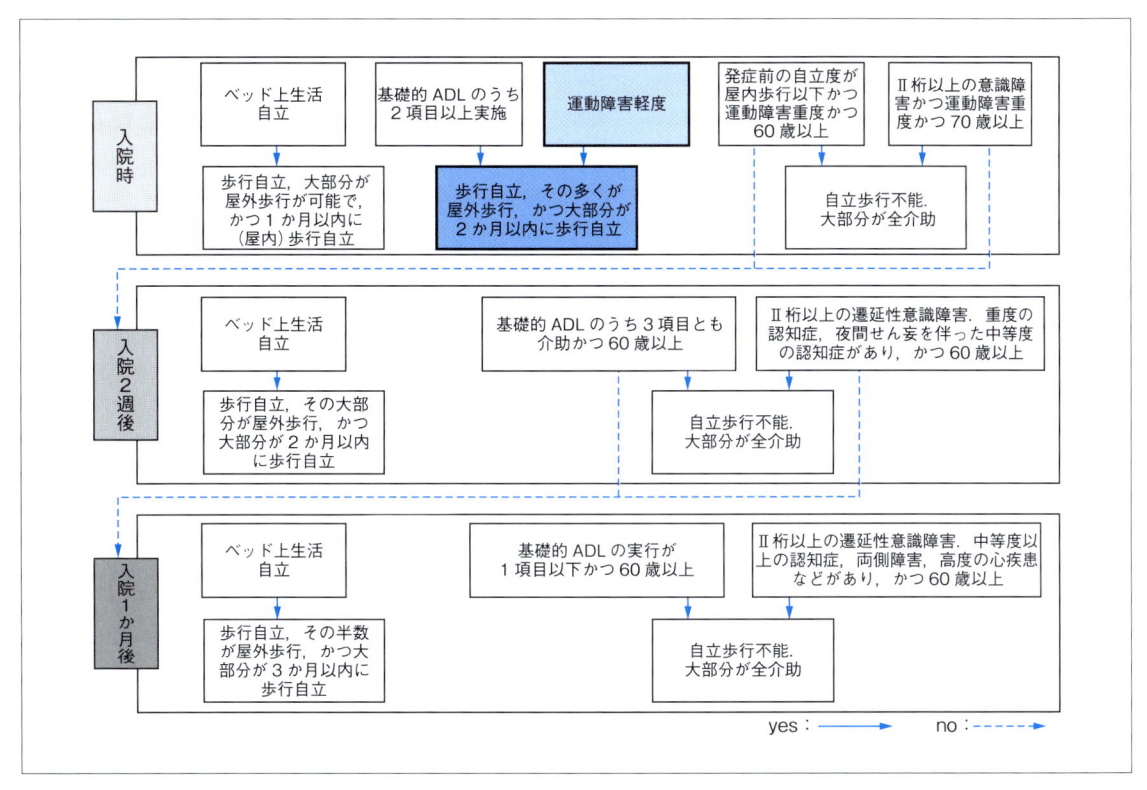

図Ⅲ-20 二木の予後予測を用いた症例5の機能予測

入院時
- ベッド上生活自立 → 歩行自立，大部分が屋外歩行が可能で，かつ1か月以内に（屋内）歩行自立
- 基礎的ADLのうち2項目以上実施
- 運動障害軽度 → 歩行自立，その多くが屋外歩行，かつ大部分が2か月以内に歩行自立
- 発症前の自立度が屋内歩行以下かつ運動障害重度かつ60歳以上
- Ⅱ桁以上の意識障害かつ運動障害重度かつ70歳以上 → 自立歩行不能，大部分が全介助

入院2週後
- ベッド上生活自立 → 歩行自立，その大部分が屋外歩行，かつ大部分が2か月以内に歩行自立
- 基礎的ADLのうち3項目とも介助かつ60歳以上
- Ⅱ桁以上の遷延性意識障害，重度の認知症，夜間せん妄を伴った中等度の認知症があり，かつ60歳以上 → 自立歩行不能，大部分が全介助

入院1か月後
- ベッド上生活自立 → 歩行自立，その半数が屋外歩行，かつ大部分が3か月以内に歩行自立
- 基礎的ADLの実行が1項目以下かつ60歳以上
- Ⅱ桁以上の遷延性意識障害，中等度以上の認知症，両側障害，高度の心疾患などがあり，かつ60歳以上 → 自立歩行不能，大部分が全介助

yes：——　no：------

表Ⅲ-3 症例5の歩行の予後予測

予測法	歩行予測自立度	適中度	備考
画像	—	—	判定保留。
年齢	低	△	年齢に基づく予測に相応した運動麻痺にとどまったが，動作レベルは予測以上に回復がみられた。
運動麻痺	高	×	運動麻痺に相応した歩行能力への回復がみられなかった。
体幹機能	高	×	予測に応じた歩行能力への回復がみられなかった。
体幹・下肢機能	高	×	予測に応じた歩行能力への回復がみられなかった。
二木の予後予測法	高	×	予測に応じた歩行能力への回復がみられなかった。

　2か月後：歩行能力の再獲得，維持。

4）理学療法プログラム

　本症例において実施した理学療法プログラムを以下に提示する。

　①残存能力を用いた協調練習

　②早期より右下肢麻痺に応じた装具を処方して積極的な立位，歩行の実践

5）理学療法経過

　本症例の経過を以下に示す。

　2病日：オルトップ装着，平行棒内立位開始

3病日：平行棒内歩行開始（最大介助）
10病日：オルトップ装着，四脚杖使用下での歩行が最大介助下に可能となる。
39病日：オルトップ装着，四脚杖使用下での歩行が中等度介助レベルとなる。
45病日：回復期病院に転院。
64病日：オルトップ装着，四脚杖使用下での歩行が軽介助となる（バランス不良な場面があり）。
90病日：歩行がオルトップ装着，四脚杖使用下の軽介助（屋外歩行可能）レベルで自宅退院となる。

6）予後予測の結果

本症例の歩行の予後予測と実際の結果との比較を表Ⅲ-3に示す。②年齢による予測は，歩行自立に至らないという点では正しく，その他の予後予測法は自立度を高く予測していた。本症例の歩行予後をについて，入院期間中（1〜6か月）に自立すると予測していたが，実際には90病日でオルトップ装着，四脚杖使用で，軽介助（屋外歩行可能）レベルでの自宅退院となった。自立するかどうかは大きな分岐点であるため，予測した歩行レベルには達しなかったと判断する。

7）考察

本症例の歩行予後予測では，年齢のみが自立か介助かの分岐点を正しく予測していた。ただし，退院時に屋外を軽介助で歩行できるという点では，決して低い到達レベルではなかったため，全く予測がはずれたとも言い難い。最も大きな問題は，高齢化社会の進行にともない，回復期リハ医療を受ける患者の年齢も高齢化していることである。各種の予後予測研究の対象群は平均60歳代が多いが，最近の回復期リハ病院の入院患者は平均で70歳を超えている。さらに80歳代後半や90歳代の患者も珍しくない。そのような患者では，従来の予後予測法を用いるには無理があり，用いるとしても予測を下方修正して活用すべきである。本症例もその一例と考えられる。超高齢者の予後予測においては，おそらくわずかな臥床期間でも廃用症候群が進行しやすいこと，発症前の筋力の問題，健常側機能の問題などが予後予測に加味されなければならないと考える。

2．在宅復帰時の移乗，移動動作の予後予測

症例Ⅳと同様に回復期病院に転院（45病日）の段階で本症例の在宅復帰時（90病日）の移乗（ベッド移乗，トイレ移乗，浴槽移乗），移動動作の自立度を予測する。予測因子として①対数曲線式予後予測法を用いたFIM予測，②ADL構造解析図を用いた自立度予測を用いる。今回も15, 45病日の情報をもとに予後予測を行う。

1）各因子を用いた予後予測

（1）対数曲線式予後予測法を用いたFIM予測

図Ⅲ-21が本症例における対数曲線式予後予測法である。15病日の運動項目の合計点（29点），45病日の運動項目の合計点（36点）を予測法に代入すると，90病日の運動項目の合計点は41点と予測される。

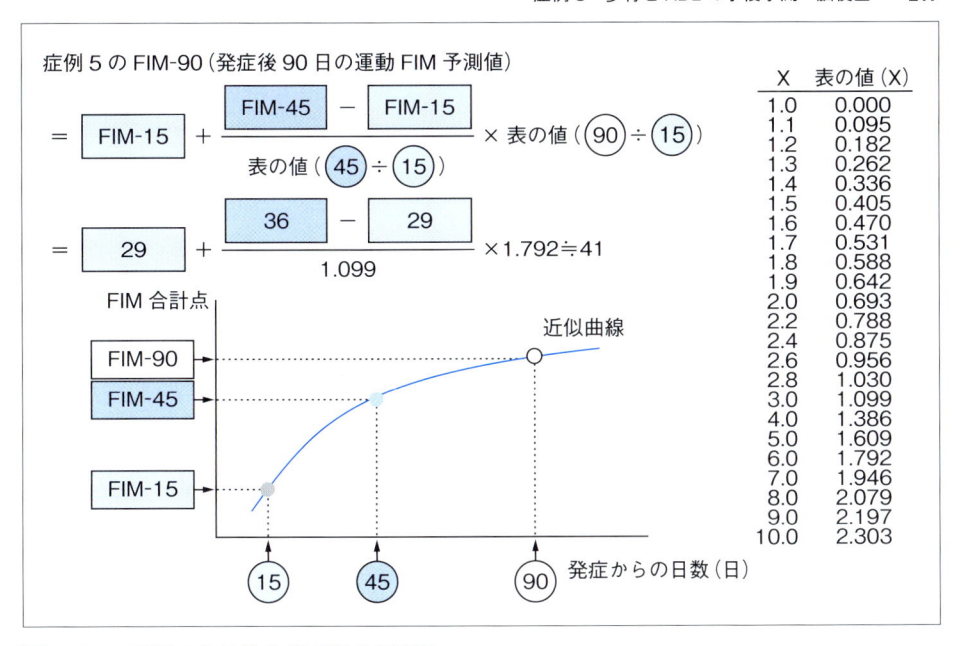

症例5のFIM-90（発症後90日の運動FIM予測値）

= FIM-15 + (FIM-45 − FIM-15) / 表の値(45÷15) × 表の値(90÷15)

= 29 + (36 − 29) / 1.099 × 1.792 ≒ 41

X	表の値(X)
1.0	0.000
1.1	0.095
1.2	0.182
1.3	0.262
1.4	0.336
1.5	0.405
1.6	0.470
1.7	0.531
1.8	0.588
1.9	0.642
2.0	0.693
2.2	0.788
2.4	0.875
2.6	0.956
2.8	1.030
3.0	1.099
4.0	1.386
5.0	1.609
6.0	1.792
7.0	1.946
8.0	2.079
9.0	2.197
10.0	2.303

図Ⅲ-21　症例5の対数曲線式予後予測法

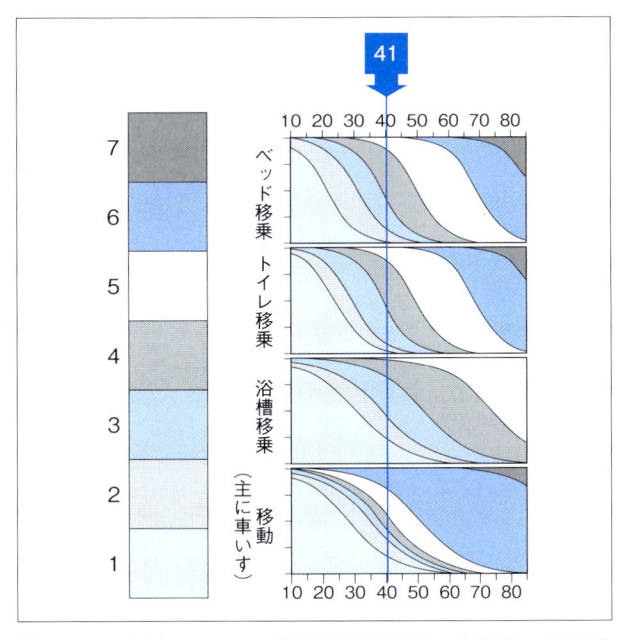

図Ⅲ-22　症例5のADL構造解析図を用いた移乗・移動動作の自立度予測

(2) ADL構造解析図を用いた自立度予測

予測した90病日の運動項目の合計点（41点）をADL構造解析図に縦軸にとり，各運動項目のFIMの点数，自立度を予測することができる（図Ⅲ-22）。

2) 予後予測のまとめ

各項目のFIM予測点数，自立度は以下のとおりとなる。ベッド移乗（予測点数：

表Ⅲ-4 症例5の退院時の移乗動作の自立度予測，結果

項目	予測		結果	
	予測 FIM	自立確率	FIM	適中度
ベッド移乗	1〜5	0%	3	◎
トイレ移乗	1〜5	0%	3	◎
浴槽移乗	1〜5	0%	2	◎
移動	1〜6	20%	4	○

1〜5点，自立度0%），トイレ移乗（予測点数：1〜5点，自立度0%），浴槽移乗（予測点数：1〜5点，自立度0%），移動（予測点数：1〜6点，自立度20%）（表Ⅲ-4）。移乗，移動動作の自立可能項目は低確率ではあるが移動のみであり，ベッド移乗，トイレ移乗，浴槽移乗は高確率で要介助レベルにとどまると予測される。

3）移乗，移動動作の予後予測と実際の結果との比較

自宅退院時（90病日）にはベッド移乗，トイレ移乗，浴槽移乗，移動すべてが要介助レベル（ベッド移乗：3点，トイレ移乗：3点，浴槽移乗：2点，移動：4点）であった（表Ⅲ-4）。ベッド移乗，トイレ移乗，浴槽移乗は予測どおりの結果となった。移動に関しても確率的には予測に近い結果となった。

4）考察

本症例の移乗・移動動作の予後予測に関しては予測どおりの結果になったと考えてよい。やはり，時間経過を含むこの予測法が優れていることやADL構造が施設や年齢にかかわらず一定していることなどが寄与したものと考えられる。

[引用文献]

1) 前田真治：我々が用いている脳卒中の予後予測Ⅳ．臨床リハ 10：320-325，2001
2) 二木 立：脳卒中患者の障害の構造の研究．総合リハ 11：465-476，1983
3) 二木 立：脳卒中リハビリテーション患者の早期自立度予測．リハ医学 19：201-223，1982
4) 石神重信：我々が用いている脳卒中の予後予測Ⅴ．臨床リハ 10：326-330，2001
5) Veerbeek JM van Weqen EE, Harmeling-van der Wel BC, et al：Is accurate prediction of gait in nonambulatory stroke patients possible within 72 hours poststroke? The EPOS study. *Neurorehabil Neural Repair* 25：268-274，2011

（梅田幸嗣）

症例 6

歩行と ADL の予後予測
―くも膜下出血

1 症例情報

59歳，女性

身長：152 cm

体重：40 kg

診断名：くも膜下出血（subarachnoid hemorrhage；SAH）（前交通動脈瘤破裂）

既往歴：高血圧

現病歴：自宅内で倒れているところを家人に発見された．当院に救急搬送され，上記診断のもとにコイル塞栓術，スパイナルドレナージ術を施行

検査所見：CT；くも膜下腔に高吸収域が広がる（図Ⅲ-23）。前交通動脈瘤に対してコイル塞栓術が施行される（図Ⅲ-24）。Fisher の分類；Group 3（第Ⅱ章第4章，表Ⅱ-37 参照⇒139頁），Hunt & Kosnik の分類；Grade 4（第Ⅱ章第4章，表Ⅱ-39 参照⇒141頁）

初期（4病日）の理学療法評価：

　　意識レベル：Glasgow Coma Scale（GCS）4-5-6

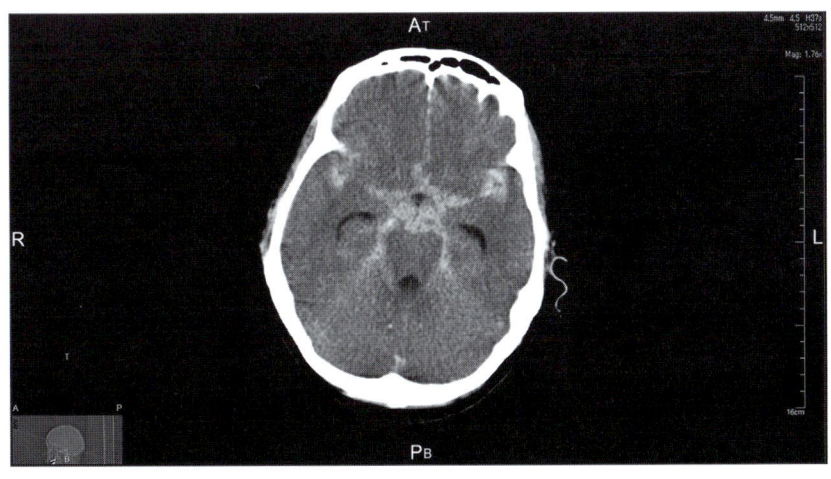

図Ⅲ-23　症例6の SAH CT 画像

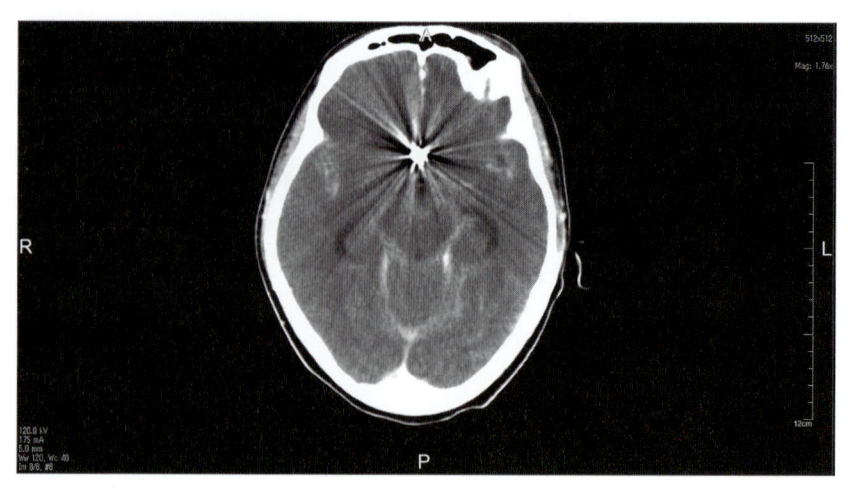

図Ⅲ-24 症例6のSAHコイル塞栓術後のCT画像

コミュニケーション：良好
状況判断：軽度低下（上肢にミトン装着中）
運動指示理解：良好
改訂版長谷川式簡易知能評価スケール（Hasgawa Dementia Scale Revised；HDS-R）：30/30
関節可動域（range of motion；ROM）：正常
Brunnstrom Stage（以下BS）左上肢-手指-下肢：Ⅵ-Ⅵ-Ⅴ（足関節背屈困難）
粗大筋力：4
筋緊張：左上下肢軽度亢進
深部腱反射：左上腕二頭筋，大胸筋，膝蓋腱；2＋，他は＋
病的反射：陰性
安静度：スパイナルドレナージをクランプ下，ベッド上座位まで許可。
寝返り：自力で可。起き上がり：要ギャッジアップ。座位保持（胡座位）：自力で可。起立，立位保持，歩行：困難（安静度制限により）。
機能的自立度評価法（Functional Independence Measure；FIM）：52点（減点項目：整容，清拭，更衣，トイレ動作，排尿・排便管理，移乗，歩行，階段，社会的交流，問題解決）

2 予後予測の実際

1. 退院時 ADL の予後予測

　発症時の情報（年齢，重症度，意識障害）に基づいて本症例の退院時 ADL の予後予測を行う。予測因子として①退院時 FIM の予後予測，②決定木（CART）分析による予後予測を用いる。

1) 各因子の予後予測

（1）退院時 FIM の予後予測

　図Ⅲ-25 は SAH の回帰式予後予測である[1]。図Ⅲ-25 の計算式に年齢：59，Hunt & Kosnik：4，Fisher：3 を代入する。

　　FIM = 226.05 − 1.33 × 59 − 8.02 × 4 − 9.11 × 3 = 88.17 ≒ 88

　本症例の退院時の FIM は 88 点と予測される。

（2）決定木（CART）分析による予後予測

　図Ⅲ-26 は CART による決定木式予後予測である[2]。カートに年齢：59，Fisher：3，意識障害：6 日間以下を代入すると，本症例は ADL 自立と予測される。

2) 予後予測のまとめ

　本症例の退院時 ADL の予後予測は年齢，SAH の重傷度，意識障害を鑑みると，予後良好で ADL 自立（FIM 88 点）と予測される。

3) 目標

　本症例の目標を以下に提示する。

　退院時：ADL 自立

4) 理学療法プログラム

　本症例において実施した理学療法プログラムを以下に提示する。

　①廃用予防のためのストレッチ，筋力強化練習

　②安静度に応じて基本動作・歩行練習

5) 理学療法経過

　本症例の経過を以下に示す。

　4 病日：理学療法開始。

　17 病日：スパイナルドレナージ抜去。

FIM = 226.05 − 1.33 × age − 8.02 × H&K − 9.11 × Fisher
Adjusted R^2 = 0.431

図Ⅲ-25　SAH の回帰式による予後予測
（Miyakoshi K, Hadeishi H, Iai S：Prediction Model of Functional Outcome in Patients with Acute Subarachnoid Hemorrhage using Stepwise Regression Analysis. Cerebrovascular Disease 29, 2010 より）

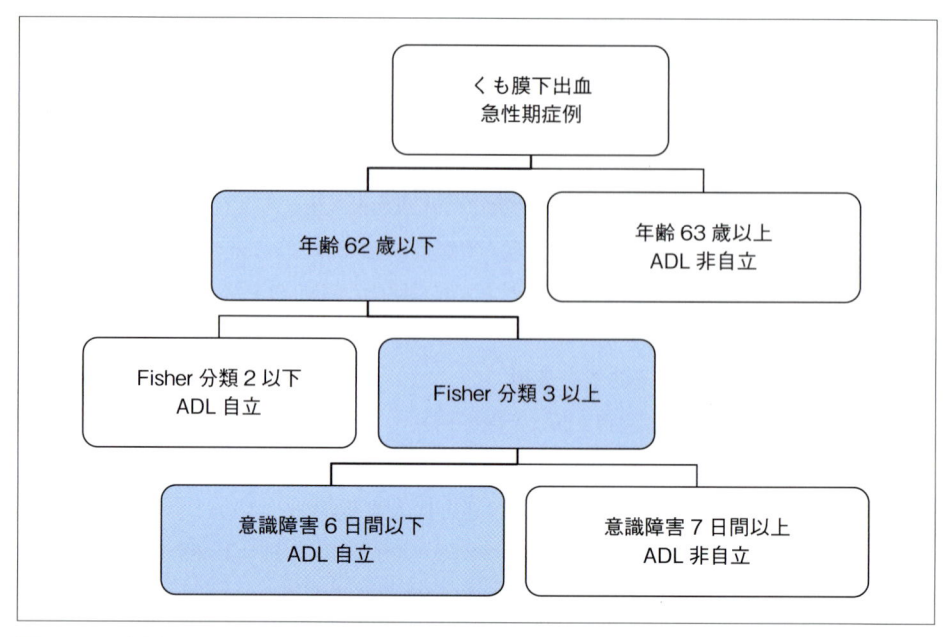

```
           くも膜下出血
           急性期症例
          ┌────┴────┐
     年齢62歳以下        年齢63歳以上
                        ADL非自立
   ┌────┴────┐
Fisher分類2以下   Fisher分類3以上
  ADL自立       ┌────┴────┐
           意識障害6日間以下  意識障害7日間以上
              ADL自立        ADL非自立
```

図Ⅲ-26　症例6のCARTによる決定木式予後予測
イロアミ部分は症例6の機能予測。
〔宮越浩一，井合茂夫，波出石弘：くも膜下出血において退院時ADLに影響を与える因子の検討—Classification and regression trees (CART) を用いた予後予測の試み．脳卒中 30：69-71, 2008をもとに作成〕

18病日：安静度フリーとなる。起立，立位保持は自力で可能。

19病日：歩行開始。監視下独歩にて50m以上可能（FIM 5/7）。すり足歩行を呈する。

20病日：頭頸部痛が出現。四肢に筋固縮（右＞左）を呈し，歩行時にはすり足などのパーキンソン様歩行を呈し，連続歩行は10mも困難。

24病日：CT所見上水頭症を呈しており，VPシャント術を施行。

25病日：頭頸部痛が残存，離床困難であった。

26病日：疼痛が消失，離床可能となったため，歩行を実施。パーキンソン様歩行も消失し，病棟1周（200m）が可能となる（FIM 5/7）。

27病日：低髄圧症候群による頭頸部痛が生じ，離床に難渋し，歩行困難となる。

31病日：頭痛は軽減し，リハビリテーション室に出棟可能となる（監視下独歩）。病棟内ADLは全自立。

42病日：自宅退院となる。

6）退院時評価（41病日）

意識レベル：GCS 4-5-6

コミュニケーション：良好

高次脳機能：ほとんどの検査で正常，注意のみやや減点

安静度：フリー

ROM：正常

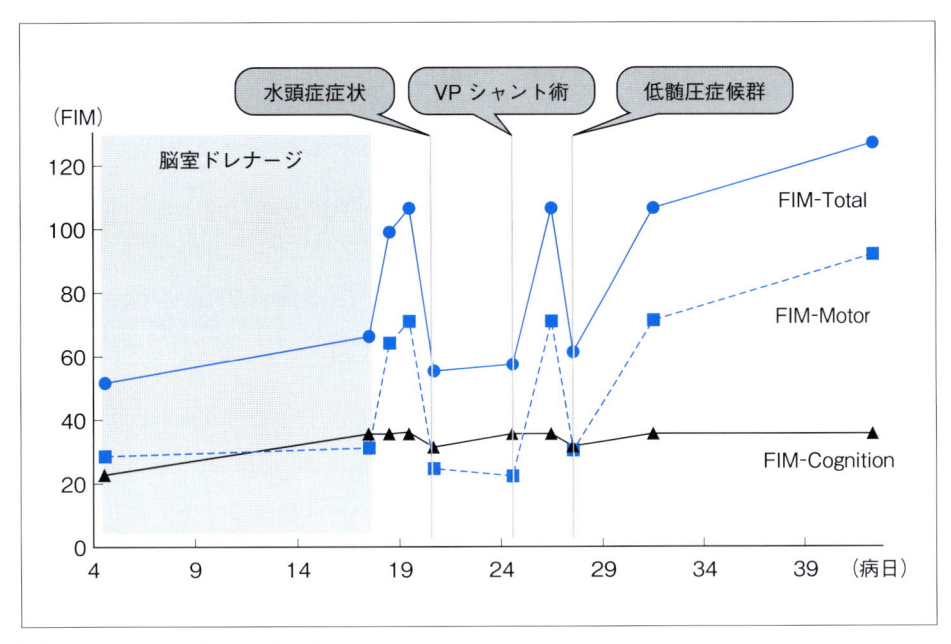

図Ⅲ-27 症例6のFIMの変遷

BS左上肢-手指-下肢：Ⅵ-Ⅵ-Ⅵ

粗大筋力：5

筋緊張：正常

深部腱反射：＋

病的反射：陰性

バランス：安定

基本動作：全自立

歩行：独歩，歩容安定，10m；9秒19歩，6分間歩行テスト（6 Minutes Walk Test；6MWT）；402m

ADL：FIM 126点。

7) 予後予測と実際の結果との比較

本症例のADLの予後予測の結果は，経過のなかで水頭症症状，VPシャント術施行，低髄圧症候群の影響によりFIMの点数に変動がみられたものの，退院時には歩行自立，FIM 126点となっており，ADL自立（FIM 88点）という予測以上の回復がみられた（図Ⅲ-27）。予後良好という予後予測のとおりの結果になった。

8) 考察

脳卒中（小脳テントより上の病変）では回復は対数曲線的な経過をたどるが，SAHでは手術や合併症（水頭症など）により回復が遅れる場合が多く，意識障害の有無により予後が大きく変動し，一般の脳卒中予後予測法では予後予測が困難とされている。本症例においても回復に大きな変動がみられた（図Ⅲ-27）。そのなかで本症例の予後予測に関しては予測どおりの結果が得られた。これは本症例に用いた予後予測法が

SAHに特化した予測法だからである。SAHの回復は上記のような特異的なパターンを呈することを理解し，SAHに特化した予測法を用いることが重要と考える。

[引用文献]
1) Miyakoshi K, Hadeishi H, Iai S：Prediction Model of Functional Outcome in Patients with Acute Subarachnoid Hemorrhage using Stepwise Regression Analysis. Cerebrovascular Disease 29, 2010
2) 宮越浩一，井合茂夫，波出石弘：くも膜下出血において退院時ADLに影響を与える因子の検討―Classification and regression trees (CART) を用いた予後予測の試み．脳卒中 30：69-71，2008

（梅田幸嗣）

症例 7

自宅復帰率の予測

1 症例情報

82歳,男性

診断名：脳梗塞(左視床～内包後脚)

障害名：右片麻痺,構音障害

併存症：高血圧症,糖尿病

現病歴：右上下肢の脱力が出現。急性期病院にて保存的加療の後,第30病日に回復期病院へ転院。

既往歴：急性虫垂炎(術後),白内障

社会的背景：無職。妻(75歳)との2人暮らし。経済的状況は問題なし。長男・長女は遠方に在住。

病前日常生活活動 (activities of daily living；ADL)：すべて自立。毎日畑で農作物を育てるのが趣味であった。

入院時現症：

意識,見当識,コミュニケーション：問題なし

右片麻痺：SIAS 運動項目(11/221) 体幹3

徒手筋力検査(Manual Muscle Testing；MMT)：左上下肢ともに MMT 5

握力(右/左)：0kg/26kg

右上肢下肢：ともに重度感覚低下

Mini-Mental State Examination(MMSE)：23/30点

明らかな高次脳機能障害は認めず

入院時機能的自立度評価法(Functional Independence Measure；FIM)：58点(運動項目30点,認知項目28点)(表Ⅲ-5)

入院後経過(第60病日)：

回復期病院に入院してから約30日経過し,右片麻痺は SIAS 運動項目(11/221)と変わりなし。訓練意欲は十分で,麻痺側下肢に短下肢装具を装着し,理学療法士(PT)介助下に杖を使用して立位歩行訓練を積極的に行っている。病棟内移動は車椅子で

自立．車椅子からベッドおよびトイレ移乗は手すり支持にて軽度介助を要する。尿意・便意は保たれ，普段トイレの際は毎回ナースコールにて呼び出しは確実に行えるが，入院してから一度尿便失禁を認めた。トイレ内動作は未だ立位保持に不安定性を伴うため，看護師が下衣の上げ下げを介助している。現在の FIM は 73 点（運動項目 45 点，認知項目 28 点）。

入院時の相談では本人は自宅復帰を強く希望する一方，妻は自宅復帰した後の介護の心配をしており，本人が身の回りの世話を自立できない場合は施設などの選択肢も視野に入れたいとのことをほのめかしていた。入院後，妻の本人への面会は週 2 回程度はあるものの，妻自身の高齢による体力低下がうかがわれ，転帰先に関してはいつも悩んでいる様子であり，現在のところ自宅復帰へ向けた積極的な姿勢は明らかには認められない。

表Ⅲ-5 入院時（第 30 病日）と現在（第 60 病日）の FIM

	入院時 （第 30 病日）	現在 （第 60 病日）
FIM 運動項目	30	45
食事	5	6
排尿コントロール	4	4
排便コントロール	4	4
整容	3	4
ベッド/車椅子移乗	2	4
トイレ移乗	2	4
更衣（上半身）	2	4
トイレ動作	2	4
更衣（下半身）	2	3
歩行/車椅子移動	1	4
清拭	1	2
浴槽移乗	1	1
階段	1	1
FIM 認知項目	28	28
理解	6	6
表出	6	6
社会的交流	5	5
問題解決	5	5
記憶	6	6

2 予後予測の実際

自宅復帰率を求めるためには，まず FIM 予測法（第Ⅱ部第 5 章-③『FIM による脳卒中 ADL 予後予測法』参照⇒ 149～158 頁）に従い，退院時に予測される FIM を求めなければならない。

退院までの入院期間は経過やリハビリテーション（以下リハ）アプローチの仕方，家族事情によっても異なるが，ここで仮に①入院期間を約 3 か月間（90 日）に目標を設定した場合を考える。この場合，退院時における発症してからの期間は 30＋90＝120（日）となるので，求めるものは第 120 病日の FIM（FIM-120）である。FIM-120＝58＋（15／0.693）×1.386≒88.0（点）と計算され，約 3 か月間入院後の退院時 FIM は約 88 点と予測される（図Ⅲ-28）。一方，②入院期間を約 5 か月間（150 日）と設定した場合，求めるものは第 180 病日の FIM（FIM-180）である。FIM-180＝58＋（15／0.693）×1.792≒96.8（点）より，約 5 か月間入院後の退院時 FIM は約 97 点と予測される（図Ⅲ-29）。

以上の退院時に予測される FIM を用いて，自宅復帰率を求める（第Ⅱ部第 5 章-⑤『自宅復帰率』参照⇒ 163～168 頁）。入院後の経過から察する限り，家族（妻）の協力度

FIM-120（第120病日のFIM予測値）

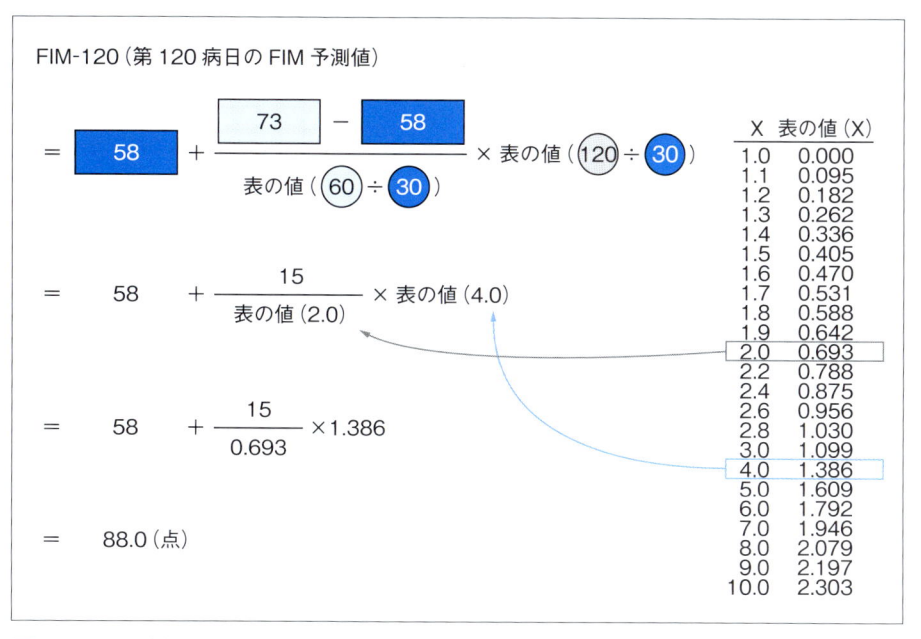

$$= 58 + \frac{73 - 58}{\text{表の値}(60 \div 30)} \times \text{表の値}(120 \div 30)$$

$$= 58 + \frac{15}{\text{表の値}(2.0)} \times \text{表の値}(4.0)$$

$$= 58 + \frac{15}{0.693} \times 1.386$$

$$= 88.0\,(点)$$

X	表の値(X)
1.0	0.000
1.1	0.095
1.2	0.182
1.3	0.262
1.4	0.336
1.5	0.405
1.6	0.470
1.7	0.531
1.8	0.588
1.9	0.642
2.0	0.693
2.2	0.788
2.4	0.875
2.6	0.956
2.8	1.030
3.0	1.099
4.0	1.386
5.0	1.609
6.0	1.792
7.0	1.946
8.0	2.079
9.0	2.197
10.0	2.303

図Ⅲ-28 入院期間3か月間の場合（第120病日の退院）に予測されるFIM（FIM-120）

FIM-180（第180病日のFIM予測値）

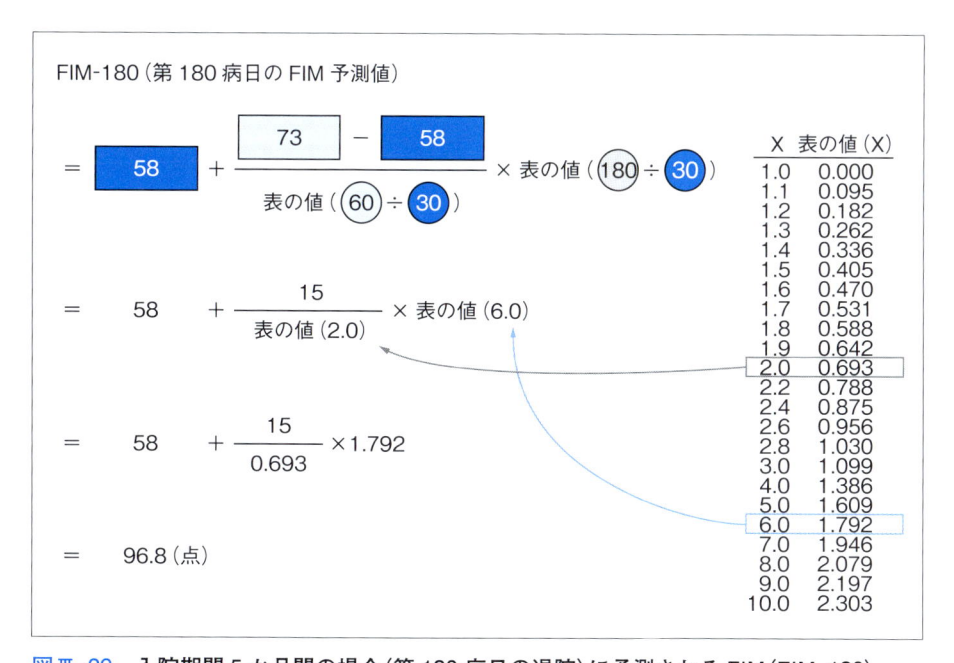

$$= 58 + \frac{73 - 58}{\text{表の値}(60 \div 30)} \times \text{表の値}(180 \div 30)$$

$$= 58 + \frac{15}{\text{表の値}(2.0)} \times \text{表の値}(6.0)$$

$$= 58 + \frac{15}{0.693} \times 1.792$$

$$= 96.8\,(点)$$

X	表の値(X)
1.0	0.000
1.1	0.095
1.2	0.182
1.3	0.262
1.4	0.336
1.5	0.405
1.6	0.470
1.7	0.531
1.8	0.588
1.9	0.642
2.0	0.693
2.2	0.788
2.4	0.875
2.6	0.956
2.8	1.030
3.0	1.099
4.0	1.386
5.0	1.609
6.0	1.792
7.0	1.946
8.0	2.079
9.0	2.197
10.0	2.303

図Ⅲ-29 入院期間5か月間の場合（第180病日の退院）に予測されるFIM（FIM-180）

は3（週2回程度の面会のみ）と決定される。①入院期間約3か月間の場合，自宅復帰Index＝88＋（1×3）×10－60＝58となり，自宅復帰Index-自宅復帰率相関図から決定されるおよその自宅復帰率は，約55％と予測される（図Ⅲ-30）。一方，②入院期間が約5か月間の場合，自宅復帰Index＝97＋（1×3）×10－60＝67となり，同様に予測される自宅復帰率は，約65％となる。

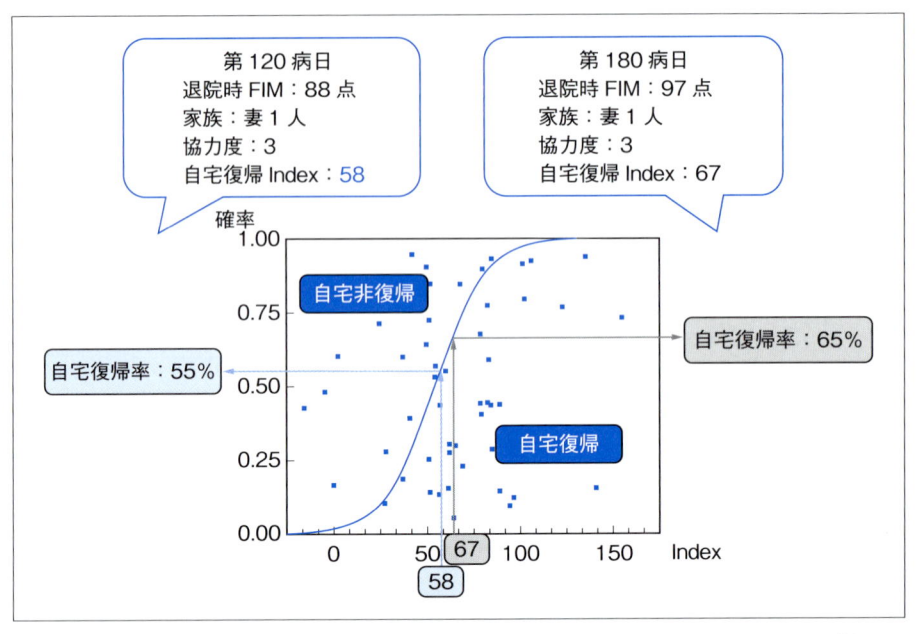

図Ⅲ-30 家族の協力度が3の場合の入院期間約3か月（第120病日）と約5か月（第180病日）の在宅復帰率

3 考察

1. 予測結果の考察

　まずADLの回復に関して，①入院期間約3か月間の場合に比べ，②入院期間約5か月間の場合では約2か月の入院期間の延長のなかで約9点の明らかなFIMの改善が見込まれるため，本症例は入院によるリハを少なくとも5か月間は継続する適応のある症例と考えられる。回復曲線を描いてみると理解しやすいが（図Ⅲ-31），少なくとも90日程度の入院でADLの回復がプラトーに達することは考えられないため，可能な限り150日（一般的な回復期リハでは高次脳機能障害を伴わない限り，150日が現行の制度では算定上限である）の入院リハ継続が勧められる。また，本症例は失語症や高次脳機能障害，重篤な合併症などを伴っていないことからも，大きなリハ阻害因子が認められず，長期にわたりリハ効果が持続していることがわかる。

　一方，自宅復帰率に関しては，①入院期間約3か月間の場合の約55％に比べ，②入院期間約5か月間の場合では約65％と多少の自宅復帰率の向上は得られるものの，この確率で本当に自宅復帰を目標にしていいかどうかは疑問が残る。ここで重要となるのが家族（妻）の協力度である。本症例では入院後（第60病日）までの経過においては，協力度としては3と決して高くはない。その理由の一つとして，発症して間もないため，配偶者に退院後の在宅生活のイメージができておらず，将来の不安と転帰先の迷いのために積極的に協力することができていないことが考えられる。本症例にお

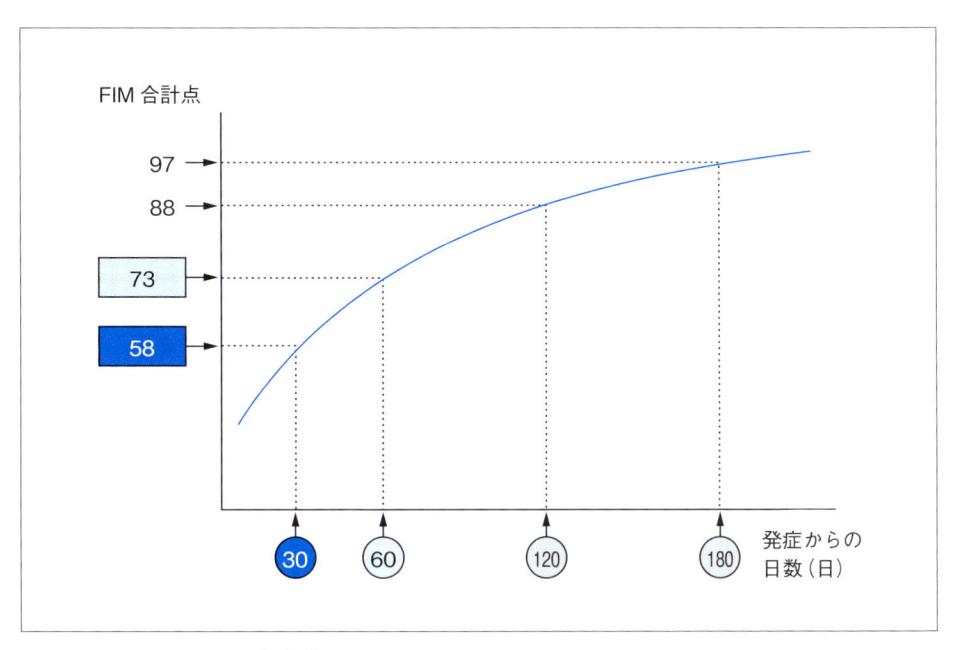

図Ⅲ-31 予測される回復曲線

いては，妻としては「身の回りのことが自立できない場合は老人保健施設などの選択肢も視野に入れたい」とのことであったが，入院時点では本人がどこまで回復するのか患者家族は知る術もない。たとえ医療者側が「自宅復帰を目標にします」と掲げても，本当に転帰先を自宅に想定してしまって大丈夫であろうか，と不安が増してしまうことは無理もない話であり，こういった患者家族の思いは実際の臨床現場でもよく耳にする。特に転帰先に関しては，自宅復帰か否かという2つの大きな選択であるため，リハに関わる医療者にとって大事なことは，一連の予後予測は自分たちだけで共有するものではなく，家族とも共有することである。そうすることで予後予測は初めてその意義を全うするものと考えている。筆者であれば下記のような説明を行うであろう。

2. 実際の家族説明

「入院後1か月が経過し，リハを阻害する大きな合併症もなく，順調にリハが進んでいる。現在のところ未だ移乗や移動に介助を要するが，身の回りのセルフケアは改善して自立しつつある。1か月の伸び具合から予測される入院期間は150日くらいで，退院時にはFIM約97点くらいと予測される。もし認知機能の大きな変化がないと考えれば，運動機能のFIMは約70点と予測される。運動機能で具体的に想定されることは，ADL構造解析図を用いると（Ⅱ部第5章-④『脳卒中患者のADL構造解析』参照⇒158〜162頁），食事，整容，排尿・排便コントロールに関しては，以前より時間はかかるかもしれないが自立する可能性が非常に高い（図Ⅲ-32）。また，日常多く行われるベッドやトイレ移乗，トイレ動作や更衣に関しては完全な自立は難しいかもしれないが，妻が見守ってさえいれば自分だけで行える可能性が高く，少なくとも妻が身体的に体力を要するような介護は必要ないであろう。浴槽移乗に関しては，軽く

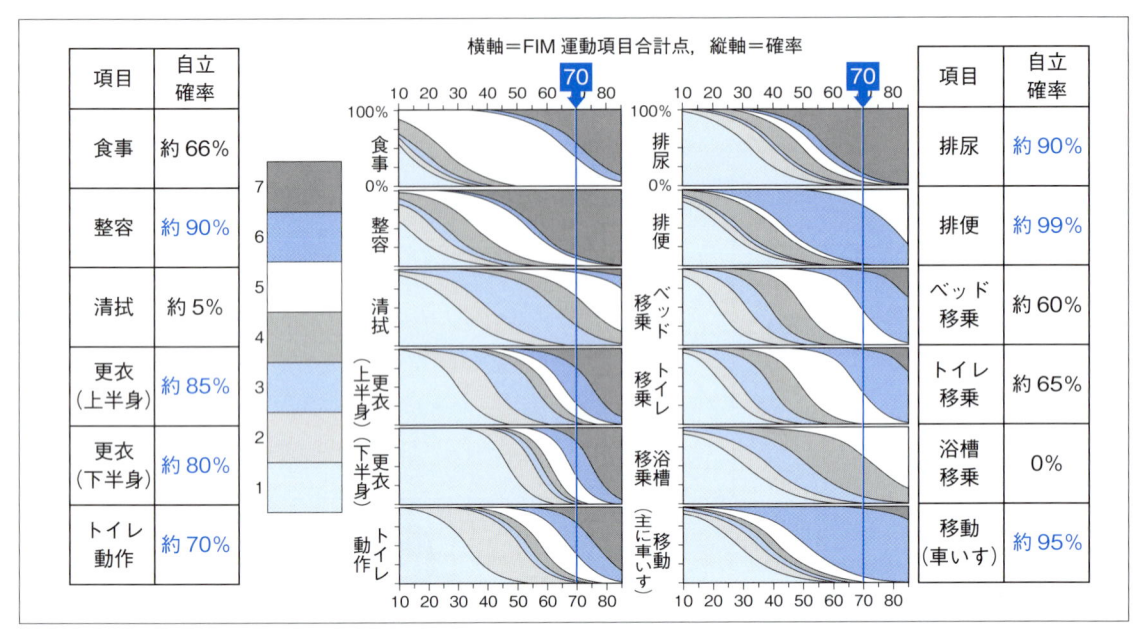

図Ⅲ-32 FIM運動70点の際の各運動項目の自立確率

支えが必要になる可能性もあるが，不安であれば介護保険を利用してヘルパーなどに介助を依頼してもよい．移動に関しては，少なくとも屋内の車椅子移動は自立すると予測されるが，元々の身体機能も高く，訓練の経過や装具・杖などの補助具の使用，手すりの設置など環境の調整によっては屋内を歩行で移動できる可能性も十分あり，可能な限り歩行の再獲得を目標にしていく．ただし，これらはあくまで予測であるので，予測をさらに上回るような回復を目指して，引き続き積極的に歩行訓練とADL訓練を行っていく．さらに，家族も本人の意欲向上や訓練への参加に協力してもらえれば，予測以上に改善することは十分期待される．以上から考えて，自宅復帰を目標に訓練や準備をしていくことになんら不思議はない．何より本人が元の生活に可能な限り近い形を取り戻して自宅復帰を希望しており，長期間の入院とリハを頑張っている努力を無駄にせず，ともに自宅復帰を目標に最大限努力していきたい」

もちろん専門用語はわかりやすい言葉に置き換えるが，以上のような形で家族への説明を行うと，それまで全く見えていなかった自宅生活のイメージが，少しは具体的に見えてくるのではないだろうか．自宅復帰後の予測としては，結果的に本人が元の通りにADLが完全自立することは難しいが，特に身体面において大きな負担がないとわかるだけでも家族の不安は取り除かれる可能性がある．また本人の回復度や家族の協力次第では屋内歩行も期待されることで，家族の意欲も上がり，積極的に面会や訓練に参加してもらえるかもしれない．そうすると，家族協力度が上がることから，自宅復帰率の予測の概念からは，さらに自宅復帰率の上昇が期待される．勝手ながら，筆者はこれを「自宅復帰へ向けたフィード・フォワード効果」と呼んでいる．すなわち，自宅復帰という未来を想定し，家族の積極的な姿勢を呼び起こして協力を得ることで，

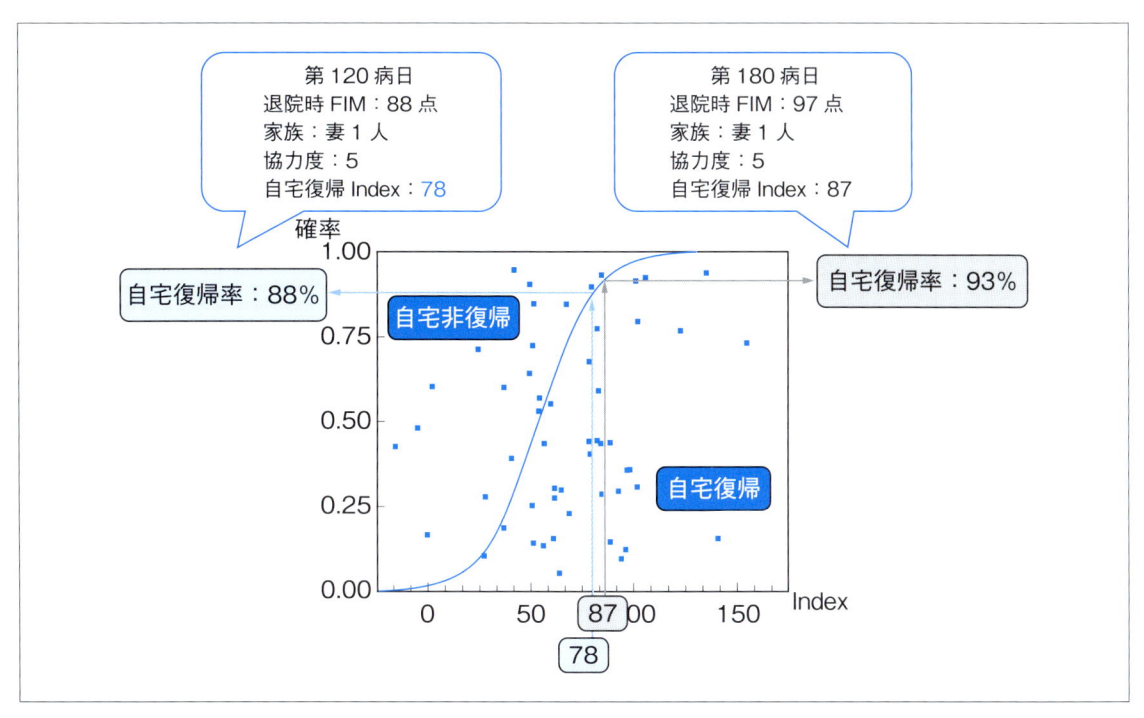

図Ⅲ-33 家族の協力度が5の場合の入院期間約3か月（第120病日）と約5か月（第180病日）の在宅復帰率

自宅復帰に向けた正の循環を作り出すことである．もちろん脳卒中患者自身は多様の病態を呈し，その家族背景も多様であるため，この循環を作り出すことは一概に容易であるとはいえないかもしれない．しかし，少しでも自宅復帰できる可能性を模索して家族とともに議論することは，リハに従事する医療者であれば厭わないはずである．

3. 家族要因の重要性

ここで，上記のような予後予測の説明後，妻の協力が得られ，家族の協力度が上がると仮定して再度自宅復帰率を計算してみる．ほぼ毎日のように面会があり，本人と一緒にリハへ参加する場面も増えてくると考え，家族の協力度が5（ほぼ毎日面会し，病棟でのADL訓練に参加）に上がるとする．①入院期間約3か月間の場合，自宅復帰Index＝88＋(1×5)×10－60＝78，②入院期間約5か月間の場合，自宅復帰Index＝97＋(1×5)×10－60＝87となり，自宅復帰Index-自宅復帰率相関図から得られる自宅復帰率は，①入院期間約3か月間の場合は約88％，②入院期間約5か月間の場合は約93％と非常に高い確率で自宅復帰できることが予測される（図Ⅲ-33）．家族の協力が得られることで協力度が3から5に上昇したため，自宅復帰Indexは(5－3)×10＝20上昇する一方，自宅復帰率はそれぞれ30％程度上昇している．これは，自宅復帰Index-自宅復帰率相関図において，回帰曲線がS字曲線となっており，中心の変曲点（自宅復帰Index 50，自宅復帰率50％の点）に近いほど変化量が多くなるためである．つまり，自宅復帰Indexが50に近い場合ほど，自宅復帰率は家族の協力度に影響を受けやすい，ということである．このように，家族ただ1人の協力度だ

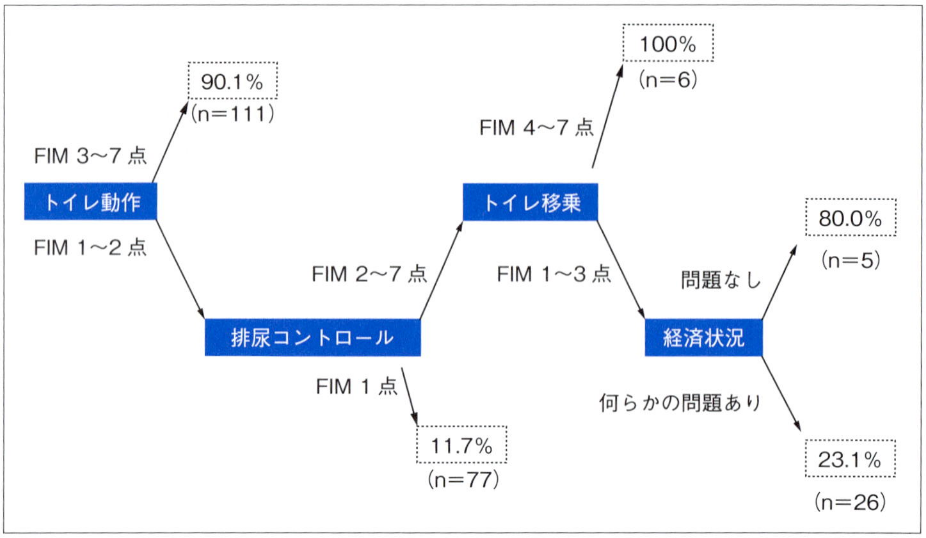

図Ⅲ-34 入院時FIMによるCARTからの自宅復帰率予測
(Falconer JA, Naughton BJ, Dunlop DD, et al：Predicting stroke inpatient rehabilitation outcome using a classification tree approach. *Arch Phys Med Rehabil* 75：619-625, 1994 より)

けでも自宅復帰率が大きく左右されることは，臨床的感覚と全く矛盾していない。

　当然ながら，リハに関わる医療者であれば誰しもが思っているように，家族要因は自宅復帰にあたっては非常に重要である。第Ⅱ部第5章-5『自宅復帰率』の項(⇒163～168頁)でも述べたように，自宅復帰Indexにおいては非常に協力的な家族は1人当たりFIMで換算すれば50点に相当することがわかり，少なくとも2人そのような家族がいれば自宅復帰Indexとともに自宅復帰率は大きく上昇する。たとえば，どんなに重度の介助が必要な症例でも，献身的な家族(たとえば妻と長女)が自宅で常時介護する覚悟を決めている場合は，あらゆるサービスを駆使してでも自宅復帰していくであろう。さらに逆にいえば，元々独居の場合，いくらFIMが高くても自宅復帰Indexは低値となるように，家族の協力がなければ自宅復帰は困難なことも容易に想像がつく。特に配偶者の有無に関しては，配偶者がない場合はそれだけで自宅復帰率が低くなるということを，Koyamaら[1]やNguyenら[2]も指摘している。

　ところで，従来の転帰先に関する予後予測として，上記のような一連の予後予測と同様に，FIMを用いたFalconerら[3]の予後予測がある。本症例においては，入院時のトイレ動作2点，排尿コントロール4点，トイレ移乗2点，経済状況は問題ない，ということから，図Ⅲ-34のような決定木分析(Classification and Regression Trees；CART)により，自宅復帰率は80%程度と比較的高いことがわかり，自宅復帰の可能性が高いことが示唆される。このように，従来の予後予測法でもある程度の予後予測が可能となるが，この予後予測には家族背景が考慮されていない。すると，経済状況は問題なくても家族の協力度が十分得られない場合は自宅復帰できない可能性もあり，予後予測法としては幾分問題となる。この場合，「経済状況」という分類を広義の「社会的背景」ととらえて家族背景も含めれば，予後予測法としては大きな問題

はないと考えられる．

　FIMを用いた具体的な予後予測で家族に自宅復帰へのイメージを示すことができ，家族の協力を得て「自宅復帰へ向けたフィード・フォワード効果」を作り出すことでさらに自宅復帰率が上がる可能性があるという意味において，FIMを用いた一連の予後予測が優れていることは明らかである．さらに，「家族の協力度」という，一般的に予後予測の変量としては過去にあまり考慮されず，また定量化し難い概念を自宅復帰率に反映したことは，既存の予後予測からすると画期的であると考えられる．自宅復帰にあたっては患者本人の機能改善だけではなく家族要因も大きく影響していることが，本症例から改めて理解できるのではないだろうか．

[引用文献]
1) Koyama T, Sako Y, Konta M, et al：Poststroke discharge destination：functional independence and sociodemographic factors in urban Japan. *J Stroke Cerebrovasc Dis* 20：202-207, 2011
2) Nguyen TA, Page A, Aqqarwal A, et al：Social determinants of discharge destination for patients after stroke with low admission FIM instruments scores. *Arch Phys Med Rehabil* 88：740-744, 2007
3) Falconer JA, Naughton BJ, Dunlop DD, et al：Predicting stroke inpatient rehabilitation outcome using a classification tree approach. *Arch Phys Med Rehabil* 75：619-625, 1994

〈内山侑紀〉

Ⅳ 評価マニュアル

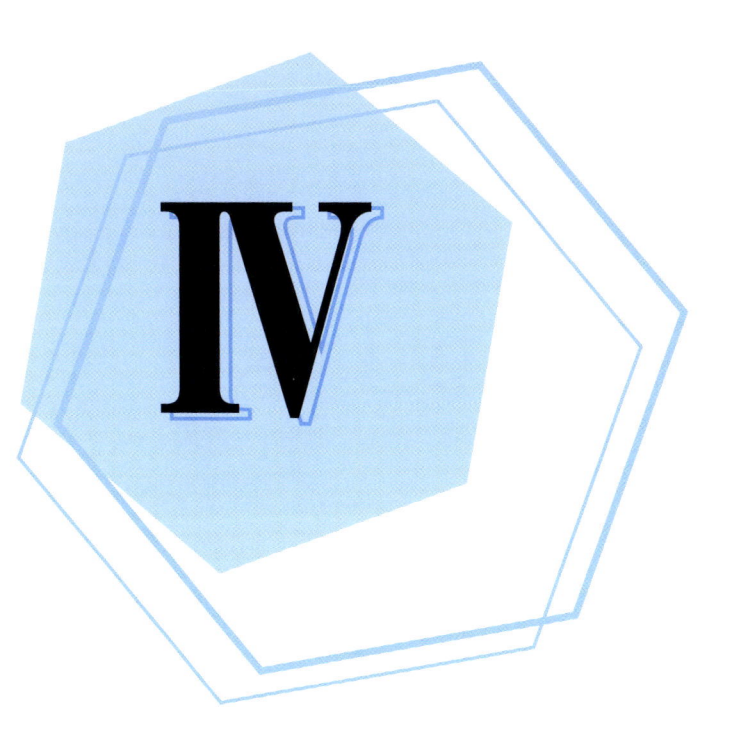

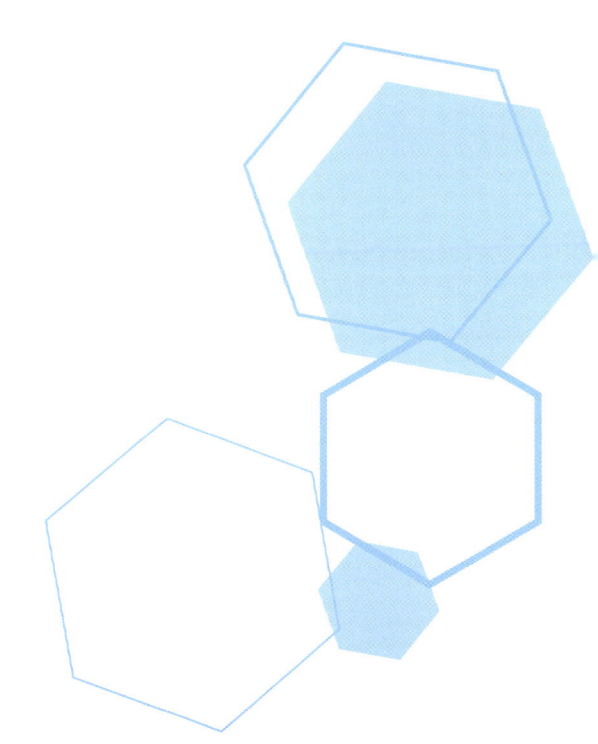

第1章 Motor Activity Log (MAL)

本章では，上肢機能評価のうち，わが国で馴染みの薄い，Motor Activity Log（MAL）の評価マニュアルを紹介する。

1 日本語版 MAL について

日本語版 MAL は Alabama 大学の Taub 教授および Uswatte 准教授より許可をいただき，作成した。また，作成にあたり，ご両人より適切なご助言もいただいた。

2 原典

- Van der Lee JH, Beckerman H, Knol DL, et al：Clinimetric properties of motor activity log for the assessment of arm use in hemiparetic patients. *Stroke* 35：1410-1414, 2004
- Uswatte G, Taub E, Morris D, et al：Reliability and validty of the upper-extremity Motor Activity Log-14 for measuring real-world arm use. *Stroke* 36：2493-2496, 2005
- 高橋香代子，道免和久，佐野恭子，他：新しい上肢運動機能評価法・日本語版 Motor Activity Log の信頼性と妥当性の検討．作業療法 28：628-636, 2009

3 動作項目

動作項目	評　価　時					
	開始時 年　月　日		終了時 年　月　日		中止時 年　月　日	
	AOU	QOM	AOU	QOM	AOU	QOM
① 本/新聞/雑誌を持って読む						
② タオルを使って顔や身体を拭く						
③ グラスを持ち上げる						
④ 歯ブラシを持って歯を磨く						
⑤ 髭剃り/化粧をする						
⑥ 鍵を使ってドアを開ける						
⑦ 手紙を書く/タイプを打つ						
⑧ 安定した立位を保持する						
⑨ 服の袖に手を通す						
⑩ 物を手で動かす						
⑪ フォークやスプーンを把持して食事をとる						
⑫ 髪をブラシや櫛でとかす						
⑬ 取っ手を把持してカップを持つ						
⑭ 服の前ボタンをとめる						
合計						
平均　(合計÷該当動作項目数)						

4 尺度(順序尺度)

1. AOU (amount of use；使用頻度)

0. 患側は全く使用していない(不使用：発症前の0％使用)
1. 場合により患側を使用するが，きわめてまれである(発症前の5％使用)
2. 時折患側を使用するが，ほとんどの場合は健側のみを使用(発症前の25％使用)
3. 脳卒中発症前の使用頻度の半分程度，患側を使用(発症前の50％使用)
4. 脳卒中発症前とほぼ同様の頻度で，患側を使用(発症前の75％使用)
5. 脳卒中発症前と同様の頻度で，患側を使用(発症前と同様)

2. QOM (quality of movement；動作の質)

0. 動作をするために，患側を全く使用していない(不使用)
1. 動作の過程で患側を動かすが，動作の助けにはなっていない(きわめて不十分)
2. 動作に患側を多少使用しているが，健側による介助が必要，または動作が緩慢か困難(不十分)
3. 動作に患側を使用しているが，動きがやや緩慢かつ不十分(やや十分)

4. 動作に患側を使用しており，動きもほぼ正常だが，スピードと正確さに劣る（ほぼ正常）
5. 脳卒中発症前と同様に，動作に患側を使用（正常）

※評価時は 0.5 点間隔で採点する。

5 評価用紙

AOU（amount of use；使用頻度）の 6 段階スケール「○○（動作項目）をするために，この一週間麻痺している手をどの位の頻度で使いましたか？」

0	1	2	3	4	5
全く使わなかった（発症前の 0％）	ほとんど使わなかった（発症前の 5％）	たまに使った（発症前の 25％）	発症前の半分くらい使った（発症前の 50％）	発症前とほぼ同じくらい使った（発症前の 75％）	発症前と同じくらい使った（発症前の 100％）

QOM（quality of movement；動作の質）の 6 段階スケール「○○（動作項目）をするために，この一週間麻痺している手をどの位上手に使えましたか？」

0	1	2	3	4	5
全く使わなかった	動作の助けにならない（きわめて不十分）	健側の介助が必要（不十分）	動きが遅く力が足りない（やや十分）	ほぼ正常だが，スピードに劣る（ほぼ正常）	発症前と同じ（正常）

6 評価方法

1. 評価法の概要

MAL は，被検者が日常生活活動のなかで患側をどの程度（質的・量的に）使っているかを評価するための構造面接法に基づく評価法である。被検者は，いくつかの日常生活活動（activities of daily living；ADL）について，どのくらいの頻度で患側を用い

たか（AOU）と，どのくらい上手に患側を用いたかどうか（QOM）について，決められたスケールにそって答える。スケールは別紙にプリントされており，被検者の正面に提示される。

2. スケール

AOU，QOMの2種類のスケール〔前出の 4 尺度（順序尺度）を参照〕があるが，必ずAOUのスケールから提示すること。評価者は，AOU・QOMのスケールを見せたうえで，AOU・QOMのそれぞれについて説明をする（原著ではここでMALデモ用ビデオを見せる）。評価者は，最初にAOUを評価した後にQOMを評価する。AOUで「0（ゼロ）」と回答した場合，その項目のQOMについては評価しなくてよい。

3. 評価手順

1）被検者MALについて説明する

被検者に不明点がないか，質問がないか，確認する。MALは実生活のなかで実際に行っているADLについての質問で，おそらく行えるであろうADLについての質問ではないことを，再度確認する。

2）被検者が発症前から麻痺側を動作に使用しているか否か

以下のように質問する。

「発症前，○○（動作項目）をするために，麻痺している手を使っていましたか？」と問い，発症前から使用していなかった動作については，除外項目としAOUとQOMの欄に「×（バツ）」を記入し，平均点を計算する際にも除外する。また，その理由についても説明してもらい，欄外に記載しておくこと。たとえば，禿頭の人にとって，「髪をブラシや櫛でとかす」動作や，利き手を用いる動作項目（「手紙を書く」）に対して麻痺側が非利き手である場合など。発症前に麻痺側を動作に使用していた場合は以下の設問を続ける。

3）AOU・QOMについてスケールを用いて答えてもらう（5 評価用紙参照）

(1) AOU（amount of use；使用頻度）

各動作項目について，AOUを6段階評価で問う。

「○○（動作項目）をするために，この1週間麻痺している手をどのくらいの頻度で使いましたか？　この6つの選択肢から選んでください。」と言い，6段階スケールを見せる。被検者が6段階評価の理解が難しい場合は，選択肢を朗読し，言い回しを変えて説明してもよい（例：「発症前と同じくらい使っていますか？」など）。健側のみで動作を行った場合や，動作が全介助であり患側を使用しなかった場合は，点数を「0」とする。被検者の答えに対しては，「～ですね」と記入前に再度確認すること。被検者が肯定的に答える場合は，患側についてのみ答えるように促し，健側による作業遂行と分別すること。

(2) QOM（quality of movement；動作の質）

各動作項目について，QOMを6段階評価で問う。「○○（動作項目）をするために，

麻痺している手をどのくらい上手に使えましたか？ この6つの選択肢から選んでください」と言い，6段階スケールを見せる。被検者が6段階評価の理解が難しい場合は，選択肢を朗読し，言い回しを変えて説明してもよい（例：「少し手を添える程度ですか？」「前と同じくらい上手に使えていますか？」など）。健側のみで動作を行った場合や，動作が全介助であり患側を使用しなかった場合は，点数を「0」とする。被検者の答えに対しては，「～ですね」と記入前に再度確認すること。患者が肯定的に答える場合は，患側についてのみ答えるように促し，健側による作業遂行と分別すること。

　　ⅰ．初回評価時，必要に応じて最初の6つの項目について，実際に行ってもらい評価することも有用である。
　　ⅱ．失語や高次脳機能障害により，設問の理解が困難な場合は，各動作項目をセラピストがデモンストレーションするなど，視覚提示をしてもよい。また，「0」と「5」がどのような尺度かを説明し，その間のどの辺りかを問うなどしてもよい。

4）答えを再確認し，さらに掘り下げて聞く

(1) 答えの再確認

　AOU・QOMともに，被検者の答え（スケール上の数値）は，質問に数値を当てはめた文章で復唱し，必ず確認をすること。たとえば「○○（動作項目）をするために，麻痺している手を（スケール上の数値）使ったのですね」，のように聞く。また，初期評価の際には，必ずいくつかの動作を被検者に行ってもらい，被検者と評価者の間で指標を一致させるように話し合う必要がある。たとえば，明らかに観察された機能レベルと被検者の答えの間に乖離があった場合，どのレベルがどのスケール上の数値であるかを話し合わねばならない（例：「あなたは今の動作を「5」のレベルだとお答えになりましたが，今の腕の動きはとてもゆっくりでした。なので，今のような動作であれば，この評価法では「2」のレベルであると思われます。どう思われますか？ 「2」でよろしいですか？」）。ただし，最終的なスケール上の数値は被検者の判断に任せ，評価者側の主観が入らないように注意し，誘導的な聞き方はしないこと（原著では，デモンストレーションのビデオを作製し，被検者に見せている）。

(2) 答えをさらに掘り下げて聞く

　評価時には，前回のスコアと比較しながら変化があったかどうかを確認すること。このとき，前回の評価用紙が被検者に見えないように注意する。たとえば，前回の評価用紙は別紙で覆った状態で評価者の隣に置いておくなど。被験者の回答が，前回のスコアと異なった場合（上がった場合，下がった場合），評価者は以下の質問をして，答えをさらに掘り下げて聞く必要がある。

　　ⅰ．「○○について，今回は前回（「先週」など具体的に）よりも点数が上がった（もしくは「下がった」）とお答えになりました。今回は○点で，前回は×点とお答えになっています。点数は異なっていますが，実際に変化はありましたか？」など（ポイント：評価表は被検者から見えないように配慮するが，この手続きをすべての評価で踏むほうが正確な点数を導き出すことができる。特に長い間，麻痺手

を使っていなかった被検者は初期評価の数値に疑念が残る場合が多いため，入念にⅰの手続きを行うことを勧める）。

ⅱ．「では，もう一度考えたうえで，何点だと思われますか？」

ⅲ．「△点というお答えでよいですね。よろしいですか？」もしよければ，次の質問に進む。もしよくないという回答であれば，ⅱの質問に戻り，再度聴取する。

4. 介護者への MAL 評価

　被検者による MAL 評価の信頼性を確かめるために，介護者や家族からみた患者の MAL のスコアも評価することも有用である。その際，被検者本人は同席してはいけない。また，介護者や家族とは，被検者と同居している者が望ましい。評価の方法については，被検者本人に対するものと全く同じであるが，設問の仕方を「○○さん（被検者の名前）が，先週…」のように変える必要がある。

5. 得点の算出方法

　MAL のすべての質問が終了した後，該当項目のスコアを足したものを，該当項目数で割り，MAL 平均点数を算出する。この際，除外項目として「×（バツ）」がついている項目は，項目数から除くこと〔たとえば，「髪をブラシや櫛でとかす」動作が禿頭であるために除外項目となった人の場合，合計点は 14（項目）ではなく，13（項目）で割ること〕。もし除外項目となる理由ではなく，麻痺側上肢を使用していなかった場合は，「0」点として扱い，平均点計算時の項目数にも含める〔例：合計点は 14（項目）で割る〕。

　もしリハビリテーション（以下リハ）を受けている被検者が，前回の MAL 評価以来，機会がないゆえにその動作を行えていなかった場合，前回の MAL 点数をそのまま使用してよい。これは，リハを受けている被検者の麻痺側の使用度や質が低下する可能性はきわめて低いという考えに基づいている。また，環境的な要因で動作を行えない場合（例：入院中で冷蔵庫がない），除外項目として「×（バツ）」を記入する。しかし，被検者が自宅退院し，その動作を行える状況になった場合は除外項目からはずし，該当項目として評価に用いる。

　被検者が麻痺側を全く使用しないと答えた場合，そのまま「0」のスコアを最終得点として扱ってはいけない。まず，最初の 10 項目は評価し，すべての項目で「0」であった場合，当初の「0」スコアも妥当的であると判断してよい。また，10 項目がすべて「0」であった場合，以下の項目は打ち切り，全項目について「0」と記入する。

〔竹林　崇〕

第2章 Wolf Motor Function Test(WMFT)

1 日本語版 WMFT について

　　日本語版 WMFT は Emory 大学の Wolf 教授より許可をいただき,作成した。また,作成にあたり,適切なご助言もいただいた。

2 原典

- Wolf SL：Assessing Wolf Motor Function Test as outcome measure for research in patients after stroke. *Stroke* 32：1635-1639, 2001
- 高橋香代子,道免和久,佐野恭子,他：新しい上肢運動機能評価法・日本語版 Wolf Motor Function Test の信頼性と妥当性の検討.総合リハ 36：797-803, 2008

3 必要機材(図Ⅳ-1)

1. 机：高さ 74 cm,幅 137 cm,奥行き 76 cm
2. 椅子：高さ 45.7 cm,背もたれあり,アームレストなし
3. ベビー・パウダー：摩擦を緩和するために机上にふる
4. ストップウォッチ
5. 箱：高さ 25 cm。高さが 20 cm,15 cm のものも用意し,被検者の肩の高さに合わせて,箱を選択する。
6. バンド重錘：450 g,1 kg のもの,固定用のベルクロ
7. 缶：開封していない 350 ml のもの
8. 鉛筆：六面体,長さ 18 cm 程度
9. ペーパークリップ：長さ 5 cm 程度,幅 1 cm 程度
10. ブロック(3個)：コース立方体のブロック
11. トランプ(3枚)

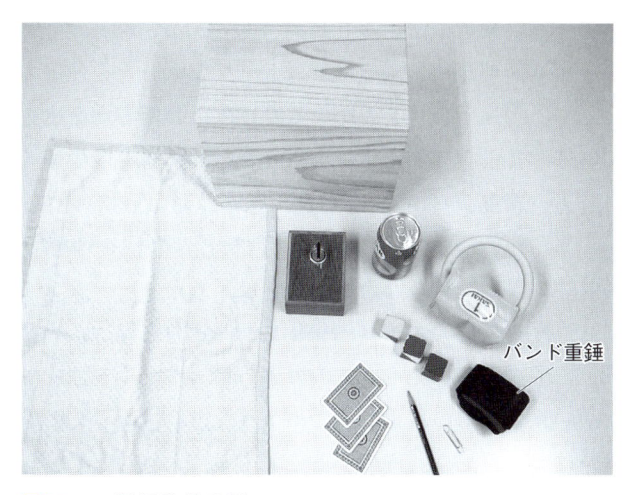

図Ⅳ-1　評価物品の例

12. 鍵
13. タオル：65 cm×40 cm 程度の大きさのフェイスタオル
14. 輪投げの輪（1 個）

4 評価を行う際の注意点

①最終的な所要時間のスコアは，すべての動作項目の所要時間の中央値（median）を用いる。各動作項目の所要時間は最長でも 120 秒とする。しかし最終的なスコアには中央値を用いるため（ある動作項目の所要時間が中央値より高い場合，62 秒と 120 秒では違いがない），動作が困難な被検者に対しては動作を中断してもよい。つまり，動作が困難であり，被検者が落ち込みやいらだちを感じているようであれば，120 秒以前で動作を中断してもよい。動作項目の 9, 10, 11 に関して，もし被検者が動作を誤ったためやり直す場合は，もう一度 0 秒から数え直す。

②椅子の位置は以下に順ずること：ただし，被検者の身長に見合った動作に支障をきたさない設定にすることが優先である。標準と異なる位置に椅子を設置した際にはカルテなどに記録し，次回評価する際にも同じ椅子の位置で評価を行うようにすること。

　机に対して横向き座位（横向き）：椅子は机に対し横向きに，机の端から 10 cm 離して設置する。

　机に対して前向き座位（前向き）：椅子は机に対して前向きに，椅子の後ろ足を机の端から 60 cm 離して設置する。

③開始の合図は「よーい，ハイ！」とする。

④被検者が長袖を着ている場合は，邪魔になるので袖をまくること。袖がまくれず邪魔になる場合は，T シャツなどに着替えてもらう。

⑤所要時間を評価指標にするため，すべての動作項目をできるだけ速く行うように

被検者に伝えること。
⑥所要時間の測定にはストップウォッチを使用する。
⑦各運動項目を説明する際には，評価者が 2 度動作のデモンストレーションをすること。1 度目はゆっくりと行い，2 度目は速く行う。両側とも評価する場合は，機能レベルの高い上肢（麻痺の軽い上肢）から行うこと（注：被検者は動作の練習を行ってはいけない）。被検者が動作を理解できていない場合や，きちんと注意が向いていなかった場合は，もう一度デモンストレーションを行ってもよい。
⑧被検者のモチベーションや注意力を保つため，積極的に声かけを行うのも効果的である。「そう，その調子」「もう少し」「頑張って」などを落ち着いた声のトーンで伝えるのもよい。このような声かけは，120 秒間で 12 回程度（10 秒に 1 回程度）を目処に行うのがよい。
⑨動作の途中で対象物が机から落下した場合，評価者は直ちに開始位置に物品を戻す。この間も，所要時間の測定は中断しない。バックアップとして余分に備品を用意しておくと，物を拾う時間が短縮でき便利である（複数クリップや鉛筆を用意しておくなど）。もし物品を戻すのに 5 秒以上かかった場合，時間測定を中断し，もう一度最初からやり直す。
⑩この評価方法は，高次脳機能を評価するものではない。したがって，被検者が誤った動作を行った場合は，正しい動作でやり直さねばならない。被検者が理解できていない場合には，言語指示およびデモンストレーションは各動作項目につき 1 度のみ繰り返してもよい。被検者が 2 度目も同じ間違いをした場合は，所要時間は 120 秒として記録する。
⑪このマニュアルには，WMFT 記録用紙が添付されている。記録用紙には，各動作項目に対する所要時間と FAS（Functional Ability Scores；機能評価）を記入する。椅子の位置や備品（対象物）の大きさなどがマニュアル表記と異なる場合はカルテなどに記録し，次回評価する際にも同じ設定で行うようにする。
⑫以下に，WMFT を開始する際の説明方法を示す。
- 「これから行う検査は，あなたがどのくらい手や腕を使うことができるかをみるものです。まず，どのような動作を行うのかを言葉で説明し，次に私が見本としてその動作を行います。それぞれの動作について，説明と見本を 2 回づつ行いますが，その間は練習をしないでください。もし，不明な点がありましたら，気軽に質問をしてください」
- 「私が『よーい，ハイ！』と言ったら，その動作を行ってください。私が合図を出すまで，動作を始めてはいけません。それぞれの動作にどのくらい時間がかかったかを計るので，できるだけ速く動作を行ってください。各動作の制限時間は 2 分です。あなたにとって難しい動作でも，できるだけチャレンジしてください。もし難しい場合は中断して，次の動作に進みます」
- 「もう一度言いますが，動作はできる限り＜速く＞行ってください」
- 「何か質問はありますか？」

⑬以下に，FASの6段階(0〜5)評価基準を示す。

0：全く動かせない。
1：機能的に動かすことは困難だが，随意的動きはみられる。片手で行う課題でも健側の支持が相当量必要である。
2：課題への参加は可能であるが，動きの微調整や肢位の変更には健側による介助が必要である。課題は完結できるが，動作スピードが遅く，120秒以上を要する。両手で行う課題では，健側の動きを補助する程度の動きなら可能である。
3：課題を遂行することは可能だが，痙性の影響が大きい，動作スピードが遅い，あるいは努力性である。
4：ほぼ健常に近い動作が可能だが，動作スピードがやや遅く，巧緻性の低下，動線の拙劣さなどが残存している。
5：健常に近い動作が可能。

5 評価項目

動作項目1. 前腕を机へ：肩の外転を用いて前腕を机の上へ乗せる

肩関節および上肢機能；体側への動き（矢状面から外方向へ）。肩関節の外転運動

セットアップ	動作	言語指示
開始肢位： ・机に対して横向き座位 ・いすに深く腰かける ・両手とも膝の上に置く ・足は床につける	動作項目： 肩関節の外転を用いて，前腕を机の上に持ち上げる（机上にのせる際に，肩関節の屈曲も多少必要となる）。 ここで「前腕」とは肘関節から手部までを指す。手掌はやや屈曲していてもよい（手掌全体が机についてなくてもよい）。前腕と手部が机上に触れるまでを動作として評価する。 所要時間： 「よーい，ハイ！」で開始，終了は前腕と手部が机上に触れた時点とする。	言語指示： ・「できるだけ速く，腕を机の上に乗せてください。このようにしてください（評価者によるデモンストレーション）。腕と肘をきちんと机にのせてください。手の指がきちんと伸びていなくてもよいです。この動作をできる限り速く行ってください」（もう一度繰り返す） ・「何か質問はありますか？」 ・「よーい，ハイ！」 FAS（機能評価）： FASをみる際には，頭部と体幹のアライメントが動作時に崩れていないか，体幹で代償していないか，動作のスピードや円滑さ，正確さなどに注目する。

動作項目 2. 前腕を箱の上へ：肩の外転を用いて前腕を箱の上に乗せる

肩関節および上肢機能；体側への動き（矢状面から外方向へ）。肩関節の外転運動

セットアップ	動作	言語指示
開始肢位： ・机に対して横向き座位 ・いすに深く腰かける ・検査していない手は膝の上に置く ・検査している手は動作項目1の終了時肢位（肩関節を外転し，机上に前腕をのせる。肘は机の端から14cmほど内側に。手掌は屈曲していてもよい）。 ・箱は高さ25cmの物を机の端から13.5cmの位置に置く。箱が移動しないようにすること（評価者が押さえる，滑り止めを使用する，など） ・身長の低い被検者には箱の高さを標準（25cm）より低くする（20cm, 15cm）必要がある。目安としては，動作の際に肩関節の外転や屈曲を90°以上しないように箱の高さを設定する	動作項目： 肩関節の外転を用いて，前腕を箱の上に持ち上げる（箱に乗せる際に，肩関節の屈曲も多少必要となる）。 ここで「前腕」とは肘関節から手部までを指す。動作の終了肢位は，前腕は箱の上にのせられ，手部が箱の端から垂れた状態とする。手関節は箱の手間の端よりも2cmは遠方に，肘も箱の手前の端よりも遠方に来なければならない。 （注）箱の高さを変更する目安は身長のみとし，関節可動域制限を理由にしてはならない。もし被検者が関節可動域制限が原因で動作ができない場合，その動作項目は不可能としタイムは120秒として記録する。 所要時間： 「よーい，ハイ！」で開始，終了は前腕と肘が箱の上にのった時点とする。	言語指示： ・「できるだけ速く，腕を箱の上に乗せてください。このようにしてください（評価者によるデモンストレーション）。腕と肘をきちんと箱にのせてください。手は箱の端から垂れていてよいです。この動作をできる限り速く行ってください」（もう一度繰り返す） ・「何か質問はありますか？」 ・「よーい，ハイ！」 FAS（機能評価）： FASをみる際には，頭部と体幹のアライメントが動作時に崩れていないか，体幹で代償していないか，動作のスピードや円滑さ，正確さなどに注目する。

動作項目 3. 肘の伸展：肘を伸展させ机の反対側へ手を伸ばす

肘関節および上肢機能；体側への動き（矢状面から外方向へ）。肘関節の伸展運動（肩関節の外旋を多少伴うが，あくまでも肘関節の伸展がこの動きの重要要素である）

セットアップ	動作	言語指示
開始肢位： • 机に対して横向き座位 • いすに深く腰かける • 摩擦を緩和するため，机上にベビーパウダーなど粉をふる • 検査していない手は膝の上に置く • 検査している手は動作項目1の終了時肢位（肩関節を外転し，机上に前腕をのせる。肘は机の端から14cmほど内側に。手掌は屈曲していてもよい） • 足は床につける	動作項目： 肘関節の伸展を用いて，机の反対側（机の端から40cm内側）へ手を伸ばす。その際，手が机の表面から離れてはならないが，肘が机の表面から多少浮いてもよい。体幹の側屈による代償動作を防ぐため，肩の位置がずれないように注意すること。肩関節の外旋を多少伴うが，あくまでも肘関節の伸展がこの動きの重要要素であり，評価者は肩関節の外旋が主要動作にならないように留意しなければならない。 所要時間： 「よーい，ハイ！」で開始，終了は肘が伸展し，母指が机の反対側（机の端から40cm内側）に触れた時点とする。	言語指示： •「できるだけ速く，肘を伸ばして手を自分の体から遠ざけてください。親指がこの辺り（机の端から40cm内側）に届くようにしてください。多少肘が浮いてもかまいませんが，肩や体の位置が動かないように注意してください（評価者によるデモンストレーション）。この動作をできる限り速く行ってください」（もう一度繰り返す） (注) 手を伸ばす際には，机の表面を滑らすように動かすようにする。手が机の表面から離れた場合はやり直す。 •「何か質問はありますか？」 •「よーい，ハイ！」 FAS（機能評価）： FASをみる際には，(1) 頭部と体幹のアライメントが動作時に崩れていないか，(2) 肘伸展の有無，(3) 手が机の表面から浮いていないか，(4) 動作スピード，動作のスピードや円滑さ，正確さなどに注目する。 肘が机の表面から浮いても構わない。肩関節の外旋を多少伴うが，あくまでも肘関節の伸展がこの動きの重要要素であり，評価者は肩関節の外旋が主要動作にならないように留意しなければならない。

動作項目4. 肘の伸展・負荷あり：肘の伸展により重錘（450 g）を机の反対側へ移動させる

肘関節および上肢機能；体側への動き（矢状面から外方向へ）。肘関節の伸展運動（肩関節の外旋を多少伴うが，あくまでも肘関節の伸展がこの動きの重要要素である）

セットアップ	動作	言語指示
開始肢位： • 机に対して横向き座位 • いすに深く腰かける • 検査していない手は膝の上に置く • 検査している手は動作項目1の終了時肢位（肩関節を外転し，机上に前腕を乗せる。肘は机の端から14 cmほど内側に。手掌は屈曲していてもよい） • 450 gの重錘は輪状にし手関節近くに設置する • 足は床につける	動作項目： 肘関節の伸展（多少の肩関節の外旋）を用いて，重錘を机の反対側（机の端から40 cm内側）へ押す（右上肢ならば右方向へ）。肘が机の表面から離れてはならない（動作項目3とは異なることに注意）。体幹の側屈による代償動作を防ぐため，肩の位置がずれないように注意すること。 肩関節の外旋を多少伴うが，あくまでも肘関節の伸展がこの動きの重要要素であり，評価者は肩関節の外旋が主要動作にならないように留意しなければならない。 所要時間： 「よーい，ハイ！」で開始，終了は重錘が机の端から40 cm反対側に達した時点とする。	言語指示： •「できるだけ速く，肘を伸ばして重りを自分の体から机の反対側へ押してください。肘が机の表面から離れないようにしてください。重りから手が離れないようにしてください。肩や体の位置が動かないように注意してください（評価者によるデモンストレーション），この動作を出来る限り速く行ってください」（もう一度繰り返す） •「何か質問はありますか？」 •「よーい，ハイ！」 FAS（機能評価）： FASをみる際には，(1)頭部と体幹のアライメントが動作時に崩れていないか，(2)前腕が重錘から離れていないか，(3)動作スピード，動作のスピードや円滑さ，正確さなどに注目する。 前腕が重りから離れていた場合，FASは3と評価する。 肩関節の外旋を多少伴うが，あくまでも肘関節の伸展がこの動きの重要要素であり，評価者は肩関節の外旋が主要動作にならないように留意しなければならない。 肘関節の運動が少なく，主に体幹の側屈による代償により動作を行っていた場合，FASは2と評価する。

動作項目5. 手を机へ：机の上に麻痺手を乗せる

肩関節および上肢機能：前方への動き（前額面から前方向へ）

セットアップ	動作	言語指示
開始肢位： ・机に対して前向き座位 ・いすに深く腰かける ・検査していない手は膝の上に置く ・体を前屈させなくても手が机に届く位置に，いすを設置する ・足は床につける	動作項目： 肩関節の屈曲を用いて，前腕を机の上に持ち上げる。手掌が机の端から2cm以上内側に入っていること。手掌はやや屈曲していてもよい（全面が机についてなくてもよい）。 所要時間： 「よーい，ハイ！」で開始，終了は手掌の一部と手指が机上（机の端から2cm以上内側）に触れた時点とする。	言語指示： ・「できるだけ速く，腕を机の上に乗せてください。手のひらがこの辺り（机の端から2cm）より机の内側にくるようにしてください。手の指がきちんと伸びていなくてもいいです（評価者によるデモンストレーション）。この動作をできる限り速く行ってください」（もう一度繰り返す） ・「何か質問はありますか？」 ・「よーい，ハイ！」 FAS（機能評価）： FASをみる際には，頭部と体幹のアライメントが動作時に崩れていないか，体幹で代償していないか，動作のスピードや円滑さ，正確さなどに注目する。 （注）手掌の一部が机についていれば，手掌や指関節がやや屈曲していても減点しない。

動作項目6. 手を箱の上へ：箱の上に麻痺手を乗せる

肩関節および上肢機能；前方への動き（前額面から前方向へ）

セットアップ	動作	言語指示
開始肢位： • 机に対して前向き座位 • いすに深く腰かける • 検査していない手は膝の上に置く • 検査している手は動作項目1の終了時肢位（肩関節を屈曲し，机上に前腕を乗せる。手掌は机の端から2cmほど内側に。手掌は屈曲していてもよい） • 箱は高さ25cmのものを机の端から20cmの位置に置く。箱が移動しないようにすること（評価者が押さえる，滑り止めを使用する，など） • 身長の低い被検者には箱の高さを標準（25cm）より低くする（20cm，15cm）必要がある。目安としては，動作の際に肩関節の外転や屈曲を90°以上しないように箱の高さを設定する • 足は床につける	動作項目： 肩関節の屈曲を用いて，前腕を箱の上に持ち上げる。手掌が箱の手前の端よりも箱の内側に置かれること。手掌はやや屈曲していてもよい（全面が机についてなくてもよい）。 （注）箱の高さを変更する目安は身長のみとし，関節可動域制限を理由にしてはならない。もし被検者が関節可動域制限が原因で動作ができない場合，その動作項目は不可能としタイムは120秒として記録する。 所要時間： 「よーい，ハイ！」で開始，終了は前腕と手部が箱の上に触れた時点とする。	言語指示： •「できるだけ速く，手を箱の上にのせてください（評価者によるデモンストレーション）。手は箱の端から垂れていてよいです。この動作をできる限り速く行ってください」（もう一度繰り返す） •「何か質問はありますか？」 •「よーい，ハイ！」 FAS（機能評価）： FASをみる際には，頭部と体幹のアライメントが動作時に崩れていないか，体幹で代償していないか，動作のスピードや円滑さ，正確さなどに注目する。 （注）手掌の一部が箱についていれば，手掌や指関節がやや屈曲していても減点しない。

動作項目 7. 前方からの引き寄せ：肘や手首の屈曲を用いて机の反対側から重錘（450 g）を引き寄せる

肘関節および上肢機能；前方からの動き（前額面から手前方向へ）

セットアップ	動作	言語指示
開始肢位： ・机に対して前向き座位 ・いすに深く腰かける ・足は床につける ・検査していない手は膝の上に置く ・450 g の重錘ベルトは丸め（直径 6〜7 cm 程度），端をベルクロで固定し，ほどけてこないようにする ・重錘は机の中央（手前の端から 40 cm）に設置 ・検査している手は肘肩関節を伸展し机上にのせる。前腕はやや回内位で，手掌および前腕が重錘に触れるように ・被検者は評価者が「よーい，ハイ！」と言うまでその開始肢位を保たなくてはならない	動作項目： 肘関節の屈曲を用いて，450 g の重錘を手前（机の手前端から 8 cm 内側）へ引き寄せる。 所要時間： 「よーい，ハイ！」で開始，終了は重錘が机の手前端から 8 cm 内側の位置まで到達した時点とする。	言語指示： ・「できるだけ速く，重りを自分のほうへ引き寄せてください。肘を曲げる動きだけを使って引き寄せてください（評価者によるデモンストレーション）。常に手が重りに触れているようにしてください。この動作をできる限り速く行ってください」（もう一度繰り返す） ・「何か質問はありますか？」 ・「よーい，ハイ！」 FAS（機能評価）： FAS をみる際には，(1) 頭部と体幹のアライメントが動作時に崩れていないか，(2) 動作が肘関節の屈曲のみで行われており，上肢全体や手関節で代償していないか（たとえば手で重錘を弾くなど），(3) 動作のスピードや円滑さ，正確さなどに注目する。前腕が重りから離れたり，前腕が回内した場合，FAS は 3 と評価する。 被検者が介助なしに開始肢位を保持できない場合は，FAS は 0 と評価し，この動作項目は行わない。

動作項目 8. 缶の把持・挙上：開封していない缶（350 mL）を把持（円筒握り）し，口元まで挙上する

前腕および手関節を含む上肢機能；前方からの動き（前額面から手前上方向へ）

セットアップ	動作	言語指示
開始肢位： ・机に対して前向き座位 ・いすに深く腰かける ・足は床につける ・両手とも膝の上に置く ・開封していない 350 mL の缶を机の中央（手前の端から 20 cm）に設置	動作項目： 開封していない缶（350 mL）を把持（円筒握り）し，口元まで挙上する。缶を上から握るなど，円筒握り以外での把持は認めない。 （注）被検者が円筒握り以外で缶を把持して動作を行った場合は，もう一度やり直すこと。被検者が正しい把持で動作を行えない場合，所要時間は120秒として記録する。 所要時間： 「よーい，ハイ！」で開始，終了は缶が口元から 2.5 cm の位置まで到達した時点とする。	言語指示： ・「できるだけ速く，缶を自分の口まで持ち上げてください。缶が口に触れる直前までで結構です（評価者によるデモンストレーション）。このように，缶を横からつかんでください（円筒握りをデモンストレーション）。このようにつかんではいけません（缶を上からつかむ動きをデモンストレーション）。この動作をできる限り速く行ってください」（もう一度繰り返す） ・「何か質問はありますか？」 ・「よーい，ハイ！」 FAS（機能評価）： FAS をみる際には，(1) 頭部と体幹のアライメントが動作時に崩れていないか，(2) 適切な把持方法で缶を持ち上げているか（円筒握り），(3) 口への挙上動作の軌道の滑らかさ，(4) 動作のスピードや円滑さ，正確さなどに注目する。

動作項目9. 鉛筆の把持・挙上：鉛筆を3指つまみでつまみ上げる

前腕および手関節を含む上肢機能；前方からの動き（前額面から手前上方向へ）

セットアップ	動作	言語指示
開始肢位： ・机に対して前向き座位 ・いすに深く腰かける ・足は床につける ・両手とも膝の上に置く ・鉛筆は六面体で長さ18 cm 程度の市販のものを，机の手前の端から被検者の正面20 cmの位置に横向きに設置	動作項目： 鉛筆を3指つまみ（母指，示指，中指）で持ち上げる。 対象物の位置をずらすなどのつまみやすくなる工夫を自力で行うことは構わないが，机縁までずらしてのつまみ上げは禁止とする。 （注）被検者が机縁までずらしてつまみ上げた場合は，もう一度やり直すこと。被検者が正しい動作を行えない場合，所要時間は120秒として記録する。 所要時間： 「よーい，ハイ！」で開始，終了は鉛筆全体が机上から1 cm 以上挙上した時点（鉛筆が1か所でも机に接していないこと）とする。	言語指示： ・「できるだけ速く，親指・人差し指・中指を使って，鉛筆を机から持ち上げてください（評価者によるデモンストレーション）。必ず机の上でつまみ上げてください。このように，机縁までずらしてつまみ上げてはいけません（端にずらしたつまみのデモンストレーション）。この動作をできる限り速く行ってください」（もう一度繰り返す） ・「何か質問はありますか？」 ・「よーい，ハイ！」 FAS（機能評価）： FASをみる際には，(1) 頭部と体幹のアライメントが動作時に崩れていないか，(2)適切なつまみ方法で鉛筆を持ち上げているか（3指つまみ），(3) 動作のスピードや円滑さ，正確さなどに注目する。 被検者が3指つまみ以外で動作を行った場合，FASは2と評価する。 被検者のつまみが十分でなく，鉛筆を挙上してもすぐに落としてしまう場合，FASは3と評価する。

動作項目10. クリップの把持・挙上：クリップを2指つまみでつまみ上げる

前腕および手関節を含む上肢機能；前方からの動き（前額面から手前上方向へ）

セットアップ	動作	言語指示
開始肢位： • 机に対して前向き座位 • いすに深く腰かける • 足は床につける • 両手とも膝の上に置く • ペーパークリップは長さ5cm幅1cm程度のものを，机の手前の端から被験者の正面20cmの位置に横向きに設置	動作項目： クリップを2指つまみ（母指と示指の指腹でのつまみ）で持ち上げる。 対象物の位置をずらすなどのつまみやすくなる工夫を自力で行うことは構わないが，机縁までずらしてのつまみ上げは禁止とする。 (注) 被検者が机縁までずらしてつまみ上げた場合は，もう一度やり直すこと。被検者が正しい動作を行えない場合，所要時間は120秒として記録する。 所要時間： 「よーい，ハイ！」で開始，終了はクリップ全体が机上から1cm以上挙上した時点（クリップが1か所でも机に接していないこと）とする。	言語指示： •「できるだけ速く，親指と人差し指を使って，クリップを机からつまみ上げてください（評価者によるデモンストレーション）。必ず机の上でつまみ上げてください。このように，机縁までずらしてつまみ上げてはいけません（端にずらしたつまみのデモンストレーション）。この動作をできる限り速く行ってください」（もう一度繰り返す） •「何か質問はありますか？」 •「よーい，ハイ！」 FAS（機能評価）： FASをみる際には，(1)頭部と体幹のアライメントが動作時に崩れていないか，(2)適切なつまみ方法でクリップを持ち上げているか(2指つまみ)，(3)動作のスピードや円滑さ，正確さなどに注目する。 被検者が2指つまみ以外で動作を行った場合，FASは2と評価する。 被検者のつまみが十分でなく，クリップを挙上してもすぐに落としてしまう場合，FASは3と評価する。

動作項目 11. ブロックの積み重ね：ブロックを 3 つ積み上げる

前腕および手関節を含む上肢機能；前方からの動き（前額面から手前上方向へ）

セットアップ	動作	言語指示
開始肢位： ・机に対して前向き座位 ・いすに深く腰かける ・足は床につける ・両手とも膝の上に置く ・ブロックはコース立方体のものを3つ使用。机の手前の端から被検者の真正面20 cmの位置に1つ設置し，残りの2つは中央のブロックから両サイドに4.5 cm離して設置	動作項目： 両端のブロックを中央のブロックの上に積み重ねる。どちらのブロックから積み上げてもよい（順番は関係ない）。 所要時間： 「よーい，ハイ！」で開始，終了はブロックがすべて積み重なった時点とする。	言語指示： ・「できるだけ速く，この2つのブロックを真ん中のブロックの上に積み上げてください。ブロックが多少ずれても構いません（評価者によるデモンストレーション）。この動作をできる限り速く行ってください」（もう一度繰り返す） ・「何か質問はありますか？」 ・「よーい，ハイ！」 FAS（機能評価）： FASをみる際には，頭部と体幹のアライメントが動作時に崩れていないか，動作のスピードや円滑さ，正確さなどに注目する。 ブロックが上手く積み重なっているかは評価基準外である。したがって，ブロックが多少ずれていても評価は下げないこと。

動作項目 12. トランプの反転：3枚のトランプを1枚ずつ，つまみ（指尖つまみ），裏返す

前腕および手関節を含む上肢機能；前方での動き

セットアップ	動作	言語指示
開始肢位： • 机に対して前向き座位 • いすに深く腰かける • 足は床につける • 両手とも膝の上に置く • トランプは机の手前の端から被検者の真正面 20 cm の位置に3枚伏せて並べる • トランプ同士は3 cm 離して，真ん中のトランプが被検者の真正面にくるように設置	動作項目： 指尖つまみで1枚ずつトランプをつまみ，裏返す。トランプは机の端までずらし，母指と示指の指腹を用いてつまみ上げる。トランプは縦方向ではなく，横方向に裏返す（本のページをめくるように）。裏返したトランプはきちんと整列していなくてよい。 まず，検査している手に近いトランプから裏返してから，中央・反対端の順で裏返す。 指をなめるなどしないように注意すること。 所要時間： 「よーい，ハイ！」で開始，終了はトランプをすべて裏返した時点とする。	言語指示： •「できるだけ速く，トランプをすべて裏返してください。机の手前までトランプをずらしてから，つまんで構いません（評価者によるデモンストレーション）。こちらのトランプ（検査している側を指示）から順に裏返してください。トランプは縦方向ではなく，横方向に裏返してください（縦方向と横方向をデモンストレーション）。裏返したトランプはきちんと並んでいなくて結構です。この動作をできる限り速く行ってください」（もう一度繰り返す） •「何か質問はありますか？」 •「よーい，ハイ！」 FAS（機能評価）： FAS をみる際には，(1) 頭部と体幹のアライメントが動作時に崩れていないか，(2) トランプを裏返す際に，前腕が回外しているか，(3) 手指の器用さ，(4) 動作のスピードや円滑さ，正確さなどに注目する。 被検者が2度同じトランプを裏返した場合，FAS は2と評価する トランプを横方向に裏返さなかった場合，FAS は3を最高点とする。

動作項目 13. 鍵の操作：鍵穴にさしてある鍵をつまんで，左右に回す

前腕および手関節を含む上肢機能；前方での動き

セットアップ	動作	言語指示
開始肢位： ・机に対して前向き座位 ・いすに深く腰かける ・足は床につける ・両手とも膝の上に置く ・鍵穴は重錘ベルトを丸めて代用する ・鍵穴が机の手前の端から被検者の正面 8 cm の位置にくるよう設置 ・鍵は鍵穴に垂直（縦方向）にさす	動作項目： 横つまみで鍵を把持し，鍵をまず検査している手の方向に回し，次に反対方向に回し，最後に垂直の位置に戻す。 両方向とも鍵を 90°回すこと。 所要時間： 「よーい，ハイ！」で開始，終了は鍵を左右に回して垂直の位置に戻した時点とする。	言語指示： ・「できるだけ速く，鍵を親指ではさんで，鍵を回してください（横つまみをデモンストレーション）。まず，こちらの方向に 90°（検査している手の方向を指示），そして反対方向に 90°，最後に最初の位置まで戻してください。きちんと 90°回すように注意してください。この動作をできる限り速く行ってください」（もう一度繰り返す） ・「何か質問はありますか？」 ・「よーい，ハイ！」 FAS（機能評価）： FAS をみる際には，(1) 頭部と体幹のアライメントが動作時に崩れていないか，(2) 適切なつまみ動作（横つまみ）で行っているか，(3) 鍵を回す際に前腕が回内・回外しているか，(4) 動作のスピードや円滑さ，正確さなどに注目する。 被検者が誤った順番で鍵を回した場合（検査していない手の方向から回した際），FAS は 3 を最高点とする。 横つまみ以外の方法で鍵を回した場合，FAS は 3 を最高点とする。

動作項目14. タオルの折りたたみ：タオルを1/4に折りたたむ

前腕および手関節を含む上肢機能；前方での動き

セットアップ	動作	言語指示
開始肢位： • 机に対して前向き座位 • いすに深く腰かける • 足は床につける • 両手とも膝の上に置く • タオルは65 cm×40 cm程度の大きさのフェイスタオルを使用 • タオルは横向きにし，タオルの手前端が机の端から8 cmにくるよう設置	動作項目： 横向きに置いたタオルを，まず両手でタオルの遠方の端をつかんで手前に折る。そして検査している方の上肢のみを用いて，さらに横半分に折りたたむ。タオルはの端がきちんと揃っていなくても，4 cm程度のズレは構わない。 所要時間： 「よーい，ハイ！」で開始，終了はタオルを折り終えた時点とする。	言語指示： •「できるだけ速く，両手でタオルの向こう端をつかんで手前に折ってください（評価者によるデモンストレーション）。そして，こちらの手だけ（検査している手を指示）を使って，さらに半分に折ってください。タオルの端がきちんと揃うようにしてください（デモンストレーション）。この動作をできる限り速く行ってください」（もう一度繰り返す） •「何か質問はありますか？」 •「よーい，ハイ！」 FAS（機能評価）： FASをみる際には，(1)頭部と体幹のアライメントが動作時に崩れていないか，(2)最初の両手動作の際，動きが左右対称かどうか，(3)動作のスピードや円滑さ，正確さなどに注目する。タオルはの端がきちんと揃っていなくても，4 cm程度のズレは構わない。

動作項目 15. 重錘の持ち上げ：机におかれた重錘（1 kg）の輪をつかんで持ち上げ，側方にある台の上に置く

前腕および手関節を含む上肢機能；前方での動き

セットアップ	動作	言語指示
開始肢位： ・机（高さ 74 cm）に対して前向き立位 ・検査している側に高さ 110 cm の台を設置 ・ベルト重錘（1 kg）を輪投げの輪に巻きつけたものを机の端手前から 8 cm の位置に設置	動作項目： 机の上に置かれた輪投げの輪をつかんで持ち上げ，側方（検査している側）にある台の上に置く。 所要時間： 「よーい，ハイ！」で開始，終了は重錘が台の表面に触れた時点とする。	言語指示： ・「できるだけ速く，こちらの手で（検査している手を指示）輪をつかんで，こちらの台の上にのせてください（評価者によるデモンストレーション）。足が動かないように注意してください。この動作をできる限り速く行ってください」（もう一度繰り返す） ・「何か質問はありますか？」 ・「よーい，ハイ！」 FAS（機能評価）： FAS をみる際には，頭部と体幹のアライメントが動作時に崩れていないか，動作のスピードや円滑さ，正確さなどに注目する。 足を動かしてしまった場合，FAS は 3 を最高点とする。 体幹の回旋を用いて動作を行っていた場合，FAS は 3 を最高点とする。

WOLF MOTOR FUNCTION TEST

氏名：＿＿＿＿＿＿＿＿＿＿＿＿＿＿＿＿＿　　評価日：＿＿＿年＿＿＿月＿＿＿日

評価側（該当を○で囲む）：　　麻痺側　・　非麻痺側

評 価 項 目	所要時間	FAS
机に対して横向き座位（机といすの距離，10 cm）		
1. 前腕を机へ：肩の外転を用いて前腕を机の上へ乗せる	秒	
2. 前腕を箱の上へ：肩の外転を用いて前腕を箱の上に乗せる	秒	
3. 肘の伸展：肘を伸展させ机の反対側へ手を伸ばす	秒	
4. 肘の伸展・負荷あり：肘の伸展により重錘（450 g）を机の反対側へ移動させる	秒	
机に対して前向き座位		
5. 手を机へ：机の上に麻痺手を乗せる	秒	
6. 手の箱の上へ：箱の上に麻痺手を乗せる	秒	
7. 前方からの引き寄せ：肘や手首の屈曲を用いて机の反対側からの重錘（450 g）を引き寄せる	秒	
8. 缶の把持・挙上：開封していない缶（350 mL）を把持（円筒握り）し，口元まで挙上する	秒	
9. 鉛筆の把持・挙上：鉛筆を3指つまみでつまみ上げる	秒	
10. クリップの把持・挙上：ペーパークリップを2指つまみでつまみ上げる	秒	
11. ブロックの積み重ね：ブロックを3つ積み上げる	秒	
12. トランプの反転：3枚のトランプを1枚ずつ，つまみ（指尖つまみ）裏返す	秒	
13. 鍵の操作：鍵穴にさしてある鍵をつまんで，左右に回す	秒	
14. タオルの折りたたみ：タオルを1/4に折りたたむ	秒	
机に対して前向き立位，患側に高さ110 cmの台を設置		
15. 重錘の持ち上げ：机におかれた重錘（1 kg）の輪をつかんで持ち上げ，側方にある台の上に置く	秒	
最終スコア（合計値）	秒	

6 評価方法

各動作を口頭で2回説明し，評価者が見本を示す（被検者は練習しないこと）。
上記の動作をなるべく速く行ってもらい，それぞれの所要時間を記録する。
動作の質は6段階（0〜5）で評価し，FASの欄に記入する。
120秒以上かかる場合は，その時点で中断する。

（竹林　崇）

付録 1　すぐに役立つ FIM 活用法

■初期の FIM から将来の FIM を予測する

CRASEED 式予後予測法

① 脳卒中 ADL 予後予測法
　発症後 A 日の FIM-A(点)と発症後 B 日の FIM-B(点)が分かれば，
　発症後 X 日の FIM-X(点)は，下記の式で求められる。

※ A 日，B 日の間隔は 2 週間以上必要。また，運動または認知項目のみでも可能。発症 1〜2 か月頃のデータより，約半年頃までの経過を予測する。

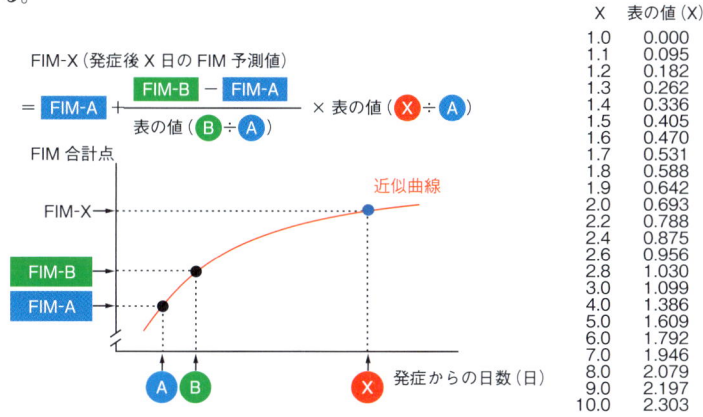

$$\text{FIM-X} = \text{FIM-A} + \frac{\text{FIM-B} - \text{FIM-A}}{\text{表の値}(B \div A)} \times \text{表の値}(X \div A)$$

X	表の値(X)
1.0	0.000
1.1	0.095
1.2	0.182
1.3	0.262
1.4	0.336
1.5	0.405
1.6	0.470
1.7	0.531
1.8	0.588
1.9	0.642
2.0	0.693
2.2	0.788
2.4	0.875
2.6	0.956
2.8	1.030
3.0	1.099
4.0	1.386
5.0	1.609
6.0	1.792
7.0	1.946
8.0	2.079
9.0	2.197
10.0	2.303

(Koyama T, Matsumoto K, Okuno T, et al：A new method for predicting functional recovery of stroke patients with hemiplegia：logarithmic modeling. *Clin Rehabil* 19：779-789, 2005 より改変)

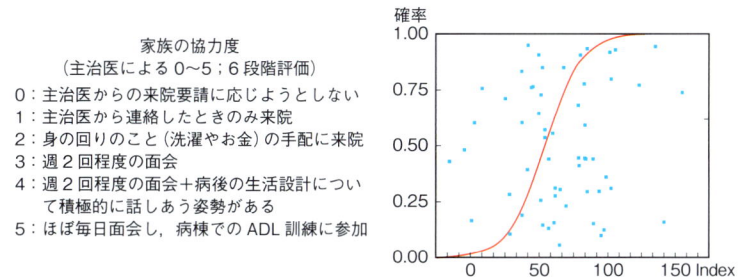

② FIM 運動項目の自立度確率
　1. 現在または予測した FIM 運動の合計点を縦軸にとる(ペンや紙を用いる)。
　2. 各運動項目において，FIM 点数域(色分けされた部分)が縦軸に占める割合が各点数の確率になる。
　3. 各運動項目の点数を予測し，目標を立てることができる。

③ 自宅復帰率
　1. 下記の式から自宅復帰 Index を求める。
　2. 自宅復帰率予測表の縦軸に自宅復帰 Index をとり，曲線と交わる点の横軸から，自宅復帰率が求められる。

$$\text{自宅復帰 Index} = \text{退院時 FIM} + (\text{同居家族人数} \times \text{協力度}) \times 10 - 60$$

家族の協力度
(主治医による 0〜5；6 段階評価)
0：主治医からの来院要請に応じようとしない
1：主治医から連絡したときのみ来院
2：身の回りのこと(洗濯やお金)の手配に来院
3：週 2 回程度の面会
4：週 2 回程度の面会＋病後の生活設計について積極的に話しあう姿勢がある
5：ほぼ毎日面会し，病棟での ADL 訓練に参加

■ FIM 運動項目合計点から各項目の自立確率を知る

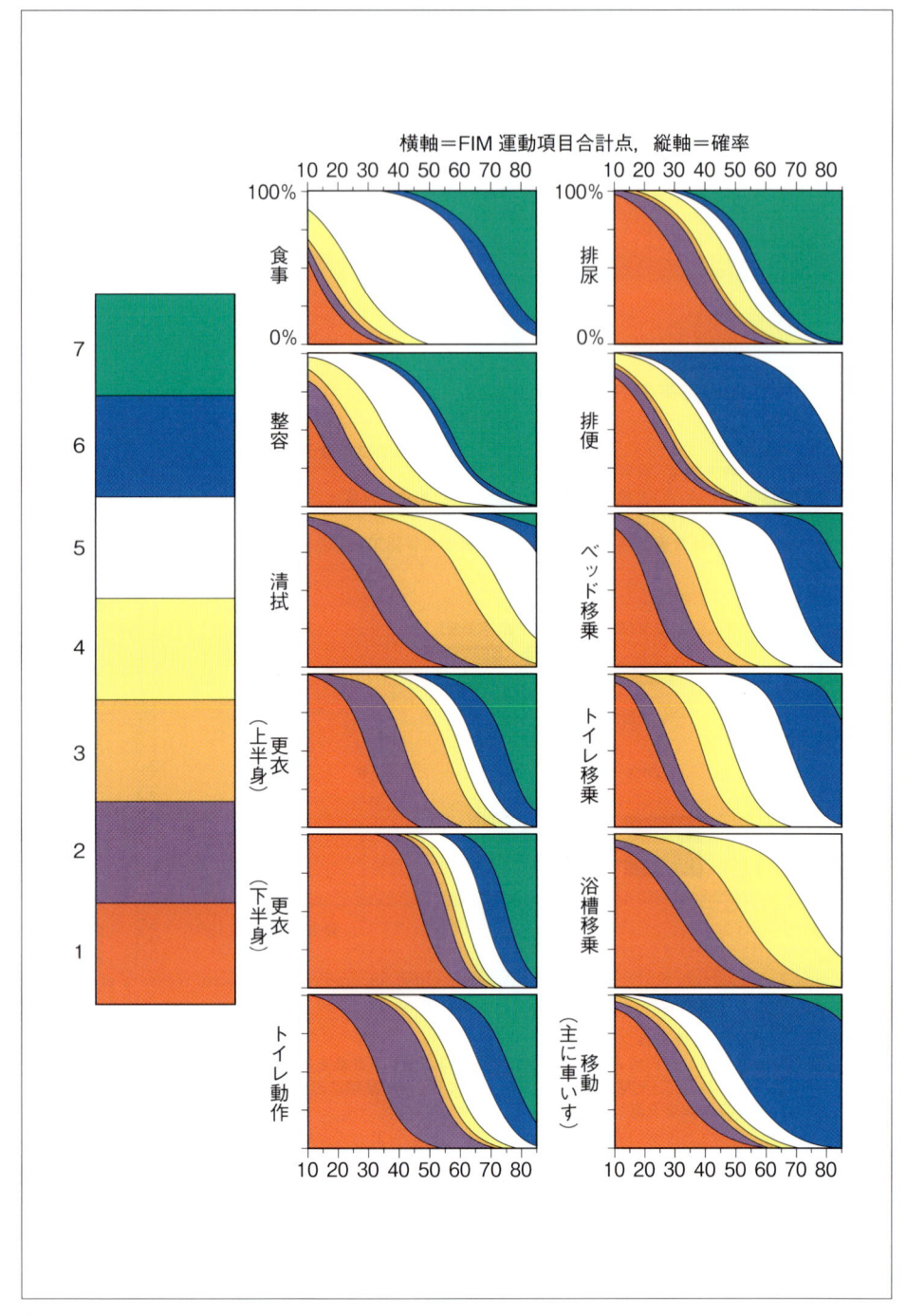

横軸＝FIM 運動項目合計点，縦軸＝確率

(Koyama, et al：Relationships between independence level of single motor-FIM items and FIM-motor scores in patients with hemiplegia after stroke：an ordinal logistic modelling study. *J Rehabil Med* 38：280-286, 2006 より)

（道免和久）

付録 2 海外の評価表をもとにした日本語版の作成

　海外で開発された評価表のなかには，日本においても新規性があり有用となるものも多い。そして，それらの評価表を日本で用いる場合には，日本語に翻訳することが必要になる。しかしながら，外国語の評価表を翻訳する際に，必要な手順や段階を踏んだものは，けっして多くない。そこで，今回われわれのグループで日本語版を作成したMotor Activity Log（MAL）（表1）について，その手順を紹介するとともに，正式な手順を踏むことの重要性について述べたい。

表1　Motor Activity Log の順翻訳・逆翻訳

英語原版	日本語版（順翻訳）	逆翻訳
・ Hold a book, journal or magazine/turn pages for reading	・ 本/新聞/雑誌をもって読む	・ Hold a book/newspaper/magazine and read
・ Use towel to dry face or other part of the body	・ タオルを使って顔や身体を拭く	・ dry face and body with a towel
・ Pick up glass	・ グラスを持ち上げる	・ lift up a glass
・ Pick up tooth-brush and brush teeth	・ 歯ブラシを持って歯を磨く	・ hold a tooth-brush and brush teeth
・ Shaving/make-up	・ 髭剃り/化粧をする	・ shave/make-up
・ Use key to open door	・ 鍵を使ってドアを開ける	・ unlock and open a door
・ Letter writing/typing	・ 手紙を書く/タイプを打つ	・ write a letter/typewrite
・ Steady oneself while standing	・ 安定した立位を保持する	・ hold a stability standing position
・ Put arm through sleeve of clothing	・ 服の袖に手を通す	・ put on a sleeve
・ Carry an object in hand from place to place	・ 物を手で動かす	・ move a thing by the use of hands
・ Pick up fork or spoon and use for eating	・ フォークやスプーンを把持して食事をとる	・ grasp a fork or a spoon and have a meal
・ Comb hair	・ 髪をブラシや櫛でとかす	・ brush hair by the use of a brush or a comb
・ Pick up cup by handle	・ 取っ手を把持してカップを持つ	・ hold a cup by gripping a handle
・ Button clothes	・ 服の前ボタンをとめる	・ button up a front button of clothes

```
日本語版作成許可の申請
      ↓
    順翻訳
      ↓
    逆翻訳
      ↓
英語原版と逆翻訳の整合
      ↓
 日本語版の検討・修正
      ↓
  臨床的有用性の検討
      ↓
   日本語版完成
```

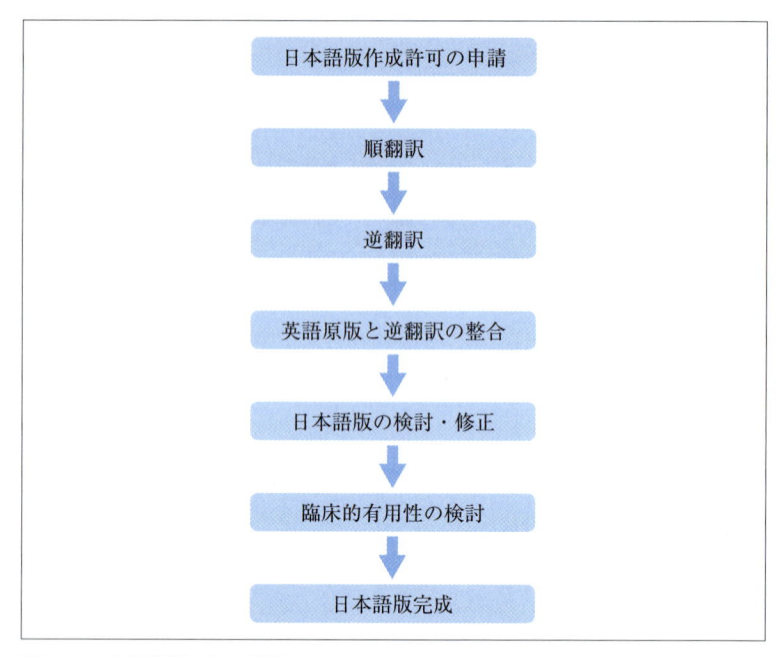

図1　日本語版作成の手順

　日本語版を作成する際の手順としては，以下の7つのステップが挙げられる（図1）。①日本語版作成に関する許可の申請（対原著者または出版社），②順翻訳（外国語→日本語），③逆翻訳（日本語→外国語），④整合性の検討（英語原版と逆翻訳の整合性を検討），⑤日本語版の検討・修正，⑥臨床的有用性の検討，⑦日本語版の完成。

1 日本語版作成に関する許可の申請

　原著者へ日本語版の翻訳作成許可に関する問い合わせを行う。コピーライトについても確認が必要である。翻訳に際しては指定された方法がある場合もあるので，注意すること。MAL については，原著者が作成した翻訳マニュアルを借用した。

2 順翻訳

　内容的な意味が変わらないように注意し，日本語に直訳する。MAL では，筆頭著者であり米国に滞在している日本人研究者が，英語原版を日本語に翻訳した。

3 逆翻訳

　2で翻訳されたものを，もう一度英語に翻訳する。この際逆翻訳する者はバイアスを避けるために，原版を知らない者でなければならない。なお MAL では，英語原版を知らないバイリンガルの協力者が，日本語に翻訳された MAL を英語に逆翻訳した。

表2 整合性の評価表

For each set of items, rate (from 0-10) the degree you agree those two sentences describing the same movement task.

0	Strongly Disagree
1	
2	Disagree
3	
4	Slightly Disagree
5	
6	Slightly Agree
7	
8	Agree
9	
10	Strongly Agree

4 整合性の検討

　日本語版が，原版の意味や内容を正確に反映したものであるか確認するため，逆翻訳した英語版と原版の整合性を検討することが必要である．MALでは，英語を母語とし英語原版を知らない米国人作業療法士が翻訳の整合性の検討を行った．検討には，整合性を定量的に表すため，独自に作成した整合性の評価尺度（表2）を用いた．整合性の評価尺度は，英語原版と逆翻訳（英語）の意味がどのくらい同じ意味であるかを11段階（0＝「全く意味が異なる」，10＝「全く同じ意味」）で評価した．

5 日本語版の検討・修正

　整合性が確立されるまで，②～④のステップは何度も繰り返されなければならない．MALでは，全14項目の整合性の評価が10の「全く同じ意味」となるまで修正を重ね，翻訳・逆翻訳・整合性の検討，という手順を繰り返し，日本語版を完成させた．たとえば，QOM（quality of movement）の3段階目においては，「fair」を「やや十分」と訳したことで，逆翻訳が「a little insufficient」となった．「fair」は「ほとんど十分といってもよい程度，どうにか許せる範囲」という意味合いをもつが，「a little insufficient」は「少し不十分」という意味合いになる．このように，わずかな表現の違いが評価の段階の間隔や意味を大きく変える可能性があることが示された．

6 臨床的有用性の検討

　作成した日本語版は，信頼性，妥当性が充分であるか検証される必要がある．MALにおいても完成した日本語版試案を実際の脳卒中片麻痺患者28例（男性19名，

表3 MAL 妥当性の検討(他の評価表との相関)

	MAL(AOU)	MAL(QOM)	BS(上肢)	BS(手指)	FIM
MAL(AOU)	—				
MAL(QOM)	0.96**	—			
Brunnstrom Stage(上肢)	0.66**	0.71**	—		
Brunnstrom Stage(手指)	0.81**	0.79**	0.74**	—	
FIM	0.31	0.36	0.45*	0.25	—
5動作の能力テスト	0.65**	0.64**	0.65**	0.83**	0.04

**$p<0.01$, *$p<0.05$

女性9名,平均年齢:59 ± 20歳)に対して試行し,その信頼性と妥当性の検討を行った。妥当性の評価の項目としては,Brunnstrom Stage(上肢・手指),ADL 自立度〔機能的自立度評価法(Functional Independence Measure;FIM)〕,5動作の能力テスト,を用いた。

信頼性の検討の結果,内的整合性が,AOU(amount of use;日常生活における麻痺側上肢の使用量)(Cronbach α = 0.97),QOM(quality of movement;日常生活における麻痺側上肢の動作の質)(Cronbach α = 0.98)と高く,検者間信頼性も,AOU(Kappa α = 1.00),QOM(Kappa α = 1.00)と,2名の検者の判定がすべて同一であり,非常に高い信頼性が示された。

また,妥当性については表3に示すとおりである。Brunnstrom Stage(上肢・手指)や5動作の能力テストとの相関はみられ,麻痺側上肢の機能を反映する評価表であることが示された。一方,ADL 自立度(FIM)との相関はみられず,MAL は日常生活活動能力の新しい側面を捉える評価表であることが示された。

7 日本語版の完成

このように,日本語版の評価表を翻訳し作成する場合には,日本語版を翻訳する際には,翻訳,逆翻訳,整合性の検討,といった手順を正確にたどることが,評価表の信頼性・妥当性を保障するためにも,きわめて重要であることが示唆された。

なお,WFMT も MAL と同様の手順で日本語版を完成させた。

[参考文献]
1) 髙橋香代子,道免和久,佐野恭子,他:新しい上肢運動機能評価法・日本語版 Wolf Motor Function Test の信頼性と妥当性の検討.総合リハビリテーション 36:797-803, 2008
2) 髙橋香代子,道免和久,佐野恭子,他:新しい上肢運動機能評価法日本語版 Motor Activity Log の信頼性と妥当性の検討.作業療法 28:628-636, 2009

〔髙橋香代子〕

索引

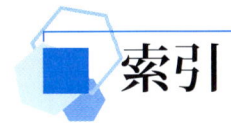

和文索引

あ
アルファ係数 16
握力 42

い
胃瘻 143
胃瘻造設の時期 145
移動動作の予後予測，在宅復帰時の 209, 216
移動能力の予後予測 102
石神の予後予測 205, 213
一次視覚野 170
一次体性運動野 170
一次体性感覚野 170
一次聴覚野 170
一次野 170
陰性的中率 17

う
後ろ向きコホート研究 87
運動機能の評価 41
運動失語 174
運動の質（QOM） 47
運動麻痺からの予後予測 203, 213
運動予後と病巣との関係 96

え・お
嚥下障害 141
── の自然経過 144
── の予測 109
オッズ比 91

か
下肢機能
── の観察 62
── の協調性と分離 59
── の評価 48
── の予後予測 205, 213
家族説明 229
家族の協力度 164, 228
家族要因 163, 231
画像所見からの予後予測 187, 192, 197, 203, 212
画像所見と機能改善の関係 94
画像診断 170
介助量の評価 163
回帰式予後予測 221
回復曲線 228
外的基準 16
外的妥当性 89
拡散強調画像 170
肩関節痛 127
肩手症候群 128
合併症
──，虚血性脳卒中における 116
──，脳卒中後の時期別の 116, 120
── の発生頻度 117, 120
── の予測 114
間隔尺度 14, 90
感覚の評価 41
感度 17
関心領域 178
関節可動域（ROM） 42
簡便性の尺度 12

き
企図振戦 43
記憶障害に対する検査 38
帰結研究
──，Hendricksらの 89
──，過去の 84
── での評価すべき項目，日本リハ医学会の 88
帰結尺度 46
帰結評価 7, 83
基準連関妥当性 16
機能障害 11, 164
── と年齢の改善の関係 95
── の回復過程 101
機能的帰結 2
機能的自立度評価法（FIM） 5, 23, 50, 131
── を用いた評価 149
機能評価 3, 10
── の基礎 2
── の重要性 5
── の普及度 76
機能評価研究 76
機能評価法，優れた 5
拮抗失行 174
逆翻訳 77, 264
急性期病院でのリハ，嚥下障害の 144
虚血性心疾患 121
協調性，下肢の 59
協調性の評価 43
筋緊張の評価 42
筋力の評価 42

く

クロンバッハのアルファ係数　16
くも膜下出血　138, 219
　── 患者の ADL 回復曲線　156
　── の回帰式予後予測　221
区間推定　91

け

経口栄養　143
痙縮の予測　109
痙攣　126
頸動脈雑音　124
決定木分析　92, 232
検者間再現性　15
検者間信頼性　15
検者内信頼性　15
腱反射　43
言語障害に対する検査　36

こ

コホート研究　87
行動性無視検査　37
交連線維　174
高次脳機能の評価　32

さ

座位姿勢の観察　59
座位バランスの観察　59
在宅介護　162
在宅復帰時の予後予測　209, 216

し

自然経過, 嚥下障害の　144
使用頻度(AOU), MAL の　237
視空間失認に対する検査　37
自宅復帰 Index　164
　── の臨床的妥当性　167
自宅復帰へ向けたフィード・フォワード効果　231
自宅復帰モデル　164
自宅復帰率　163
　── の予測　225
時間測定異常　43
失行に対する検査　37
失語症の予測　110
失認に対する検査　38
質的変数　90
質の評価, 回復期リハ病棟の　163
社会的因子　163
社会的不利　11, 164
重回帰分析　91
従属変数　90
順序尺度　5, 14, 90
順序ロジスティック解析　158
順翻訳　264
小脳出血の ADL 回復曲線　156
床上動作の観察　63
障害のレベル　11
上肢機能
　── の観察　59
　── の評価　44
　── の予後予測　107, 186, 191, 196
心血管系イベント, 脳卒中後の　123
神経管　170
神経の情報処理　172
信頼性　15
深部静脈血栓症　127

す

スクリーニング検査　32
錐体路　173

せ

生活関連動作の観察　62
生命予後, 脳卒中後の　114
静的2点識別覚検査　41
整合性の評価表, 日本語版評価表作成に必要な　265
脊髄　170

線維連絡, 大脳の　172
前頭側頭型認知症　34
前頭葉機能障害に対する検査　34

そ

阻害因子, リハの　97
組織型プラスミノーゲン活性化因子静注療法　131
相対リスク　91
総合評価　26
側脳化　174
測定障害　43

た

多変量解析　91
妥当性　16
体幹機能からの予後予測　205, 213
体幹機能の観察　59, 62
体幹の評価　48
対数曲線　150
対数曲線式予後予測法　209, 216
退院時 ADL の予後予測　221
退院時 FIM　164, 226
大規模 cohort study を用いた予測　188, 193, 197
大脳脚 FA 値　178
大脳の解剖生理　170
大脳の神経線維　172
単変量解析　91

ち・て

長期予後, 脳卒中片麻痺患者の　178
超高齢者の予後予測　216
データの共有　12
低栄養状態, 生命予後との関係　118
天井効果　18, 63
点推定　91

と

トラクトグラフィー　175
トランクコントロールテスト　51
徒手筋力検査(MMT)　14, 42
統計学，帰結研究に使用される　90
統計学的妥当性　89
動作の質(QOM)，MAL の　237
動作の質(QOM)，患側による　47
動作の分解　43
動的2点識別覚検査　41
特異度　17
独立変数　90

な・に

内的妥当性　89
ニューロリハ　7
二木の予後予測法　93, 104, 206, 213
日本語版評価表の作成　263
日常生活活動(ADL)　46
尿路感染　126
認知症　32, 34
　——，生命予後との関係　118

ね

年齢からの予後予測　203, 212
年齢と機能障害の改善の関係　95

の

能力障害　164
　——の回復過程　101
能力低下　11
脳
　——の画像所見　94
　——の左右差　174
　——の見方　170
脳梗塞　191, 211
脳出血　186, 196, 201

脳卒中
　——患者の ADL 構造　160
　——患者の ADL 構造解析　158
　——再発　121
　——テント上病変　170
　——の障害回復パターン　157
　——片麻痺患者の長期予後　178
脳卒中治療ガイドライン　20

は

ハウザー歩行能力指標　57
バランス安定性時間計測検査　53
肺炎　124
肺塞栓　127
発話明瞭度　37
鼻指鼻試験　43
反射　43
　——の評価　41
半球間抑制　174

ひ

ピンチ力　42
比例尺度　14, 90
非経口栄養　143
久山町研究　93
評価尺度　13
評価の目的　10
標準高次視知覚検査　38
標準高次動作性検査　37
標準失語症検査　36
病巣と運動予後との関係　96
病的反射　43

ふ

フィード・フォワード効果，自宅復帰へ向けた　231
プラトー　3
　——時期の推定　152

へ

併存疾患の影響，脳卒中予後予測における　97
変換運動障害　43
偏回帰係数　92

ほ

歩行機能分類　56, 135
歩行自立　102
歩行の評価　48
歩行(能力)の予後予測　102, 201, 211, 219
母指探し試験　42
包括的 ADL 指標　138

ま

麻痺側運動機能項目　28
麻痺側上肢による ADL　7
麻痺側上肢の評価　186, 191, 196
前向きコホート研究　87

め

名義尺度　90
名義ロジスティック解析　163

ゆ・よ

床効果　18, 63
予後研究の問題点　86
予後予測
　——，ADL の　100, 201, 211, 219
　——，Falconer らの　232
　——，FIM を用いた　136
　——，Veerbeek の　205, 213
　——，移動動作の　209, 216
　——，移動能力の　102
　——，運動麻痺からの　203, 213
　——，嚥下障害の　109, 141
　——，科学的な　4
　——，過去の帰結研究からの　84

――，下肢機能の　205, 213
――，画像所見からの
　　　　187, 192, 197, 203, 212
――，急性期の脳卒中の　132
――，くも膜下出血の　138
――，痙縮の　109
――，在宅復帰時の　209, 216
――，失語症の　110
――，上肢機能の
　　　　107, 186, 191, 196
――，体幹機能からの
　　　　205, 213
――，退院時 ADL の　221
――，超高齢者の　216
――，トレンドからの　84
――，年齢からの　203, 212

――，発症後 2 週間以内の
　　　　134
――，発症後 3 日以内の　132
――，歩行（能力）の
　　　　102, 201, 211, 219
――の推奨，脳卒中治療ガイドライン 2009 での　82
予後予測法　83
――，FIM による　149
――，従来の　93
予測因子　83, 93
予測モデルの再現性　86
陽性的中率　17

り

リハの阻害因子　97

リハビリテーション医療　2
　――における論争　3
リバーミード運動機能指標　51
量的変数　90
臨床所見からの予測
　　　　187, 192, 197
臨床的妥当性，FIM 予測法の
　　　　158
臨床的妥当性，自宅復帰 Index の　167

れ・ろ

連合野　172
ロジスティック回帰分析　91

欧文索引

数字

2値変数　92
5年生存率，脳卒中の　114
10 m 歩行　54
95% confidence interval；95% CI　91

A

Action Research Arm Test；ARAT　46, 134
activities of daily living；ADL　46
——，合併症発生との関係　118
——，発症前の　97
——，麻痺側上肢による　7
——の改善　7
——の向上　7
——の予後予測　100, 201, 211, 219
ADL 回復曲線　150
——，くも膜下出血患者の　156
——，小脳出血の　156
——，手描きによる　154
ADL 訓練　162
ADL 構造，脳卒中患者の　160
ADL 構造解析図　159, 209, 217
ADL 評価（法）　5, 20
adding life to years　2
amount of use；AOU　46
——，MAL の　237
Auditory Verbal Learning Test；AVLT　38

B

Barthel Index　21
Behavioural Inattention Test；BIT　37
Berg Balance Scale；BBS　51
Broca 野　174
Brunnstrom Stage　29

C

central pattern generator；CPG　181
Chi-squared Automatic Interaction Detection；CHAID　92, 100
Chronbach の α 係数　16
CI 療法（constraint induced movement therapy；CIMT）　6, 13, 46, 198
Classification and Regression Trees；CART　92, 102, 140, 221, 232
cohort study　87
Color Map　175
comprehensive ADL　138
Coordination の評価　43
Copenhagen Stroke Study　93, 188, 193, 197

D

decision tree　92
decomposition　43
deep vein thrombosis；DVT　127
diffusion tensor imaging；DTI　170, 174
diffusion weighted image；DWI　170
disability　11
dyschronometria　43
dysdiadoch okinesis；DDK　43
dysmetria　43

E

evidence-based medicine；EBM　78
EPOS study　134
external validity　89

F

FA Map　175
Falconer らの予後予測　232
Fisher 分類　139
fluid attenuated inversion；FLAIR　170
Frontal Assessment Battery；FAB　34, 72
frontotemporal dementia；FTD　34
Fugl-Meyer Assessment；FMA　28, 44, 48, 50
functional ability scale；FAS　46, 245
Functional Ambulation Categories Classification；FAC　56, 135
functional assessment　3, 10
Functional Independence Measure；FIM　5, 23, 50, 131
——と mRS の相関　134
——を用いた評価　149
FIM 運動項目合計点　158
FIM 効率　157
FIM 予測法　150, 226
——の対象　154
functional outcome　2
Functional Reach Test；FRT　59

G・H

Glasgow Coma Scale；GCS　26
handicap　11
Hauser Ambulation Index；AI　57
Hendricks らの脳卒中帰結研究のレビュー　89

I

ICIDH　11
impairment　11

intentional tremor 43
internal validity 89
International Cooperative
　Ataxia Rating Scale；ICARS
　　　53
interrater reliability 15
interrater reproducibility 15
interval estimation 91
intrarater reliability 15

M

Manual Muscle Testing；
　MMT 14, 42
Mini-Mental State
　Examination；MMSE
　　　32, 72
modified Ashworth Scale；
　MAS 42
modified Rankin Scale；mRS
　　　24, 132
──とFIMの相関 134
Motor Activity Log；MAL
　　　7, 13, 46, 236, 263
──評価，介護者への 241
──の臨床的有用性 265
Motricity Index 72
moving 2-point discrimination；
　M2PD 41
MRI拡散テンソル法 174

N

National Institute of Health
　Stroke Scale；NIHSS
　　　27, 48
neuro-science based
　rehabilitation 196
NIH脳卒中スケール 48

O

odds ratio；OR 91

outcome measure 7, 46

P

point estimation 91
PASS 50, 137
PASS-TC 137
prospective cohort study 87
PULSES Profile 21

Q

QOLの医療 2
QOLの向上 7
quality of movement；QOM
　　　47
──，MALの 237

R

range of motion；ROM 42
Raven色彩マトリックス検査
　　　32
region of interest；ROI 178
Rehabilitation Assessment
　System；RAS 69
relative risk；RR 91
retrospective cohort study 87
Rivermead Mobility Index；
　RMI 51

S

SARA日本語版 53
Scandinavian Stroke Scale；
　SSS 48
sensitivity 17
SIAS-Motor；SIAS-M 16, 28
specificity 17
stafic 2-point discrimination；
　S2PD 41
Standard Language Test of
　Aphasis；SLTA 36
Standard Performance Test

for Apraxia；SPTA 37
statistical validity 89
Stroke Impairment
　Assessment Set；SIAS
　　　28, 36, 37, 44, 72
subarachnoid hemorrhage；
　SAH 219
──の回帰式予後予測 221
Symposium Recommendations
　for Methodology in Stroke
　Outcome Research 88

T

The Early Prediction of
　Functional Outcome after
　Stroke（EPOS）Study 134
The Postural Assessment
　Scale for Stroke Patients；
　PASS 50, 137
the trunk control items of the
　PASS；PASS-TC 137
Timed Up and Go Test 55
tissue-type plasminogen
　activator（t-PA）静注療法
　　　131
Trunk Control Test 51

V

Veerbeekの予後予測
　　　205, 213
Visual Perception Test for
　Agnosia；VPTA 38
voxel 175

W

Waller変性 177
weighted-kappa係数 16
Wolf Motor Function Test；
　WMFT 13, 46, 242